普通高等教育临床医学专业 5+3 "十四五" 规划教材

供临床医学、预防医学、口腔医学
医学影像学、医学检验学等专业用

流行病学

（第3版）

Epidemiology

主　编　钟朝晖　侯海峰

副主编　郭立燕　周　莉　高玉敏　叶运莉

编　委　（按汉语拼音排序）

卜晓青（重庆医科大学）

丁国永（山东第一医科大学）

高洪彩（济宁医学院）

高玉敏（内蒙古医科大学）

郭立燕（济宁医学院）

侯海峰（山东第一医科大学）

胡耀月（重庆医科大学）

李海玲（内蒙古医科大学）

刘　丽（广东药科大学）

王友信（华北理工大学）

杨昊旻（福建医科大学）

杨慧君（滨州医学院）

叶运莉（西南医科大学）

钟朝晖（重庆医科大学）

周　莉（重庆医科大学）

朱正保（苏州大学）

U0347846

江苏凤凰科学技术出版社·南京　凤凰医学 Phoenix MedPub

图书在版编目(CIP)数据

流行病学/钟朝晖,侯海峰主编.—3版.—南京:
江苏凤凰科学技术出版社,2024.7
普通高等教育临床医学专业5＋3"十四五"规划教材
ISBN 978-7-5713-4061-2

Ⅰ.①流… Ⅱ.①钟…②侯… Ⅲ.①流行病学-高
等学校-教材 Ⅳ.①R18

中国国家版本馆 CIP 数据核字(2023)第 256879 号

普通高等教育临床医学专业 5＋3"十四五"规划教材

流行病学

主 编	钟朝晖　侯海峰	
责 任 编 辑	徐祝平　蒲晓田　钱新艳	
责 任 设 计 编 辑	孙达铭	
责 任 校 对	仲 敏	
责 任 监 制	刘文洋	

出 版 发 行	江苏凤凰科学技术出版社	
出 版 社 地 址	南京市湖南路 1 号 A 楼,邮编:210009	
出 版 社 网 址	http://www.pspress.cn	
照 排	南京前锦排版服务有限公司	
印 刷	扬州市文丰印刷制品有限公司	

开 本	890mm×1240mm　1/16	
印 张	13.5	
字 数	370 000	
版 次	2013 年 7 月第 1 版　2024 年 7 月第 3 版	
印 次	2024 年 7 月第 4 次印刷	

标 准 书 号	ISBN 978-7-5713-4061-2	
定 价	39.80 元	

图书如有印装质量问题,可随时向我社印务部调换。

再 版 说 明

"普通高等教育临床医学专业5+3系列教材"自2013年第1版出版至今走过了10年的历程。在这些年的使用实践中,得到了广大地方医学院校师生的普遍认可,对推进我国医学教育的健康发展、保证教学质量发挥了重要作用。这套教材紧扣教学目标,结合教学实际,深入浅出,结构合理,贴近临床,精编、精选、实用,教师好教,学生好学;尤其突出医学职业高等教育的特点,在不增加学生学习负担的前提下,注重临床应用,帮助医学生们顺利通过国家执业医师资格考试,为规培和考研做好衔接。

教材建设是精品课程建设的重要组成部分,是提高高等教育质量的重要措施。为贯彻落实《国务院办公厅关于加快医学教育创新发展的指导意见》(国办发〔2020〕34号)、《普通高等学校教材管理办法》(教材〔2019〕3号)、《普通高等学校本科专业类教学质量国家标准》和《高等学校课程思政建设指导纲要》等文件精神,提升教育水平和培养质量,推进新医科建设,凤凰出版传媒集团江苏凤凰科学技术出版社在总结汲取上一版教材成功经验的基础上,再次组织全国从事一线教学、科研、临床工作的专家、学者、教授们,对这套教材进行了全面修订,推出本套全新版"普通高等教育临床医学专业5+3'十四五'规划教材"。

其修订和编写特点如下:

1. 突出5+3临床医学专业教材特色。本套教材紧扣5+3临床医学专业的培养目标和专业认证标准,根据"四证"(本科毕业证、执业医师资格证、住院医师规范化培训证和硕士研究生毕业证)考核要求,紧密结合教、学、临床实践工作编写,由浅入深、知识全面、结构合理、系统完整。全套教材充分突出了5+3临床医学专业知识体系,渗透了5+3临床医学专业人文精神,注重体现素质教育和创新能力与实践能力的培养,反映了5+3临床医学专业教学核心思想和特点。

2. 体现教材的延续性。本套教材仍然坚持"三基"(基础理论、基本知识、基本技能)、"五性"(思想性、科学性、先进性、启发性、实用性)、"三特定"(特定的对象、特定的要求、特定的限制)的原则要求。同时强调内容的合理安排,深浅适宜,适应5+3本科教学的需求。部分教材还编写了配套的实验及学习指导用书。

3. 体现当代临床医学先进发展成果的开放性。本套教材汲取了国内外最新版本相关经典教材的新内容,借鉴了国际先进教材的优点,结合了我国现行临床实践的实际情况和要求,并加以创造性地利用,反映了当今医学科学发展的新成果。

4. 强调临床应用性。为加快专业学位教育与住院医师规范化培训的紧密衔接,教材加强了基础与临床的联系,深化学生对所学知识的理解,实现"早临床、多临床、反复临床"的理念。

5. 在教材修订工作中,全面贯彻党的二十大精神。将"立德树人"的关键要素贯彻教材编写全过程,围绕解决"培养什么人、怎样培养人、为谁培养人"这一根本问题展开修订。结合专业自身特点,本套教材内容有机融入医学人文等课程思政亮点,注重培养医学生救死扶伤的大爱情怀。

6. "纸""数"融合,实现教材立体化建设。为进一步适应"互联网+医学教育"发展趋势,丰富数字教学资源,部分教材根据教学实际需要制作了配套的数字内容,在相应知识点处设置二维码,学生通过手机终端扫描二维码即可自学和拓展知识面。

7. 兼顾教学内容的包容性。本套教材的编者来自全国几乎所有省份,教材的编写兼顾了不同类型学校和地区的教学要求,内容涵盖了执业医师资格考试的基本理论大纲的知识点,可供全国不同地区不同层次的学校使用。

本套教材的修订出版,得到了全国各地医学院校的大力支持,编委均来自各学科教学一线,具有丰富的临床、教学、科研和写作经验。相信本套教材的再版,必将继续对我国临床医学专业5+3教学改革和专业人才培养起着积极的推动作用。

前　言

　　遵照国务院办公厅《关于深化医教协同进一步推进医学教育改革与发展的意见(2017 年 63 号)》文件精神,为了深入贯彻落实《"健康中国 2030"规划纲要》,建立以"5＋3"为主体的临床医学人才培养体系,全面提高临床医学教育质量,培养高层次、高水平、应用型的医学人才,凤凰出版传媒集团江苏凤凰科学技术出版社组织编写了一套"全国普通高等教育临床医学专业'5＋3'教材"。《流行病学》第 1 版和第 2 版作为这套教材的重要分册,得到了广大师生的一致好评。

　　近年来,医学教育正发生着深刻变革。党的二十大报告明确提出"培养什么人、怎样培养人、为谁培养人是教育的根本问题。育人的根本在于立德。全面贯彻党的教育方针、落实立德树人根本任务,培养德智体美劳全面发展的社会主义建设者和接班人。"国务院办公厅关于加快医学教育创新发展的指导意见中明确要求:"以新内涵强化医学生培养。加强救死扶伤的道术、心中有爱的仁术、知识扎实的学术、本领过硬的技术、方法科学的艺术的教育,培养医德高尚、医术精湛的人民健康守护者"。同时,以岗位胜任力为导向的第三代医学教育改革正蓬勃开展,人工智能和数字化时代的到来催生着新医科统领下的医学教育创新发展。这些都对医学教材建设提出了新的要求。为进一步贯彻落实新时代"五术"医学人才培养要求,适应新医科建设对医学教育改革发展的新要求,我们对第 2 版教材再次进行了修订。

　　新版教材具有如下特点:①全面贯彻落实党的二十大精神,认真落实立德树人根本任务。各章节充分挖掘课程思政元素,以案例故事、小视频、网站链接等多种不同形式呈现出来,做到思政元素与教材内容有机融入,全书共编写 20 个具有思政元素的教学内容。根据党的二十大报告中有关推进健康中国建设的战略部署,对章节体系进行了相应调整,新增精神卫生流行病学章节。②充分体现岗位胜任力为导向的教育模式改革发展的要求。在各章节设置了案例教学部分,案例紧密结合临床工作和研究实际,设置系列问题,突出研究设计的关键环节和要素,引导同学们思考,培养学生分析问题解决问题的实际工作能力。同时,教材对实习内容进行了全面更新,更加突出实习讨论内容的启发性和思维能力的培养。③充分体现新医科为统领的医学教育改革发展要求。在绪论中增加了医工结合的应用案例介绍,引导学生了解新医科的内涵要求。④体现信息化发展要求。注重数字信息技术的应用,编写纸数融合教材。本书的案例、学习 PPT、录制的微课视频等资料以扫码学习方式呈现。⑤体现"5＋3"创新教材的内在要求。各章节内容全面覆盖临床职业医师资格考试考点,为硕士段参加执业医师资格考试打下基础。各章节编写的最新进展及展望,可以为学生在硕士段开展临床研究工作提供可能的方向。⑥教材中编写了 6 次实习的内容,以便教师和学生在教学中使用。

　　由于编者学识水平有限,本教材有不足之处难免,真诚希望流行病学界的前辈、专家和使用本教材的广大师生以及读者提出宝贵意见,以期再版时修正。借此机会,向第 1 版和第 2 版教材的作者们表示深深的谢意和敬意。

钟朝晖

2024 年 6 月

目 录

流行病学(epidemiology)是现代医学体系中一门十分重要的学科。流行病学研究疾病的流行特征、流行因素,并用于预防和控制疾病、促进人类健康,是一门应用性很强的学科。同时,随着流行病学研究方法体系的不断完善,流行病学也是一门方法学,在临床研究的各个领域得到越来越广泛的应用,推动人们科学认识疾病发生发展的规律、科学评价临床诊疗措施的应用价值,对促进现代医学的发展发挥了重要作用。

第一节　流行病学概述

流行病学是人类在与疾病(最初是传染病)长期斗争的过程中逐渐形成和发展起来的。大约2100多年前,我国西汉时期的《史记》中已用"疫""大疫"来描述疾病流行;同期,希腊著名学者希波克拉底(Hippocrates)的著作中也曾用"epidemic(流行)"一词表示疾病的流行。这些可认为是流行病学早期思想的萌芽,人们不再只关注单个病例,开始关注和研究传染病的人群传播特征及其规律。到19世纪中叶,以 John Snow 认识了霍乱的传播方式为标志,人类在传染病的流行病学研究方面取得了巨大成就,流行病学学科开始形成。20世纪四五十年代以来,许多医学研究实践如英国医师 Doll 和 Hill 对吸烟与肺癌关系的研究、美国弗雷明汉心脏病研究及 Austin B. Hill 的链霉素治疗肺结核的随机对照临床试验等,极大地促进了流行病学研究方法的快速发展,病例对照研究、队列研究、实验性研究方法等日臻完善。随着慢性非传染性疾病对人类健康威胁的日益严重,加之生物-心理-社会医学模式的逐渐形成,流行病学研究范围也从传染病扩展到所有疾病和健康问题,研究内容也从研究疾病分布拓展到探讨病因。20世纪90年代以来,随着分子生物学技术的迅速发展,流行病学与分子生物学技术相结合形成了分子流行病学,代表着流行病学发展的一个重要方向。

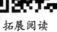

拓展阅读

一、流行病学的定义

作为一门应用性很强的学科,流行病学的定义随着疾病防制工作实际需要的变化而不断发展和完善。在多年实践的基础上,目前国内较为公认的流行病学定义是:"流行病学是研究人群中疾病和健康状态的分布及其影响因素,并研究预防疾病及促进健康的策略与措施的科学。"

二、流行病学的基本内涵

1. 流行病学的研究对象　是根据研究目的确定的特定人群,包括患者人群和健康人群。从群体的角度,而不是从单一个体的角度,以人群为对象去探讨疾病及健康相关事件的人群表现特征及其规律性是这一学科最本质的特征。

2. 流行病学的研究内容　包括各种疾病和健康状态,并以疾病和健康状态的分布及其影响因素为研究重点。

3. 流行病学的研究目的　是为预防、控制和消灭疾病及促进健康提供科学的决策依据。

第二节 流行病学的研究方法

流行病学是一门应用性很强的学科,对人群中疾病的预防与控制和促进人体健康发挥了重要作用。同时,流行病学也是一门医学科学研究的方法学,它在认识疾病人群规律的长期实践中,总结形成了一套严密的研究方法体系,目前已成为指导医学科研工作的重要方法。

流行病学研究方法包括观察性研究、实验性研究和理论性研究。

一、观察性研究

观察性研究(observational study)的基本特性是研究者在自然环境下对人群中的疾病或健康状态及暴露因素进行观察,而不给研究对象施加任何干预。观察性研究是流行病学研究的基本方法,分为描述性研究(descriptive study)与分析性研究(analytical study)。描述性研究包括病例报告、病例分析、生态学研究和现况研究等,分析性研究包括病例对照研究和队列研究。

1. 病例报告(case report) 通常针对临床实践中的某一例或某几例(通常是 5 例以下)新出现的疾病病例、已知疾病的特殊临床表现及诊断、治疗中发生的特殊情况或经验教训进行详尽描述,提出可能的解释,并总结出对临床医师的启示。病例报告的主要用途是:①提供识别一种新疾病的线索。例如获得性免疫缺陷综合征(acquired immune deficiency syndrome, AIDS)的发现,就是源于美国洛杉矶加利福尼亚大学医学中心医师的一份病例报告。②提高临床医师对病例报告中疾病的认识,拓宽其临床思路。例如,"以咽异物感为表现的食管型颈椎病 1 例"的报告,提示临床医师应注意食管型颈椎病的诊断与鉴别诊断。③为病因研究提供线索。1981 年 Gomez 在《儿科学杂志》上报告了 1 例孕期服用丙戊酸的癫痫病女性,胎儿出生后为腰骶部脊膜突出畸形。随后 Robert 等提出了丙戊酸可能是一种致畸剂的假设。④阐明疾病的病因。例如有学者怀疑麻醉药氟烷能引起肝炎,但是由于暴露于氟烷后发生肝炎的频率很低,并且手术后肝炎还有许多其他原因,因此难以得出肯定的结论。后来有病例报告显示,一名使用氟烷进行麻醉的麻醉医师反复发作肝炎并已致肝纤维化,肝炎症状总是在他进行麻醉工作后几小时内发作。该病例暴露于小剂量氟烷时肝炎即可复发,再加上有临床观察、生化检验和肝组织学等方面的证据,从而证明了氟烷可引起肝炎。

2. 病例分析(case analysis) 指临床医师根据自己的临床经验,将某一时期的一组(几例、几十例、几百例甚至几千例)相同疾病患者的临床资料进行整理和统计分析,提出作者的见解和建议。病例分析的主要用途:①分析某种疾病的临床表现,如病例的年龄、性别、主要临床症状、体征及其出现的频率,主要的辅助检查指标等。②提供病因线索。例如某研究组对我国 21 家医院的 960 例类风湿性关节炎(rheumatoid arthritis, RA)患者进行分析,发现与无冠状动脉粥样硬化性心脏病(冠心病)的 RA 患者相比,合并冠心病的 RA 患者年龄大、皮下结节数目多、肺间质病变发生率高、羟氯喹使用比例低、糖尿病及高血压患病率高,表明这些因素可能与 RA 患者发生冠心病有关,从而为研究 RA 患者发生冠心病的病因提供了线索。

3. 生态学研究(ecological study) 病例报告和病例分析都是以个体为观察单位进行资料的收集和分析。如果研究中的观察和分析的单位不是个体而是群体,这样的研究为生态学研究。研究的群体可以是学校的班级、工厂、城镇,甚至某个国家的整个人群,也可以是某些特殊人群,如孕妇人群、新生儿人群等。进行生态学研究必须具备所研究人群的暴露因素和疾病信息,以此来比较分析各组人群中暴露因素与疾病是否相关,因此又称相关性研究。例如重庆市 0~5 岁儿童出生缺陷空间地理分布及其与土壤化学元素关系的研究中,研究者对比分析了 33 个调查点(村或居委会)出生缺陷发生率和 11 种土壤化学元素含量水平的相关性,发现出生缺陷发生率与土壤中 Cu、Cr、I、Se、Zn、Pb 的含量水平在空间地理分布上具有相关性,由此提出 Cr、I、Pb 可能是出生缺陷发生的原因之一的假设。

这项调查是以整个调查点为单位收集各种化学元素暴露水平和出生缺陷发生率,并不是以个体为单位进行资料的收集。

4. 现况研究(prevalence study) 又称横断面研究,是对某特定时点或时期内特定范围内的人群中某种疾病或健康状况以及相关因素进行调查的一种方法。其研究结果有助于了解人体中疾病的流行特征,并为建立病因假设、制订疾病防制措施等提供依据。例如欲了解某市成年人群中高血压病的流行状况,为高血压防制提供依据,某研究组从该市随机抽取 28 515 人进行调查,发现其高血压标准化患病率为 17.2%,高血压患病率随年龄、体质指数、腰围的增加而上升;高血压知晓率、治疗率和控制率分别为 65.8%、53.1% 和 14.9%。该研究结果提示,在高血压防制过程中,应结合肥胖的预防控制,采取综合防制措施,尤其要把改善高血压的控制率作为防制工作重点。描述疾病或健康状态的测量指标将在本书第二章详细讨论,有关现况研究的方法将在本书第三章介绍。

5. 病例对照研究(case control study) 是根据研究目的从研究人群中选择一定数量的某病患者作为病例组,在同一人群中选择一定数量的非某病患者作为对照组,调查两组人群既往某些暴露因素出现的频率并进行比较,来分析这些暴露因素与疾病的联系。病例对照研究是检验病因假设的重要方法。例如为检验前述"病例报告"研究方法中提到的"丙戊酸可能是一种致畸剂的假设"是否成立,Robert 以 146 例脊柱裂患儿作为病例,其他各种畸形 6 616 例作为对照,回顾调查两组患儿母亲孕初 3 个月服用丙戊酸及其他抗惊厥剂的情况。结果表明,患儿脊柱裂与其母亲孕初 3 个月服用丙戊酸有关联。病例对照研究将在"第四章"中进一步论述。

6. 队列研究(cohort study) 是将研究对象按暴露因素的有无或不同暴露水平分为若干组,追踪观察一定时期,比较各组人群某病发病率或死亡率有无差异,从而判断暴露因素与疾病有无关联。例如,为研究肠息肉与直肠癌发病之间的关系,某研究组将某地 10 个乡镇的 30 岁及以上人口作为研究队列,按是否有肠息肉病史分为暴露组和非暴露组,随访 10 年,比较两组的直肠癌发病率,发现有肠息肉病史者直肠癌的发病风险是无肠息肉病史者的 11 倍,认为肠息肉病史是直肠癌的重要危险因素。队列研究将在"第五章"中详细论述。

二、实验性研究

实验性研究(experimental study)的基本特性是研究者在一定程度上控制着实验的条件,主动给予研究对象某种干预措施,这也是区别于观察性研究最重要的特征。根据研究对象和研究目的的不同,可分为临床试验、现场试验、社区试验和类实验。

1. 临床试验(clinical trial) 通常以患者为研究对象,目的是评价某种治疗方法的效果与安全性。临床试验应当遵循随机、对照、盲法的原则,即研究对象随机分组、设立同期可比的对照组、盲法观察。例如为评价国产阿卡波糖胶囊剂对 2 型糖尿病患者的降糖疗效和安全性,将 179 例 2 型糖尿病患者随机分为试验组(国产阿卡波糖胶囊剂)89 例、对照组(进口阿卡波糖片剂)90 例,观察比较治疗 8 周后两组患者空腹血糖、餐后血糖和糖化血红蛋白的下降情况及不良反应发生情况,发现国产阿卡波糖胶囊剂的疗效及不良反应与进口阿卡波糖片剂相近。临床试验将在"第六章"中详细讨论。

2. 现场试验(field trial) 是以未患所研究疾病的自然人群为研究对象,以个体为单位施加干预措施,评价某种预防措施的效果及进行病因学研究。例如,为评价冻干水痘减毒活疫苗的流行病学效果,选择未患过水痘、麻疹、流行性腮腺炎等传染病,无接种禁忌证,过去未接种过水痘、麻疹、流行性腮腺炎减毒活疫苗,且近 1 个月内未接种过其他预防性生物制品,年龄 3～6 岁的托幼机构儿童和年龄 7～9 岁的在校小学生 5 192 例作为观察对象,随机分为试验组和对照组,其中试验组 2 593 例接种冻干水痘减毒活疫苗,对照组 2 599 例接种麻疹-流行性腮腺炎联合减毒活疫苗,结果发现试验组水痘发病率(2.70‰)明显低于对照组(14.24‰),可以认为该疫苗有良好的流行病学保护效果。

3. 社区试验(community trial) 是以社区为基础的现场试验的扩展。在评价疫苗预防疾病的效果时,干预对象是个体,属现场试验;在评价饮用水加氟预防龋齿的效果时,干预对象是饮用某个水源的人群,属社区试验。即社区试验接受干预的单位不是个体而是人群。社区试验的人群因研究目的的不同可大可小,如饮食干预以家庭为单位,环境干预以整个居民楼为单位等。

4. 类实验(quasi-experiment) 一个完整的实验性研究应具备四个基本特点,即人为干预、前瞻性随访观察、设立对照、随机分组。如果一项实验性研究缺少其中一个或几个特征,则这种实验称为类实验。

三、理论性研究

理论性研究(theoretical study)是利用观察性研究得到的数据,建立有关的数学模型,明确、定量地表达疾病或健康状态与影响因素之间的关系,描述疾病发生、发展与转归的规律,预测疾病流行趋势或预后转归情况。例如某研究者收集鼻咽癌患者的临床病例资料,采用极限梯度提升(XGBoost)、决策树(decision tree, DT)、套索算法(LASSO)与随机森林(random forest, RF)等模型筛选出鼻咽癌患者死亡的危险因素,并构建了风险预测模型。结果表明性别、年龄、种族以及肿瘤分期是鼻咽癌患者死亡的危险因素,男性、高龄、黑人的死亡风险更高,且随着肿瘤分期增加,鼻咽癌患者死亡风险逐渐增大。

第三节 流行病学的应用

随着医学模式的转变及卫生保健事业的快速发展,流行病学在临床医学领域的应用日益普及。其应用范围主要有以下几个方面。

一、探讨疾病的病因

在防制疾病、促进健康的工作中,很重要的一点是明确病因。流行病学所说的病因是指那些能使疾病发生概率升高的因素,即危险因素(risk factor)。通过流行病学研究,可以查找疾病的危险因素,为有针对性地制定疾病防制措施提供科学依据。以肺癌为例,为探讨吸烟与肺癌的关系,英国医师 Doll 和 Hill 采用病例对照研究方法,在伦敦的 20 家医院选择 1 357 例确诊的肺癌患者作为病例组,1 357 例未患肺癌的患者作为对照组,既往吸烟史作为暴露因素,将病例组与对照组进行比较,发现肺癌患者比对照组吸烟的人更多,吸烟的量更大,吸烟的年限更长,这些都提示吸烟可能会增加肺癌发生的风险。可见,对比病例组与对照组在过去一段时间内的暴露情况,可以为暴露因素与疾病因果关系的研究提供很有价值的证据。病因与病因推断将在"第八章"做详细介绍。

二、评价诊断试验或筛检试验

诊断试验是用来确诊那些已经出现征兆或症状的患者的各种方法,而用来在表面健康的人群中检测出那些毫无症状的早期疾病患者的方法称为筛检试验,这一过程称为筛检(screening)。筛检试验结果阳性者一般还应进一步进行诊断试验以明确诊断。一个理想的诊断试验/筛检试验应当可以正确地将患病者和非患病者区分开来,但事实并非如此。例如,宫颈癌的诊断/筛检方法有许多种,如肉眼观察、薄层液基细胞学检测、宫颈活体组织病理学检查等,其检测结果存在很大差异。面对众多的诊断试验/筛检试验,临床医师如何做出正确选择并对试验结果做出正确解释,需要有科学的依据,这有赖于严谨、科学的诊断试验/筛检试验评价。例如,肉眼观察是用稀醋酸对宫颈染色后直接观察,病变区域变成白色。该方法的灵敏度和特异度均相对较低,为 50%～70%,也就是说会有 30%～50% 的误诊率和漏诊率。但因其易于培训、费用低廉和快速可行,适于大规模的人群筛检,尤其是在细胞学技术受限地区可作为宫颈癌筛检的替代手段。薄层液基细胞学检测技术筛检宫颈癌的灵敏度为 61%～95%,特异度为 90%左右,漏诊率和误诊率明显降低,更适用于临床患者的筛检。宫颈活体组织病理学检查是确诊宫颈癌的可靠方法,但检测开展难度较大,不宜用于宫颈癌的大规模人群筛检。筛检与诊断试验评价将在"第七章"中详细介绍。

三、评价疾病防制措施的效果

所有的防制措施在被允许常规应用之前,都必须被证明是有效的、安全的,需要流行病学的实验性研究进行科学的评价。例如,要评价老年人给予新型低钠复合离子盐的饮食干预后,收缩压、舒张压是否下降,是否出现明显的不良反应、不良心血管事件,需要进行现场试验;要评价高血压病合并脑卒中患者给予培哚普利治疗后,能否降低其心脑血管并发症的发生率和死亡率,需要进行临床试验。随机对照试验是评价防制措施效果的最佳方法。

四、研究预后因素

预后因素(prognostic factors)包括患者的情况(如机体状况、心理状态、依从性、收入、职业、受教育程度等)、疾病的特征(如疾病的性质、病程、临床类型、病变程度等)、患者的病情及是否有并发症、医学干预、社会和家庭因素等,可以影响疾病的结局。研究预后因素可以帮助临床医师采取合理的干预措施,改善疾病的结局。队列研究是一种常用的确定预后因素的方法。例如,1997 年,Mellors 等对美国的同性恋男性进行了多中心的 AIDS 队列研究,共有 1 604 例人类免疫缺陷病毒(human immunodeficiency virus,HIV)感染者纳入该项研究,平均随访约为 10 年。期间,998 例研究对象发展为 AIDS,885 例研究对象死于 AIDS。将研究对象按其血清病毒含量划分为 5 组,AIDS 相关的 6 年死亡率从病毒含量最低组的 1%上升到病毒含量最高组的 70%,血清病毒含量被确定为 AIDS 独立的预后因素。据此,采用合理有效的抗病毒治疗,可以降低血清中的病毒含量,延缓 HIV 感染者的病情进展,减少其发展为 AIDS 或死亡的风险。

五、揭示疾病的自然史

当患者的诊断明确后,其疾病将如何发展变化几乎是每个患者所关心的问题。但是,个体差异的存在,使得不同患者会产生不同的结果。只有通过对大量的同一种疾病的患者进行观察,记录每个患者疾病发展、变化过程中的重要临床事件,将疾病的发展进程进行分期,再将许多患者的情况综合分析,才能发现其中的规律,揭示疾病自然发生、发展的过程,即疾病的自然史(natural history of disease)。例如对大量的 2 型糖尿病患者的观察发现,2 型糖尿病经历了糖尿病前期、糖尿病、发生糖尿病慢性并发症(如糖尿病眼病、糖尿病肾病等)的过程。了解疾病的自然史有助于疾病的早期预防和早期发现,有助于了解疾病的转归和规律,适时采取有效的干预措施改善预后。例如,结合糖尿病的自然史,可以通过筛检早期发现糖尿病前期与糖尿病,经过有效的饮食、运动、药物等干预,可延缓糖尿病慢性并发症的发生。

六、公共卫生监测

公共卫生监测(disease surveillance)是指长期、连续、系统地收集、核对、分析疾病及健康相关事件的动态分布及其影响因素的资料,并将信息及时上报和反馈,以便及时采取干预措施。其目的就是要确定人群中疾病分布的变化,进而在一定人群中预防或控制疾病的发生,促进人群健康水平的提高。公共卫生监测的内容广泛,包括疾病及各种健康状态(如先天畸形、损伤、职业病、肿瘤等)及有关因素的发展动态。公共卫生监测资料有许多用途:①有助于发现新出现的疾病;②提供病因线索;③为制定疾病防制策略提供依据;④评价疾病防制措施效果;⑤提供疾病负担的有关资料。公共卫生监测将在"第十三章"详细介绍。

第四节　流行病学的特征

流行病学作为现代医学研究的基础学科和方法学,具有三大基本特征,即群体特征、比较的特征、概率论和数理统计学的特征。

一、群体特征

群体特征是流行病学研究本身的性质决定的,是流行病学的最基本特征。流行病学区别于其他医学学科最显著的特征,就是流行病学以研究人群中疾病和健康状态的分布为基础,从群体角度观察疾病及其影响因素的动态变化。"群体"和"分布"是流行病学中两个最基本的概念。流行病学的研究结果是对人群疾病和健康状态的概括,可以发现人群中存在的主要公共卫生问题或引起某一公共卫生事件的原因,提出针对人群的预防对策或公共卫生服务计划。

二、比较的特征

比较的特征是流行病学研究方法的核心,贯穿于流行病学研究始终,现况研究、病例对照研究、队列研究、临床试验等无一例外地进行着比较。例如,某地区 18 岁以上人群的糖尿病患病率为 6%,当与其他地区 18 岁以上人群的糖尿病患病率比较后才可以得出该人群的糖尿病患病率是高还是低的结论;临床实践中发现,许多冠心病患者有高血压病史,但只有与非冠心病患者人群的高血压病史做比较才能确定冠心病与高血压病有无关联;吸烟人群的冠心病发病率是否更高,需要与不吸烟的人群的冠心病发病率做比较;运动和饮食干预是否能预防糖尿病的发生,需要同未接受运动和饮食干预的人群做比较,看糖尿病的发病率有无差异。诊断试验评价同样也是在比较,比如糖化血红蛋白能否作为诊断糖尿病的指标,需要与口服葡萄糖耐量试验做比较才能做出评价。

三、概率论和数理统计学的特征

流行病学研究重视结果的定量分析,多使用频率指标,如患病率、发病率、感染率、病死率、死亡率、生存率、治愈率、有效率及相对危险度、比值比等。因为流行病学研究通常采用抽样研究的方法,因此根据其研究资料计算的各种指标均为样本指标,需要根据概率论和数理统计学的原理和方法,通过统计推断获得相应总体参数(如总体相对危险度、总体比值比的置信区间),或对两个或多个率间的区别做出判断(如不同性别人群的高血压病患病率孰高孰低)。另外,流行病学研究在结果解释时也体现了概率论的特征,例如流行病学研究认为吸烟是肺癌的一个重要病因,并不是说吸烟的人一定会发生肺癌,而是说吸烟的人发生肺癌的概率高于不吸烟的人。

第五节　流行病学与其他医学学科的关系

流行病学与基础医学、临床医学、预防医学的各学科均有密切关系。

微生物学、病毒学、寄生虫学、免疫学等基础医学学科的理论与技术为流行病学研究提供了重要支撑。近年来,分子生物学、分子免疫学的研究方法与成果,不断地为流行病学研究所应用,把群体研究与个体研究、宏观研究与微观研究有机地融合起来,通过对生物标志物的研究,从分子与基因水平探讨疾病的病因、发病机制,打开了流行病学研究的新局面。

流行病学与临床医学关系密切。在临床医学实践中,无论是对疾病病因探讨、诊断试验评价,还是疾病治疗措施的效果评价及预后因素的研究,都离不开流行病学。近年来,流行病学被越来越多的临床医务工作者重视和应用,形成了临床流行病学,为临床医学研究提供了科学的方法,促进了高质量临床研究成果的产出。在此基础上,循证医学应运而生,进一步促进了疾病诊断和治疗水平的提高。

　　流行病学在预防医学中具有极其重要的地位,不仅本身从群体角度开展病因、疾病防制和促进健康策略和措施的研究,而且为营养与食品卫生学、劳动卫生学、职业病学、妇幼保健学等学科提供重要的群体研究手段和方法。

拓展阅读

（钟朝晖）

第二章
疾病的分布

案例

发热伴血小板减少综合征（severe fever with thrombocytopenia syndrome，SFTS）是一种近年新发现的人兽共患的自然疫源性疾病，该病临床上以发热、血小板及白细胞减少为主要表现，病例出血倾向明显，可伴有胃肠道症状、肝肾功能异常，严重者可因多器官功能损害而死亡。主要传播途径为蜱虫叮咬传播，但接触患者血液、体液、血性分泌物或排泄物也可引起感染。2009年我国学者首次在河南省和湖北省的病例中分离出一种布尼亚病毒科的新病毒，并将该病毒命名为发热伴血小板减少综合征布尼亚病毒（SFTSV）。2010年10月，时国家卫生部印发《发热伴血小板减少综合征防治指南（2010年版）》，规定按照法定乙类传染病要求报告该病以加强监测。为揭示在全国范围内进行SFTS监测以来我国SFTS的流行特征，指导各地有针对性地开展防控工作，故对2011—2021年SFTS病例监测数据开展描述性流行病学研究。

拓展阅读

思考题

1. 作为临床医务工作者，在临床上碰到发热伴有血小板及白细胞减少的患者时，诊断过程中除了临床表现还需要考虑什么问题？

2. 对于如发热伴血小板减少综合征这样的急性传染性疾病，通常采取哪些疾病频率测量指标以描述其分布？

3. 需要收集哪些数据定量测量疾病的发病频率和死亡频率？

4. 此案例若要知道年均发病率和年均病死率指标，该如何计算？

5. 应从哪些方面描述该病的流行特征，进而为该病的防控提供参考？

案例解析

不同的疾病可表现为不同的分布特征，同一种疾病在不同的环境下其分布特征也可能不同。但一般而言，同一种疾病的分布往往有一定规律性，这种规律与该病的病因、宿主及环境密切相关。因此，疾病分布的研究是探索病因、提出疾病预防和控制策略的重要环节，是流行病学研究的起点和基础。

课件：第二章
疾病的分布

第一节　疾病频率测量指标

疾病分布（distribution of disease）是指疾病在不同时间、地区和人群中发生的数量或频率特征。换言之，疾病分布是以疾病发生的频率为指标，描述疾病在不同地区、时间和人群的分布现象，又称疾病的"三间"（时间、空间、人间）分布。疾病分布的描述就是将流行病学调查的资料或其他常规资料按不同时间、地点、人群进行分组，并通过计算相关疾病发生和死亡等指标来比较和分析疾病在不同地区、不同时间及不同人群的表现特征的过程。

正确描述疾病的分布，有助于认识疾病的群体现象、分布规律及其影响因素，从而帮助临床诊断和治疗决策的制定。疾病分布特征是疾病在人群中发生发展内在规律的外在反映，通过对疾病分布的分析，可为疾病病因探索提供线索；为合理地制定疾病的预防和控制、保健策略及措施提供科学依据;有助于政府合理分配卫生资源并确定卫生服务的重点。

一、率、比和构成比的概念

(一) 率

率(rate)是指在单位时间内某一确定人群中某现象发生的频率或强度。是在一定条件下某现象实际发生例数与可能发生该现象的总例数之比。一个率由分子(发生数)、分母(可能发生的总数)、事件发生的特定时间和系数(分率)组成。系数(分率)将分数和小数转换成整数,便于统一单位和不同时间、不同地区之间进行比较。一般用百分率、千分率、万分率或十万分率表示。

$$率 = \frac{单位时间内某现象实际发生的例数}{可能发生该现象的总人数} \times k \qquad (公式\ 2-1)$$

$k = 100\%, 1\ 000‰, 10\ 000/ 万, 100\ 000/10\ 万 \cdots\cdots$

(二) 比

比(ratio)也称相对比,两个数相除所得的值,说明两者的相对水平,常用倍数或百分数表示。

$$比 = \frac{甲指标}{乙指标}(或 \times 100\%) \qquad (公式\ 2-2)$$

注意:通常情况下,分子和分母是两个彼此分离的互相不重叠或包含的量,即分子不包含于分母。甚至分子分母可以代表不同总体,也就是二者是不同质的。率也是比,但是比不一定是率。例如,率比是两个发病率或死亡率的比,属于比,但不属于率,是表示暴露效应大小的指标。

(三) 构成比

构成比(proportion)是表示同一事物内部各个组成部分所占总体的比重或分布,常以百分率表示。构成比分子和分母的单位相同,而且分子包含于分母之中。

$$构成比 = \frac{某事物内部某一部分的数量(个体数)}{同一事物内部的整体数量(个体数之和)} \times 100\% \qquad (公式\ 2-3)$$

构成比也是比的一种,反映事物静止状态内部构成成分占全体的比重。

二、发病指标

(一) 发病率

1. 定义　发病率(incidence rate)表示在一定时期内,特定人群中某病新病例出现的频率。计算公式为:

$$发病率 = \frac{一定期间内某人群中某病新病例数}{同时期暴露人口数} \times k \qquad (公式\ 2-4)$$

$k = 100\%, 1\ 000‰, 10\ 000/ 万, 100\ 000/10\ 万 \cdots\cdots$

2. 时间单位　计算发病率时可根据研究的病种及研究问题的特点来选择时间单位,一般多以年为时间单位。

3. 分子与分母的确定　发病率的分子是一定期间内的新发病例数,而新发病例的确定则依据发病时间。对于有明显症状的急性疾病,可以将症状最早出现的时间作为发病时间,如腹泻、发热、皮疹的出现时间等。但对于恶性肿瘤、高血压、糖尿病和精神病等慢性疾病,多在疾病早期并无明显症状,一般以初次诊断时间作为发病时间。新病例是指观察期间内发生某种疾病的患者,有时一个人在观察期间内可能多次发生同种疾病,记为多个新病例,此时分子为发病人次。

分母中所规定的暴露人口是指在观察期内某地区人口可能会发生该病的人群。对于观察人口中不可能发病的人,应从分母中减去。如研究传染病的发病率时,对以前感染过传染病或因接种疫苗而获得免疫者,理论上不应包括在分母中。但在实际工作中,对于大数量的人群,准确的暴露人口往往不容易获得,因此,一般多使用年平均人口数代替暴露人口数作为分母。年平均人口数的表示有两种方法,可以用该年 7 月 1 日零时人口数代替,或年初人口数与年末人口数之和除以 2 来计算。

4. 注意问题　发病率可按人群不同特征,如年龄、性别、职业、民族等分别计算,此即发病专率(specific incidence rate)。不同特征人群疾病发病率往往不同,因此,计算发病率时,用发病专率比粗的发病率更能反映实际情况。除此之外,在不同资料的发病率进行对比时,应考虑年龄、性别等的构成不同,进行发病率的标准化处理。

5. 应用　发病率是一个重要的常用指标,对于描述死亡率极低或不会致死的疾病尤为重要。可用于描述疾病的分布,探讨发病因素,提出病因假说,评价防治措施的效果等。由于发病率的水平受致病因素作用、疾病诊断水平、诊断标准、防治措施、疾病报告与登记制度等因素的影响,因此在分析发病率的变化时,要对以上因素加以综合考虑。

(二) 罹患率

罹患率(attack rate)和发病率一样,也是人群新发病例发生频率的指标。通常多指在某一局限范围,短时间内的发病率,反映该范围人群罹患疾病的程度。观察时间单位可以是日、周、旬、月。罹患率适用于描述局部地区疾病的暴发,如食物中毒、传染病及职业中毒等暴发流行情况。

$$罹患率 = \frac{观察期内某病新病例数}{同期暴露人口数} \times k \qquad (公式\ 2-5)$$

$k = 100\%$ 或 $1000‰$。

(三) 患病率

1. 定义　患病率(prevalence)是指某特定时间内总人口中,某病新旧病例所占比例,也称现患率或流行率。患病率可按观察时间的不同分为时点患病率(point prevalence)和期间患病率(period prevalence)两种。时点患病率更为常用。通常患病率时点在理论上是无长度的,但实际调查或检查时一般不超过 1 个月。而期间患病率的调查时间通常多超过 1 个月。

$$时点患病率 = \frac{某一时点一定人口中现患某病新旧病例数}{该时点人口数(被观察人口数)} \times k \qquad (公式\ 2-6)$$

$$期间患病率 = \frac{某观察时间一定人口中现患某病的新旧病例数}{同期的平均人口数(被观察人口数)} \times k \qquad (公式\ 2-7)$$

$k = 100\%,\ 1000‰,\ 10\ 000/万,\ 100\ 000/10\ 万\cdots\cdots$

2. 患病率与发病率、病程的关系　在一个相当长的时间内,当某地某病的发病率和该病的病程都保持稳定时,患病率、发病率和病程三者的关系是:

$$患病率(P) = 发病率(I) \times 病程(D) \qquad (公式\ 2-8)$$

上式也可以用于推算某些疾病的病程(course of the disease)。如有学者调查得出美国明尼苏达州癫痫的患病率是 376/10 万,发病率为 30.8/10 万,则可以估算癫痫的病程为 12.2 年。

3. 影响患病率的因素　患病率升高或降低主要取决于两个因素,即发病率和病程。因此,患病率的变化可以反映出发病率的变化或疾病结果的变化或两者兼而有之。例如,某病的患病率增高,既可能是发病率真的增高,也可能是由于诊断水平的提高或治疗措施的改进,使得患者免于死亡而寿命延长所致。同理,某些疾病患病率下降,既可以是由于发病率下降所致,也可以是由于治疗措施的采取,患者恢复快、病程缩短所致,还可能是病情恶化患者死亡快、病程缩短所致。因此,患病率的变化要结合发病率、存活率、治愈率等各个方面的资料进行综合分析,才能得出正确的结论。

影响患病率升高的主要因素有:①新病例增加(即发病率增高);②病例迁入;③健康者迁出;④易感者迁入;⑤病程延长;⑥未治愈者的寿命延长;⑦诊断水平提高;⑧报告率提高。

影响患病率降低的主要因素:①新病例减少(发病率下降);②病例迁出;③健康者迁入;④病程缩短;⑤病死率增高;⑥治愈率提高。

4. 应用 患病率通常用来表示病程较长的慢性病的发生或流行情况;反映某地区人群对某疾病的负担程度;可为医疗设施规划、医院床位周转估计、卫生人力的需要量估算、医疗质量的评估和医疗费用的投入等提供科学的依据;探索研究疾病的流行因素;评价慢性病的控制效果。

5. 患病率与发病率的区别 患病率与发病率的区别可归纳如表2-1所示。

表2-1 患病率与发病率的区别

比较内容	发病率	患病率
分子	观察期间新发病例数	观察期间病例数(新、旧病例)
分母	暴露人口数或平均人口数	调查人口数或平均人口数
观察时间	一般为1年或更长时间	较短,一般为1个月或几个月
适用疾病种类	各种疾病	慢性病或病程较长的疾病
性质	动态频率	静态比例
来源	疾病报告、疾病监测、队列研究	现况调查
用途	研究病因,评价防治措施的效果	可为医疗设施规划,医院人、财、物的投入等提供依据;评价慢性病的控制效果
影响因素	危险因素暴露、诊断水平、疾病报告质量等	影响发病率变动的因素,病后死亡或痊愈及康复情况及患者病程等

(四)感染率

感染率(infection rate)是指在某个时间内所检查的整个人群样本中,某病现有感染者人数所占的比例。

$$感染率 = \frac{受检者中阳性人数}{受检人数} \times 100\% \qquad (公式 2-9)$$

感染率是评价人群健康状况常用的指标,其性质与患病率相似。不同的是患病率的分子是指患病的人数,而感染率的分子是指感染者数。许多传染病感染后不一定发病,可以通过血清学检测抗体或病原学检测病原体等检测方法获知是否被感染。感染率应用广泛,尤其是在具有较多隐性感染的传染病和寄生虫病的调查中,常用于研究人群的感染情况和分析防治工作的效果,估计某病的流行势态,也可为制定防治措施提供依据。

(五)续发率

续发率(secondary attack rate,SAR)也称二代发病率,在第一个病例(原发病例)出现后,在该病最短与最长潜伏期之间受其传染而发生的病例称续发病例(也称二代病例)。续发率等于易感接触者中发病的人数(续发病例)占家庭或某集体成员中所有易感接触者总数的百分率。

$$续发率 = \frac{潜伏期内易感接触者中发病人数}{易感接触者总人数} \times 100\% \qquad (公式 2-10)$$

续发率计算时应注意,须将原发病例从分子及分母中去除。对那些在同一家庭中来自家庭外感染,或短于最短潜伏期及长于最长潜伏期发病者均不应计入续发病例。续发率可用于分析传染病传染力的大小、流行因素,包括不同条件对传染病传播的影响(如年龄、性别、家庭中儿童数、家庭人口数、经济条件等)及评价卫生防疫措施的效果(如对免疫接种、隔离、消毒等措施的评价)。

三、死亡指标

(一) 死亡率

1. 定义　死亡率(mortality rate, death rate)是指某人群在一定期间内总死亡人数在该人群中所占的比例,是测量人群死亡危险最常用的指标。其分子为某人群一定期间的总死亡人数,分母为该人群同期平均人口数。观察时间常以年为单位。

$$死亡率 = \frac{某人群某年总死亡人数}{该人群同年平均人口数} \times k \qquad (公式 2-11)$$

$k=1\,000‰,10\,000/万或 100\,000/10 万。$

在人口学研究中常用千分率,便于与出生率相比较。在疾病研究中,多采用十万分率,便于与其他地区和国家间对比。

2. 应用　死亡率反映一个人群总的死亡水平,是用于衡量某一时期,一个地区人群因病伤死亡危险性大小的指标,是一个国家或地区文化、卫生水平的综合反映。不仅在医学上受到重视,在政治、经济研究中也受到关注。它既可反映一个国家或地区不同时期人群的健康状况和卫生保健工作的水平,也可为确定该国家或地区卫生保健需求和规划制定提供科学依据。死亡率可用于探讨病因和评价防治措施的效果。死于所有原因的死亡率是一种未经过调整的率,所以通常也称粗死亡率(crude death rate)。不同国家或地区、不同年代人口的年龄、性别等构成不同,粗死亡率不能直接比较,必须进行年龄或性别的调整,计算调整或标准化死亡率,以排除年龄或性别构成不同所造成的假象。

3. 死亡专率　死亡率可按不同疾病种类、年龄、性别、职业、民族、种族、婚姻状况等分别计算,称为死亡专率(specific death rate)。

$$某病死亡专率 = \frac{某年某病死亡人数}{同年平均人口数} \times k \qquad (公式 2-12)$$

$k=1\,000‰,10\,000/万或 100\,000/10 万。$

疾病死亡专率是一项重要指标,对于某些病死率高的疾病,如肺癌、肝癌、胰腺癌、心肌梗死等流行病学研究很有用途,因为死亡率与发病率十分接近,死亡水平基本上可以代表其发病水平,而且死亡率准确性高于发病率,因此常用作病因探讨的指标。但对于非致死性疾病如普通感冒、关节炎等,进行死亡率分析的意义不大。

计算死亡专率时,应注意分母必须是与分子相对应的人口数。例如,计算宫颈癌死亡率,分母应为女性人口;计算某地 60 岁以上男性前列腺癌的死亡专率,分母应该是该地 60 岁以上男性人口数,不能用 60 岁以上人口,也不能用全人口,分子应为 60 岁以上男性死于前列腺癌的人数。如死亡率按职业、种族等特征分类时,分子和分母的类别也必须相同。

(二) 病死率

病死率(fatality rate)表示一定时期内,某病的全部患者中因该病死亡者的比例。

$$病死率 = \frac{一定期间内因某病死亡人数}{同期确诊的某病病例数} \times 100\% \qquad (公式 2-13)$$

病死率通常多用于病程短的急性病,表示某疾病确诊病例的死亡概率,它可表明该疾病的严重程度,以衡量疾病对人生命威胁的程度。病死率受疾病的严重程度、早期诊断水平和医院治疗水平等的影响。在比较不同医院的病死率时,须注意不同医院就诊患者病情的严重程度及医院的医疗设施等条件是否有可比性。

(三) 生存率

生存率(survival rate)是指患某种疾病的人中或接受某种治疗措施的患者,经 n 年随访,到随访结束时尚存活的病例数占观察病例总数的比例。

$$n \text{ 年生存率} = \frac{\text{随访满 } n \text{ 年尚存活的病例数}}{\text{开始随访的病例数}} \times 100\% \qquad (公式 2-14)$$

生存率反映了疾病对生命的危害程度,可用于评价某些病程较长疾病治疗的远期疗效。在某些慢性病如恶性肿瘤、心血管疾病、结核病等的研究中常常应用。应用该指标时,应确定随访开始日期和截止日期。开始日期一般为确诊日期、出院日期或手术日期,截止日期通常可为 1 年、3 年、5 年或 10 年,即可计算 1 年、3 年、5 年或 10 年的生存率。

第二节　疾病的流行强度

疾病的流行强度是指在一定时期内,某地区某人群中某病发病率的变化及其病例间的联系程度。描述疾病流行强度的常用术语包括散发、暴发、流行和大流行。

一、散发

散发(sporadic)是指某病在某地区人群中发病率呈历年的一般水平,病例在人群中散在发生或零星出现,各病例间在发病时间和地点方面无明显联系。散发用于描述较大范围地区中人群某病的流行强度,而不用于人口较少的居民区或单位,因为其发病率受偶然因素影响较大,年度发病率很不稳定。

确定疾病是否散发一般将发病率与当地近三年同种疾病的平均发病率水平进行比较,如当年的发病率未明显超过既往平均水平时为散发。

疾病分布呈现散发与疾病本身的特点及预防和控制措施效果有关,常见于以下几种情况。

1. 该病在当地常年流行或因预防接种使人群维持一定的免疫水平,如麻疹、甲型病毒性肝炎等。

2. 以隐性感染为主的疾病,常以散发形式存在,如脊髓灰质炎、流行性乙型脑炎等。

3. 有些传播机制不容易实现的传染病也可出现散发状态,如狂犬病、斑疹伤寒、炭疽等。

4. 某些长潜伏期传染病通常以散发形式存在,如麻风(潜伏期平均为 2~5 年,短者数月,长者超过 10 年)。

二、暴发

暴发(outbreak)是指在一个局部地区或集体单位中,短时间内突然出现许多症状相似的患者。这些人多有相同的传染源或传播途径。大多数患者常同时出现在该病的最长潜伏期内。如集体食堂的食物中毒,托幼机构的麻疹、手足口病、腮腺炎、甲型病毒性肝炎等疾病的暴发等。

三、流行

流行(epidemic)是指某病在某地区发病率显著超过该病历年散发发病率水平。与散发不同,流行出现时各病例间呈现明显的时间和地区联系,如 2009 年甲型 H1N1 流感的流行就表现出明显的人与人之间传播关系和地域间的播散特征。流行往往持续时间较长,地域范围较广。一种疾病是否流行应根据不同病种、不同时期做出判断。

四、大流行

某病发病率显著超过该地一定历史条件下的流行水平时,疾病迅速蔓延,涉及地域广,在短时间内跨越省界、国界甚至洲界形成世界性流行,称之为大流行(pandemic)。如 2003 年 SARS 的流行,几个月的时间就波及 32 个国家和地区。新冠肺炎从 2019 年末开始,仅两三个月就蔓延至全球 100 多个国家和地区,世界卫生组织(World Health Organization,WHO)在 2020 年 3 月 9 日宣布其为全球性大流行病。流行性感冒及霍乱也曾多次形成世界性大流行。随着全球经济的飞速发展,交通日益便捷,人群和物资流动的频率和速度是空前的,病原体和传染源的快速移动会使某种疾病短时间传遍全球,因而疾病世界性大流行的危险始终存在。

第三节　疾病的分布

疾病的分布既反映了疾病本身的生物学特性,也反映了疾病有关的各种内外环境因素的效应及其互相作用的特点。疾病分布是流行病学研究中的基本内容,不仅是描述性研究的核心,还是分析性研究的基础,是制定疾病防制策略和措施的依据。

一、时间分布

疾病时间分布是疾病流行过程随时间的推移而不断变化的现象。这种情况在传染病发病上较为突出。慢性病的发病频率在短期内可呈现稳定状态,但经较长时期观察,亦可获得发病频率变动或变动趋势的资料。研究时间分布规律常可提供病因及流行因素的线索。

疾病时间分布有以下几种表现形式。

(一) 短期波动

短期波动(rapid fluctuation)又称时点流行,是指在一个固定人群中,短时间内某病发病人数突然增多的现象。含义与暴发相近,区别在于暴发常用于范围较小的人群,而短期波动常用于范围和数量较大的人群。

短期波动常因许多人在短期接触同一致病因子而引起。由于潜伏期不同,发病有先有后。先发病者为短潜伏期患者,后发病者为长潜伏期患者,大多数病例发生日期往往在最短和最长潜伏期之间,即常见潜伏期。发病高峰与该病的常见潜伏期基本一致。因此可从发病高峰推算暴露日期,从而找出引起短期波动的原因。各种疾病均可发生短期波动或暴发。

除致病因素持续起作用的疾病暴发外,一般情况下,急性传染病暴发的发病曲线都是迅速上升,然后下降,发病达到高峰的速度快慢和流行期限的长短与该病传染性大小、潜伏期长短、流行开始时人群中易感接触者的比例及人群密度等有关。食物中毒暴发常在数小时或数十小时内发生,多因共同食入某种食物所致,患者常集中发生在同一潜伏期内,流行曲线呈单峰型。图 2-1 系某单位食物中毒暴发的时间分布,图中显示所有病例发病时间集中在 20 小时以内,在暴发开始后 7~10 小时内出现病例高峰,因患者无传染性,故无续发病例。

(二) 季节性

疾病在一定季节内呈现发病率升高的现象称为季节性(seasonal variation,seasonality)。不同疾病可表现出不同的季节分布特点,主要有以下三种情况。

1. 严格的季节性　在某些地区以虫媒传播的传染病发生有严格的季节性,发病多集中在一年中的少数几个月内,其余月份则没有病例的发生。图 2-2 呈现的是我国陕西省宝鸡市 1970—2017 年乙型脑炎报告病例逐月分布的情况,表现出严格的夏秋季高发的季节性特点。其主要原因与乙型脑炎病毒在媒介昆虫体内繁殖特性及蚊虫孳生条件有关。

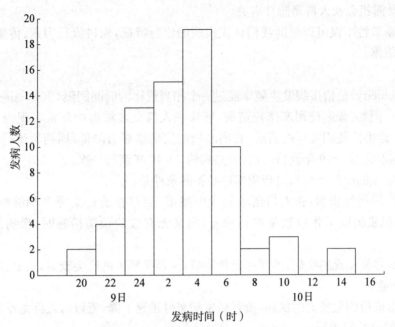

图 2 - 1　某单位食物中毒的时间分布

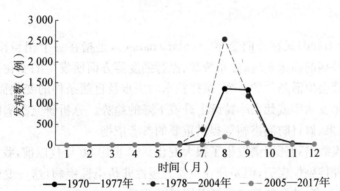

图 2 - 2　陕西省宝鸡市 1970—2017 年乙型脑炎报告病例逐月分布

（中国媒介生物学及控制杂志 2019 年第 30 卷第 5 期）

2. **季节性升高**　疾病在一年四季中均可发生,但在不同的月份,疾病的发生频率可表现出较大的差异。如以细菌性痢疾为代表的肠道传染病在我国各地全年均可发生,但有季节性升高,一般为 8—9 月份,南方稍早,北方稍晚,有的地区季节性高峰内的病例数占全年病例数的 40% 以上。而流行性感冒、麻疹等呼吸道传染病则在冬春季发病率较高。非传染性疾病亦有季节性升高的现象,如营养缺乏病中的糙皮病(pellagra)常春季高发;花粉热多发生在春夏之交;脑出血多发生于冬季;急性心肌梗死出现在 11 月至次年 1 月和 3—4 月份两个高峰;黑色素瘤常在夏季多发,与强烈阳光照射有关。

3. **无季节性**　指疾病的发生无明显季节性升高的现象,表现为一年四季均可发病。如乙型病毒性肝炎、结核、麻风等发病均无明显季节性。

影响疾病季节性分布的原因十分复杂,常见原因包括以下四方面。

(1) 受气候因素的影响,病原体繁殖、媒介昆虫消长、动物传染源的活动等因季节而异。

(2) 与野生动物分布、生活习性和家畜家禽生长繁殖等因素有关。

(3) 受人们的生活方式、生产、劳动条件、营养、风俗习惯及医疗卫生水平变化的影响。

（4）与人群暴露机会及人群易感性有关。

研究疾病的季节性不仅可以帮助我们认识疾病的流行特征,探讨流行因素、传染源,还可为防制对策的制定提供依据。

（三）周期性

周期性(periodicity)是指疾病发生频率经过一个相当规律的时间间隔(例如每隔若干年),呈现规律性变动的状况。例如,普遍使用麻疹疫苗前,麻疹在人口众多城市中常常表现为两年一次流行高峰。自1965年广泛推广使用麻疹疫苗后,我国麻疹的发病率显著降低,周期性流行已不明显。又例如,流行性脑脊髓膜炎约7～9年流行一次,黄热病约6～10年流行一次。

疾病周期性常见的原因及疾病出现周期性必备的条件是:

（1）易感者的周期性积累:在人口密集的大中城市,当存在着传染源及足够数量的易感人群,特别是新生儿的积累提供了相应数量的易感者,而又无有效的预防措施时,疾病的流行便有可能发生。

（2）传播机制容易实现的疾病:如呼吸道传染病,人群受感染的机会较多,只要有足够数量的易感者,疾病可迅速传播。

（3）病后可形成稳固免疫力的疾病:流行后发病率可迅速下降,流行后人群免疫力持续时间越久,疾病流行周期的间隔时间越长。

（4）病原体变异:周期性的间隔还取决于病原体变异及变异的速度,变异速度越快,周期性越短。

（四）长期趋势

长期趋势(secular trend)又称长期变异(secular change),是指在一个相当长的时间内,通常为几年、十几年或几十年,疾病的临床表现、分布特征、流行强度等方面所发生的变化。人类许多疾病在一个相当长时间内随着社会生活条件的改变、医疗技术的进步及自然条件的变化而发生显著变化,可表现出经过几年或几十年发病率或死亡率持续上升或下降的趋势。分析研究疾病的长期趋势可为揭示流行因素、考核防制效果、修订防制措施等提供重要的参考依据。

近几十年来我国疾病谱和死因谱发生了很大变化。20世纪50年代以前,我国疾病谱和死因谱中顺位居前的主要为各种传染性疾病,但是现在主要为慢性非传染性疾病,这一变化趋势主要与卫生条件的改善、生活方式的改变、社会经济的发展等因素有关系。

长期变异出现的原因大致可归为以下六方面。

（1）病因或致病因素的变化。

（2）病原体抗原型别、致病力、毒力及机体免疫状况的改变,是传染病产生长期变异的主要原因。

（3）医师诊断能力的提高、新的诊断技术方法的引进及普及应用。

（4）疾病防治能力的提高、新的防治方法和手段的应用等。

（5）登记报告及登记制度的完善,疾病的诊断标准、分类发生改变。

（6）人口学资料的改变及人口老龄化等。

二、地区分布

疾病的发生往往受地区的自然环境和社会条件的影响,往往有地区分布差异。因此研究疾病地区分布常可对疾病的病因、流行因素等提供线索,有助于制定防治对策和措施。

疾病地区分布划分,在世界范围内可按国家、区域、洲、半球为单位;在一个国家内可按行政区域划分,如我国可按省(自治区、直辖市)、市、区(县)、街道(乡、镇)为单位,这样可以比较容易获得完整的人口数字和发病与死亡资料。但是疾病的分布受自然因素影响,若以行政区域为单位来描述疾病的分布,虽有方便之处,但由于在同一行政区域内常常自然环境不尽相同,则很可能掩盖了自然环境作用。如按自然环境划分,可依山区、平原、湖泊、河流、森林和草原为单位,可以显示自然条件的影响。影响地区分布的因素很多,除自然因素外,有时人群聚集状态、城市、乡村、商业区与工业区等均影响着疾病的分布。所以,按何种方法划分地区来描述疾病分布,可根据研究目的和病种不同来确定。

疾病的地区分布,可用地图或表描述。地图有直观的特点,可根据实际情况,绘制疾病标点地图、疾病行政地区或自然景观分布图或传播蔓延图等。此外,也可列表比较不同地区疾病的发病率、死亡率或患病率等。如果进行地区间比较,需要进行率的标准化。

(一) 描述疾病地区分布的常用术语

1. 疾病的地方性(endemic) 由于自然因素或社会因素的影响,某种疾病经常存在于某一地区或只在一定范围人群中发生,而不需要自外地输入时称为地方性。可依其特点不同分为以下几种。

(1) 自然地方性:某些疾病受自然环境的影响只在某一特定地区存在的现象称为自然地方性。包括两种情况:一类是该地区有适合某种病原体生长繁殖和传播媒介生存的自然环境,使该病只在这一地区存在,如疟疾、血吸虫病、丝虫病等。另一类是疾病与自然地理环境中的某些元素缺乏或过多有关,如地方性甲状腺肿、大骨节病和氟中毒等,该类疾病在我国习惯上称为地方病。

(2) 统计地方性:由于生活习惯、卫生条件或宗教信仰等社会因素的影响,一些疾病的发病率在某一地区长期显著地高于其他地区,与该地的自然环境无关。例如,过去农村地区居民习惯饮用生水容易导致肠道传染病的高发。

(3) 自然疫源性:某些疾病的病原体在繁衍过程中不依赖于人,而在野生动物或家畜中完成生活史,只在特定的条件下传染给人,这种情况称为自然疫源性,这类疾病称为自然疫源性疾病。如鼠疫、流行性出血热、地方性斑疹伤寒、恙虫病、森林脑炎等。发生这类传染病的地区存在动物传染源、传染媒介及病原体生存传播的自然条件,这类地区称为自然疫源地。

2. 外来性或输入性 凡本国或本地区不存在或已消灭的传染病,从国外或其他地区传入时,称为外来性或输入性疾病。如艾滋病是在 20 世纪 80 年代由国外传入我国的。

(二) 判断地方性疾病的依据

1. 该病在当地居住的各人群组中发病率均高,并一般随年龄增长而上升。

2. 在其他地区居住的相似人群组,该病的发病率均低,甚至不发病。

3. 外来的健康人,到达当地一定时间后发病,其发病率和当地居民相似。

4. 迁出该地区的居民,该病的发病率下降,患者症状减轻或呈自愈趋向。

5. 当地对该病易感的动物可能发生类似的疾病。

符合上述标准的数量越多,说明该病与该地区有关致病因素的关系越密切。

(三) 疾病在国家间和国家内的分布

1. 国家间的分布 有些疾病只发生于世界某些地区,如黄热病流行于南美洲和非洲,登革热则流行于热带、亚热带。有些疾病的地区分布并非恒定,如埃尔托型霍乱,过去只发生在东南亚,印度尼西亚的苏拉威西岛是该病的疫源地。但自 1961 年以来,该病逐渐扩大流行区域,1970 年以后不但侵入 20 多年来已无霍乱的非洲,并进入了 50 年来无霍乱的欧洲,也波及大洋洲。1991 年,霍乱首次入侵南美洲,由秘鲁开始流行并迅速传播,两年中几乎全部拉丁美洲国家均受波及,至今第七次霍乱世界大流行已持续近 50 年,五大洲 140 个以上的国家和地区报告病例超过 500 万例,波及范围之广和持续时间之长均超过历次世界大流行。

有些疾病虽在全世界均可发生,但在不同地区的发生或死亡频率有差异。如肝癌主要分布在东南亚和东南非,而欧洲和美洲则少见。乳腺癌、肠癌死亡率欧洲和北美较高。肺癌年龄标化发病率在北美、西欧中部、南欧、北欧和东亚较高,而在中西非最低,如图 2-3。欧美各国心脏病死亡率高于我国和日本。我国和日本脑卒中死亡率高于欧美各国。

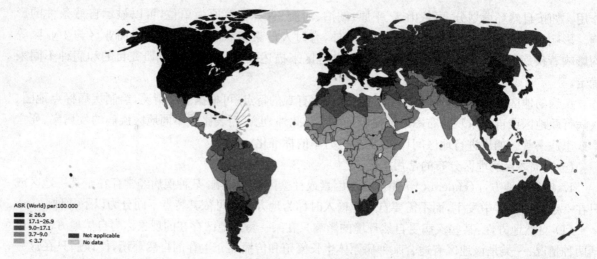

图 2-3　全球肺癌年龄标化发病率(1/10 万)

(GLOBOCAN, 2020)

2. 国家内的分布　疾病在同一个国家内部的不同地区之间分布也存在明显差异。如血吸虫病在我国有较严格的地方性,流行只限于长江流域及以南十三省、自治区(直辖市)。疟疾一般多分布在低纬度的地区。这类疾病的分布是与中间宿主或媒介昆虫的分布呈现一致性的。克山病在我国自东北向西南呈一条宽带状分布,此地带介于西南内陆和沿海之间。鼻咽癌多见于华南各省,以广东发病最高,而胃癌则高发于华北、东北和西北地区。食管癌则以太行山脉的山西、河南、河北三省交界处的死亡率最高。

(四)疾病的城乡分布

由于生活条件、卫生状况、人口密度、交通条件、工业水平、动植物的分布等各种因素不同,城乡之间在疾病的病种、死因顺位、发病率或死亡率等方面均表现出明显差异。

发展中国家大城市的特点是人口多、密度大、居住面积狭窄、交通拥挤,青壮年所占比例较多,出生率保持在一定水平,人口流动性较大,始终有一定数量的某些传染病的易感人群,因此可使某些传染病常年发生,而且一旦流行,传播迅速,并可形成暴发或流行,也常常出现周期性。如流行性感冒在一个大城市流行时,往往在 2 个月内便可波及各个角落。城市儿童某些传染病的感染年龄比农村儿童提早。城市空气、水、环境污染严重,加上人们生活节奏快、压力大,某些慢性病患病率明显高于农村。职业性病害和某些恶性肿瘤如肺癌城市发病率高于农村。城市自然疫源性疾病罕见,虫媒传染病也比农村少。

农村由于人口密度低,交通不便,与外界交往不频繁,人口流动性小,呼吸道传染病不易流行,但人群易感性也高,一旦有传染源传入,也可迅速蔓延,引起暴发。由于农村卫生条件较差,接近自然环境,所以肠道传染病、虫媒传染病及自然疫源性疾病,如痢疾、疟疾、血吸虫病、流行性出血热、钩端螺旋体病等疾病较易流行。一些地方性疾病如地方性甲状腺肿、氟骨症等在农村的发病率也高于城市。农村乡镇企业防护条件和劳动条件较差,职业中毒和职业伤害不断发生。农村人口不断流入城市,使农村常见的一些传染病不断流入城市,同时也把城市常见的传染病带回农村。

三、人群分布

疾病的分布常常随人群的不同特征如年龄、性别、职业、种族、民族及婚姻状况等而有差异,也与人群的行为、生活方式及环境有关。有些特征是固有的,如性别、种族、民族;有些可随时间、环境的变化而改变,如年龄、职业、行为等。疾病的发病率、死亡率和病死率常与这些特征或其变化有关。研究疾病在不同人群中的分布特征,常有助于确定高危人群、探讨流行因素和制定疾病预防控制措施。

（一）年龄分布

1. 年龄分布的特征　研究不同特征人群的疾病分布时,以年龄因素与疾病的发生关系最为密切。几乎所有疾病的发生发展均与年龄有关。但是不同疾病在不同年龄组的发病率高低可表现出很大的差异。

（1）传染性疾病:易于传播且患病后能够获得稳固持久的免疫力的疾病,如麻疹、水痘、流行性腮腺炎等,儿童发病率较高,成年人较低;病后缺乏稳固的免疫力的疾病,如流感,各年龄组发病率趋于一致。

（2）非传染性疾病:肿瘤、心脑血管疾病等多表现为随年龄增长而增加的趋势,但白血病则表现为儿童期发病率较高,以后随年龄增长而下降后又再升高的趋势。

2. 年龄分布出现差异的原因

（1）不同人群免疫水平不同。

（2）不同人群生活方式、行为方式等不同,对致病因子的暴露机会不同。

（3）有效的预防接种可改变某些疾病固有的发病特征。

3. 研究疾病年龄分布的目的

（1）根据年龄分布特征,可帮助确定高危人群,可以为有针对性地开展防治工作提供依据。

（2）根据疾病不同年龄组分布特征的差异,可以为进一步开展病因研究提供线索。

（3）根据不同年龄组免疫水平的动态变化,可以为免疫预防策略和措施的制定提供依据。

4. 疾病年龄分布的分析方法

（1）横断面分析(cross-sectional analysis)　针对同一时期不同年龄组或不同年代各年龄组的发病率、患病率或死亡率的变化进行分析,多用于描述和分析某特定时期传染病或潜伏期较短疾病的年龄分布特征。例如出生 6 个月以内的婴儿因为体内具有从母体获得的抗体,一般不容易罹患传染病,但随着从母体获得的抗体逐渐减少,传染病的发病率迅速上升,之后随着人工免疫措施的实施抗体水平再次升高,相应年龄组的疾病发病率亦迅速下降。图 2-4 是 2003 年至 2005 年麻疹在 0—9 岁儿童中发病率的分布情况,可见 1 岁以内婴儿麻疹发病率最高,随着年龄增长发病率逐渐下降。

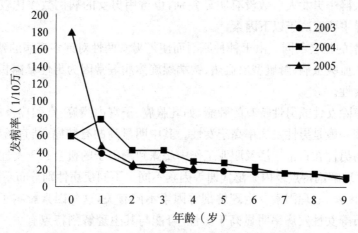

图 2-4　2003—2005 年某地 0—9 岁儿童麻疹发病率

（2）出生队列分析(birth cohort analysis)　同一时期出生的一组人群称为出生队列(birth cohort),对其随访若干年,以观察发病情况。这种利用出生队列资料将疾病年龄分布和时间分布结合起来描述的方法称出生队列分析。该方法在评价疾病的年龄分布长期变化趋势及提供病因线索等方面具有很大意义。它可以明确地呈现致病因子与年龄的关系,有助于探明年龄、所处时代暴露特点及经历对某种疾病的发病或死亡的影响。图 2-5 所显示的就是 1850、1860、1870、1880、1890 年五条出生队列肺癌死亡率曲线。从曲线中可以看到以下规律:一是各出生队列男性肺癌的死亡率均随年龄的增长而呈显著升高的趋势;二是与较早出生的队列相比,出生年代越晚的男性,开始死于肺癌的年龄越早,且肺癌死亡率上升速度越快;三是年龄相同,出生越晚的男性队列肺癌死亡率越高。因此,出生队列分析不仅可以合理地解释年龄与肺癌死亡之间的关系,澄清横断面分析曲线中男性肺癌死亡率从 70 岁开始呈现下降趋势的假象,还可以表明出生年代越晚者暴露于致病因素的时间可能更早,暴露量可能更大。因此,出生队列分析有助于正确地分辨出年龄、时间因素和暴露经历三者对疾病的作用。

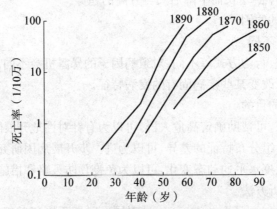

图 2-5 1850—1890 年间出生男性肺癌年龄别死亡率

(MacMahon and Pugh,1970)

(二) 性别分布

描述疾病在不同性别人群中的分布规律,一般是指比较男女间的发病率和死亡率,有时也用性别比来表示。因为不同年龄组的男女比例可能不同,所以须按不同年龄组分别进行比较或者标准化后再进行比较。若人群中男女人口数没有明显差别,也可用男女的病例数作比较。疾病分布之所以表现出性别上的差异主要取决于以下因素:

1. 暴露致病因素的机会不同　由于种种原因而使得男女两性对许多疾病的致病因素有不同的暴露机会,如森林脑炎、血吸虫病、野鼠型出血热、钩端螺旋体病等常因为男性暴露机会多于女性而表现为男性发病率高于女性。

恶性肿瘤死亡率除女性或男性特有的肿瘤,如乳腺癌、子宫内膜癌、宫颈癌及前列腺癌外,其他男女均可患的恶性肿瘤一般是男性发病率高于女性。其中明显高的有肺癌、结直肠癌、胃癌、肝癌、食管癌、膀胱癌等,可能与男性在日常生活及职业工作中暴露致癌因子的机会高于女性有关。

2. 遗传特征、生理解剖特点及内分泌代谢等因素不同　不同疾病性别分布不同,往往与男女之间的遗传因素、内分泌因素、心理因素及生理解剖等因素不同有关,这些因素影响了人们对疾病的易感性,如胆囊炎、胆结石等女性发病率明显高于男性,可能与其生理解剖特点有关。地方性甲状腺肿女性发病多于男性,冠心病女性发病低于男性,可能与内分泌因素有关。

(三) 职业分布

某些疾病的发生与职业有密切关系,发病率与职业危害因素的暴露机会、劳动条件、劳动强度、劳动者的社会经济地位与文化水平以及精神紧张程度不同有关。如煤矿工人易患矽肺,石棉、炼焦工人易患肺癌,制鞋、燃料工作者易患苯中毒,矿工、建筑工人和农民易发生意外伤害和死于外伤,脑力劳动者易患冠心病,理发员易患静脉曲张等。某些传染病的发生与职业也有关系,如我国北方伐木工人易患森林脑炎,皮毛厂工人易患炭疽,农牧场工人易患布鲁菌病等。

（四）民族和种族分布

不同种族人群包含着许多因素,如遗传、地理环境、自然条件、社会经济状况、宗教、生活习惯、医疗卫生水平等。这些因素均可影响疾病的发生。如马来西亚居住有三个民族,马来人患淋巴瘤较多;印度人患口腔癌多;而中国人以患鼻咽癌和肝癌较多。美国黑人和白人中某些疾病的发病率和死亡率有显著的差别:例如黑人宫颈癌高发,而白人乳腺癌高发;黑人多死于高血压性心脏病、脑血管意外、结核、梅毒、犯罪和意外事故,而白人死亡率较高的是血管硬化性心脏病、自杀和白血病。

（五）婚姻与家庭

婚姻与家庭状况对人群健康有明显影响。国内外许多研究表明,对多数疾病的死亡率而言,离婚者的死亡率最高,单身和丧偶者次之,已婚者最低。可见离婚、丧偶对精神、心理和生活的影响明显,可能是导致发病或死亡率高的主要原因。对于已婚女性,婚后的性生活、怀孕、分娩、哺乳等均会对健康有明显影响,例如已婚女性宫颈癌发病率显著高于单身女性,未婚女性和高龄分娩者则易患乳腺癌。

家庭是社会生活的基本单位。家庭成员有着共同的遗传特性、生活习惯和生活上的密切接触。因此,一些传染病如结核病、细菌性痢疾及病毒性肝炎等很容易造成家庭成员间的传播。除此之外,一些与遗传有关的疾病,如家族性腺瘤性息肉病、高血压、糖尿病等均可形成一定程度上的家庭聚集性。

（六）行为生活方式

目前,恶性肿瘤、冠心病、脑卒中、高血压、糖尿病等慢性非传染性疾病已经成为危害人类健康和生命的主要原因。据世界卫生组织报告,这些疾病的发生与发展,60%～70%是由社会因素和不健康的生活方式与不良行为习惯造成的。最常见的不良行为或不健康生活方式有:吸烟、酗酒、吸毒、静坐生活方式及过度迷恋上网等。摒弃不良行为或不健康生活方式,培养并坚持健康的生活习惯与行为方式,可以有助于预防和控制慢性病。

四、疾病三间分布的综合描述

以上分别叙述了疾病的地区、时间、人群的分布。实际工作中,对某种疾病的描述往往是综合进行的。只有综合描述,才能获得有关病因线索和流行因素的信息。移民流行病学研究就是一个疾病三间分布综合描述的典型例子。

（一）移民流行病学的概念

移民流行病学(migrant epidemiology)是通过观察某种疾病在移民人群、移居地当地人群及原居住地人群的疾病发病率或死亡率差别,以探索该病发生与遗传因素和环境因素的关系。它是利用移民人群研究疾病的分布,从而探索病因的一种研究方法,可用于肿瘤等慢性病以及一些遗传病的病因研究中。

（二）移民流行病学研究的原则

1. 若某病在移民人群中的发病率或死亡率与原居住地人群的发病率或死亡率不同,而接近于移居地当地人群的率,则该病可能主要与环境因素有关。

2. 若某病在移民人群中的发病率或死亡率与原居住地人群的发病率或死亡率相近,而不同于移居地当地人群的率,则该病可能主要与遗传因素有关。

具体应用时,应考虑移民人群生活条件和生活习惯改变的程度及原居住地和移居地的社会、经济、文化及医疗卫生水平等的差异。

（三）移民流行病学研究实例

近百年来日本人移居美国者甚多。两国人民生活习惯、地理环境不同，因此研究日本移民的流行病学资料较多，如表 2-2 所示。

表 2-2 日本人、在美国的日本移民、美国白人一些死因的标化死亡比（1959—1962 年）

疾病	日本人	日本移民		美国白人
		非美国出生	美国出生	
食管癌（男）	100	132	51	47
胃癌（女）	100	55	48	18
肠癌（男）	100	374	288	489
乳腺癌（女）	100	166	136	591
宫颈癌	100	52	33	48
脑血管疾病	100	32	24	37
冠状动脉粥样硬化性心脏病	100	226	165	481

（摘自 MacMahon. Epidemiology，1970）

从表中可以看出，胃癌在日本高发，在美国低发。在美国出生的第二代日本移民胃癌死亡率高于美国人，但低于日本当地居民，说明环境因素对胃癌的发生有较大关系。同样，日本移民宫颈癌和脑血管疾病的死亡率低于日本本国人，而与美国白人较接近。日本移民一旦脱离日本环境，则宫颈癌和脑血管病的死亡率下降，说明环境因素与这两种疾病有关。

第四节　发展趋势与展望

随着流行病学与其他学科交叉融合进一步加深，以及各种现代信息技术在疾病防治中的应用，疾病分布的描述数据来源更加丰富，指标体系更加多样，分布特征的描述更加清晰。与健康密切相关的行为，身体生理生化指标都可以通过穿戴设备、移动终端等记录存储，并与医疗记录信息关联后形成大数据平台，通过对大数据分析可对疾病分布进行更加详细的综合描述。在疾病残疾失能指标方面，更加注重疾病负担综合评价（comprehensive burden of disease，CBOD），包括疾病导致的躯体伤害、心理伤害及经济负担。世界疾病负担研究提出了社会人口指数（socio-demographic index，SDI）的概念，该指标是基于人均收入、受教育程度和总的生育率而形成的综合指标，已被广泛地应用在人群健康状况描述中。临床研究中越来越重视主观指标测量，强调客观指标结合主观指标。患者报告结局是近年来被广泛关注的一类主观指标。还有一类是全局评价变量，即将客观指标和患者主观状况结合起来的综合指标，用来评价治疗的安全性、有效性和实用性等。

（郭立燕）

案例

随着人口老龄化程度加剧,老年人数量增加,骨质疏松性骨折也在增加。骨折给全球卫生系统以及患者家庭带来了巨大负担。中国人口占世界人口的五分之一,在老年人口中所占比例甚至更大。为研究我国骨质疏松症和骨质疏松性骨折的流行病学特征,为防治工作提供依据,有学者在 2018 年针对全国骨质疏松症和骨质疏松性骨折的流行现状进行了调查。在这项基于社区的横断面研究中共调查了 20 416 人,发现 40 岁或 40 岁以上成年人骨质疏松症的患病率在男性中为 5.0%,在女性中为 20.6%,脊椎骨折的患病率男性为 10.5%,女性为 9.7%。

思考题

1. 本研究有何研究目的和研究类型?
2. 如何选择研究对象和抽样?
3. 如何估计样本量?
4. 如何收集数据?
5. 如何进行结果统计分析?

案例解析

描述性研究可用于描述疾病或健康状况在不同时间、地区和人群中的分布特征,为探讨疾病的病因提供线索并建立病因假设。因此,描述性研究是流行病学研究病因的基础,同时也可为人民健康促进政策的制定提供依据,其在流行病学研究方法体系中占有重要地位。

课件:第三章
描述性研究

第一节　描述性研究概述

描述性研究是利用已有资料或通过专项调查获得的资料,描述疾病或健康状况在不同时间、地区和人群中的分布特征,提供病因线索并建立病因假设。

一、特点

1. 属于观察性研究　不对研究对象采取干预措施,通过观察收集相关资料,分析总结研究对象或事件的特点。

2. 一般不设立对照组　研究开始一般不设立对照组,在资料的分析阶段可以做一些组间比较性分析,为病因研究提供线索。

3. 因果推断存在局限性　暴露与结局的时序关系一般无法确定,做因果推断存在局限性。

二、种类

描述性研究包括个例调查、病例报告、病例分析、生态学研究和现况研究等。

(一)个例调查

个例调查(case investigation),又称个案调查或病家调查,是指对个别发生的病例、病例的家庭及其周围环境进行的流行病学调查。病例一般为传染病病人，也可以是非传染病病人或病因未明的病例。例如，对于某社区中出现的霍乱病例，应针对该病人的感染来源、周围可能受威胁的人群等开展流行病学调查。往往在一些不明原因传染病暴发时，我们的公共卫生工作人员冒着巨大的风险去开展个例调查。

1. 目的和用途　个例调查主要目的是查明所研究病例的发病原因和条件，控制疫情扩散及消灭疫源地，防止再发生类似疾病。个例调查往往是暴发调查的一个组成部分。利用对某疾病多次个例调查的资料可以总结疾病分布特征，掌握当地疫情，为疾病监测提供资料。

2. 局限性　个例调查的主要缺点是没有比较。个例调查一般没有对照，也没有人群有关变量的资料，而且病例常有遗漏，因此不宜分析因素与疾病的关系。例如，不能单从伤寒病例调查分析污染食物与发病的关系。

（二）病例报告

病例报告（case report），通常针对临床实践中的某一例或某几例（通常是 5 例以下）新出现的疾病病例、已知疾病的特殊临床表现及诊断、治疗中发生的特殊情况或经验教训进行详尽描述，提出可能的解释，并总结出对临床医师的启示。

1. 目的和用途

（1）提供识别一种新疾病的线索：例如，Gajdusek 博士在 1957 年首次对"kuru"病进行报告后，引起人们的广泛重视，针对其病因开展了大量的研究。

（2）提高临床医师对病例报告中疾病的认识，拓宽其临床思路：例如，"以消化道出血为首发症状的 1 例嗜铬细胞瘤病理报告"，提示临床医生应注意嗜铬细胞瘤的不典型临床表现，以免误诊。

（3）为病因研究提供线索：自 1979 年起多篇病例报告描述了服用含有苯丙醇氨的咳嗽药、感冒药或减肥药后出现了出血性中风，提示苯丙醇氨和出血性卒中关联，并且后续深入研究证实了这一病因假设。

（4）阐明疾病的病因：例如，反应停（thalidomide）1957 年作为非处方药在西德上市，到 1962 年在 46 个国家均有销售。1958—1962 年间，短肢畸形胎儿的娩出率忽然升高，相继发表了一系列病例报告，但都没有引起足够的重视，直到 1962 年，Lenz 在《柳叶刀》杂志上发表一份来信说，他们收到国外有关反应停对怀孕早期可能会产生有害影响的报道，有充分的证据证明反应停是导致短肢畸形儿人数增加的原因。

2. 局限性　病例报告只是基于一个或少数几个病例，极易发生偏倚，不能用来估计疾病或临床事件发生的频率；所发现的危险因素具有偶然性，不能用于论证科研假设；除极少数例外情况外，也不应把病例报告作为改变临床诊断、治疗等实践的证据。

（三）病例分析

病例分析（case analysis）是将某一时期的一组（几例、几十例、几百例甚至几千例）相同疾病患者的临床资料进行整理、分析，并得出结论。

1. 目的和用途　①描述某种疾病的临床特征，如临床症状、体征出现的频率，及辅助检查指标异常情况等。②提供病因线索。例如，某研究组对我国 21 家医院的 960 例类风湿性关节炎（rheumatoid arthritis，RA）患者进行分析，发现与无冠心病的 RA 患者相比，合并冠心病的 RA 患者羟氯喹使用比例低，由此提示使用羟氯喹可能与 RA 患者发生冠心病有关。

2. 优点与局限性　病例分析可以利用日常积累的大量临床资料，其最大优点是资料收集容易，所需时间短，不需要太多的人力物力。但同时由于参与医师较多，记录质量不一，偏倚较多且无法控制，其资料的真实性和可靠性也相对较差。由于缺乏标准化的方法，不同医疗机构日常收集的临床资料，其可比性难以保证。

（四）生态学研究

1. 概念和特点　生态学研究（ecological study），以群体为观察单位进行资料的收集和分析，在群体水平上描述不同人群中某因素的暴露情况与某疾病的频率，以研究某因素与某疾病之间的关系。研究的群体可以是学校的班级、工厂、城镇，甚至某个国家的整个人群，也可以是某些特殊人群，如孕妇人群、新生儿人群等。进行生态学研究必须具备的条件是要有所研究人群的暴露因素和疾病信息，以此来比较分析各组人群中暴露因素与疾病是否相关，因此又称作相关性研究。生态学研究最基本的特征是以群体为单位，可以初步探索群体中某因素暴露与疾病的关系，但无法得知个体的暴露与效应间的关系，是探索病因线索的一种方法。

2. 研究类型

（1）生态比较研究（ecological comparison study）：该研究是生态学研究中应用较多的一种方法。通过观察不同人群或地区某种疾病的分布，然后根据疾病分布的差异，提出病因假设；也常用来比较某因素不同暴露水平人群中某疾病频率的差别，从而分析该暴露与疾病之间的关系。例如，在沙利度胺（反应停）与海豹状短肢畸形关系的研究中，研究者通过比较分析不同国家或地区的沙利度胺销售量与该地区的海豹状短肢畸形儿数量，发现两者存在相关关系，因此提出了孕妇服用沙利度胺是海豹状短肢畸形的病因的假设。生态比较研究常用于评估社会设施、人群干预，如一项新的计划、政策、法令等出台后，了解其效果。

（2）生态趋势研究（ecological trend study）：连续观察不同人群中某因素平均暴露水平的改变和（或）某种疾病发病率、死亡率变化的关系，了解变动趋势，判断某因素与某疾病的联系。例如，在1959—1966年期间，由于发现哮喘死亡与支气管扩张剂销售量同步增长，由此提示哮喘死亡与支气管扩张剂使用可能有关联。英格兰和威尔士于1968年停止无处方的支气管扩张剂的销售，此后哮喘死亡率明显下降，这就是生态趋势研究成果的应用。

3. 目的和用途

（1）通过对人群中因素暴露情况与疾病频率的比较分析，可提供病因线索，产生病因假设。

（2）对比分析不同人群干预措施实施情况及疾病频率，可评估人群干预的效果。

4. 优点与局限性

（1）优点：节省时间、人力、物力，出结果快；提供病因未明疾病的病因线索；对个体剂量无法测量的情况，是唯一可供选择的方法；适用于研究因素暴露变异范围小，较难测量暴露与疾病的关系；人群干预措施的评价及估计疾病发展趋势。

（2）局限性：①生态学谬误（ecological fallacy），是由于生态学研究以各个不同情况的个体"集合"而成的群体（组）为观察和分析单位，以及存在的混杂因素等原因而造成研究结果与真实情况不符。生态学谬误产生的原因：缺乏暴露与结局联合分布的资料；无法控制可疑的混杂因素；暴露水平只是近似值或平均水平，并不是个体的真实暴露情况。②难以控制混杂因素。③不能确定因果联系。

（五）现况研究

现况研究将在本章第二节详细介绍。

第二节　现况研究

一、概述

现况研究（prevalence study），又称现况调查（prevalence survey），是按照事先设计的要求，在特定时间，收集某一特定范围人群中疾病或健康状况以及有关因素的资料，以描述疾病或健康状况的分布以及研究因素与疾病或健康状况的关系。在观察时间方面，现况研究描述的是某一特定时间点或时间段的情况,犹如时间维度的一个截面,故又称横断面研究(cross-sectional study)。在观察指标方面,这种研究常用的指标是患病率,故也称为患病率研究或现患研究(prevalence study)。

（一）特点

1. 属于观察性研究　现况研究是直接收集研究对象客观存在的情况,无人为施加干预措施。

2. 一般不设对照组　现况研究在设计实施阶段不需要设计专门的对照组,在资料分析时可根据疾病状态或研究因素分组比较。

3. 不能得出因果关系的结论　现况研究收集的是调查当时的资料,所调查的疾病或健康状况及某些研究因素同时存在,无法判断两者的时间顺序,故现况研究不能做因果关联的推论。

4. 不适合于病程短的疾病　现况研究是在一个短时间内完成的调查,如果疾病病程短,在调查期间可能出现患者已经治愈或死亡,不利于反映该疾病的真实情况。

（二）用途

1. 描述某特定时间疾病或健康状态在某地区人群中的分布。

2. 提供病因线索　描述并分析某些研究因素与疾病或健康状态的关联,可以为进一步的病因研究提供线索。

3. 确定高危人群　在现况调查中,通过调查危险因素分布情况发现高危人群,针对高危人群实施干预行为可达到疾病一级预防的目的。

4. 用于早期发现患者　利用普查或筛检等手段,可以早期发现患者,达到早期诊断、早期治疗的目的,实现疾病的二级预防。

5. 评价疾病防制措施的效果　定期在某一人群中进行现况研究,收集有关因素与疾病的资料,将现况研究的结果与同一地区不同时间的同类调查结果进行比较,则可评价某些疾病防制措施的效果。

6. 其他　现况研究还可用于疾病监测、衡量一个国家或地区的卫生水平和健康状况、确定生理、生化等指标的参考值范围、制订社区卫生服务规划、为卫生行政部门提供科学决策依据等。

（三）研究类型

1. 普查(census)　即全面调查,是在特定时间对特定范围内某人群的全体成员进行的调查。特定时间应该较短,有时指某个时点,大规模调查可在几个月内完成。特定范围是指某个地区或某种特征的人群。普查的主要目的是为了早期发现病例并及时给予治疗。

（1）开展大规模普查需注意的问题:①所普查的疾病应该是患病率比较高;②普查所用的诊断方法应具备较高的灵敏度和特异度,且操作简单,易为普查对象所接受;③要有足够的人力、物力和财力的保障。

（2）普查的优点:①调查对象为某特定人群的全体成员,不存在抽样误差;②能发现特定人群中某病的全部病例,以达到该病的早发现、早诊断、早治疗;③能够普及医学知识,传播健康理念;④也可同时观察多种疾病或健康状态的分布情况。

（3）普查的缺点:①工作量大,费用高,组织工作复杂;②普查对象众多,难免遗漏或重复,可能导致调查质量下降;③不适用于患病率低且无简便易行诊断方法的疾病的调查。

2. 抽样调查(sampling survey)　当现况调查的目的不是早期发现和及时治疗患者,而是要揭示疾病的分布规律及与某因素的关系时,抽样调查则是一种较普查更可行的方法。抽样调查是指在特定时间、特定范围内的某人群总体中,随机抽取部分有代表性的个体组成样本进行的调查,通过样本信息来估计总体人群某病的患病率以及某些因素的分布情况。

（1）抽样调查的优点:①与普查相比较,节省人力、物力和财力;②因调查范围小,调查工作易做得细致。抽样调查在流行病学调查中占有重要地位,是最常用的方法。

（2）抽样调查的缺点:①抽样调查的设计、实施与资料分析较普查复杂;②重复和遗漏不易被发现;③对于观察单位间变异度大的疾病或因素和需要普查普治的疾病不适合进行抽样调查。

二、设计与实施

(一) 明确研究目的和类型

确定研究目的是现况研究的第一步,对现况研究的各步骤都有决定性的影响。只有充分了解该研究目前国内、外的进展,结合自己科研的实际情况,才能提出具有创新性、科学性和可行性的研究目的。确定研究目的之前需要查阅文献资料,向有关专家请教,对过去所做研究进行总结等。现况研究的目的主要包括:描述疾病或健康状况的三间分布、寻找病因线索、发现高危人群、进行疾病的"三早"(早发现、早诊断、早治疗)预防、评价疾病防制措施效果等。

根据研究目的确定研究类型。如果为了在某人群中进行某种疾病的"三早"预防,应采用普查;如果为了了解疾病的患病情况和评价防制措施的效果,则可以采用抽样调查。

(二) 确定研究对象

根据研究目的,对调查对象的人群特征及范围做出明确规定,同时要考虑在该人群开展研究的可行性问题。例如,欲了解某地区某病的患病率,可以从该地区常住居民中随机抽样;如为了进行某种疾病的"三早"预防,就应选择高危人群;如果为了探讨疾病的危险因素或病因,则要选择该因素的高暴露人群和低暴露(或无暴露)人群,或他们的随机样本作为研究对象;若考核疾病防制措施的效果,则要选择已实施了该防制措施的人群为研究对象。

(三) 估计样本含量

1. 样本含量的决定因素　样本含量适当是抽样调查的基本原则。影响样本含量的因素包括:①预期患病率或阳性率:预期患病率或阳性率越高,则样本含量越小;②观察单位之间的变异程度:变异程度越大,需要的样本含量越大;③检验水准 α: α 越小,所需要的样本含量越大,通常取 $\alpha=0.05$;④对调查精确性的要求,即允许误差越大,所需样本就越小。

样本含量的计算:

(1) 观察指标为数值变量资料

$$n=Z_\alpha^2 S^2/d^2 \qquad\qquad (公式3-1)$$

式中,n 为样本含量;α 为显著性水平,Z 指 α 对应的标准正态分布变量值,当 $\alpha=0.05$ 时,$Z_\alpha=1.96$;当 $\alpha=0.01$ 时,$Z_\alpha=2.58$,S 为总体标准差的估计值,d 为容许误差,即样本均数与总体均数之差的容许范围。

例如:欲调查某地肝硬化患者的血红蛋白含量,预定 $\alpha=0.05$,则 $Z_\alpha=1.96$,参考资料获知一般人群的血红蛋白含量的标准差约为 2.5 g/100 ml,调查的容许误差为 0.25 g/100 ml,则所抽取的样本含量为:

$$n=Z_\alpha^2 S^2/d^2 =1.96^2 \times 2.5^2/0.25^2 =400(人)$$

(2) 观察指标为分类变量资料

$$n=Z_\alpha^2 pq/d^2 \qquad\qquad (公式3-2)$$

式中,n、α、Z_α 含义同上,p 为某病的预期患病率,$q=1-p$,d 为容许误差,常用 $0.1p$、$0.15p$、$0.2p$ 表示。当 $\alpha=0.05$ 时,$Z_\alpha\approx2$,公式3-2可以简化如下:

若容许误差 $d=0.1p$,则 $n=400q/p$

若容许误差 $d=0.15p$,则 $n=178q/p$

若容许误差 $d=0.2p$,则 $n=100q/p$

例如:某大学在校生 2 万余人,现需估计全体学生近视情况。估计该地区大学生近视率为 30%。现采用抽样调查,要求允许误差为 $0.15p$,$\alpha=0.05$,需抽样调查人数为:

$$n = 178 \times 0.7/0.3 = 415.3 \approx 416（人）$$

上述观察指标为分类变量资料的现况调查样本含量估计,只适应于预期患病率在10%以上时,如果预期患病率低于10%则需用Poisson分布来估计,请查阅相关统计学书籍。

（四）抽样方法

1. 单纯随机抽样（simple random sampling） 是最基本的抽样方法,也是其他抽样方法的基础。这种抽样方法的基本原则是使总体中的每个个体被抽中进入样本的机会均等。抽样时首先将目标人群中的全部个体编号,再用抽签、摸球、随机数字表、计算机抽取等技术随机选出进入样本的个体。单纯随机抽样的优点是简单易行;缺点是当调查总体例数较多时,工作量太大难以采用,为保证较好的代表性,需要较大的样本含量。

2. 系统抽样（systematic sampling） 先将调查总体的全部观察单位按与研究无关的某种特征编号,随机抽取一个单位为起点,然后依次每隔若干个单位抽取一个单位进入样本,又称机械抽样。例如要从某校1 000名一年级大学生中选10%作为调查样本,抽样比为1/10,将1 000名学生以学号为基础进行编号,利用抽签法从1~10中随机选一个数字,假设这个数为6,第6号就是选出的起点,则从6号开始依次加上10,即6、16、26、36、46、56、66、76、86、96就是前100号中入选样本的学生,以后依此类推。系统抽样优点是方法简便,节省时间,所抽样本在总体中的分布比较均匀,代表性较好,抽样误差一般小于单纯随机抽样;缺点是若各单位的排列具有规律性变化且抽样间隔与此规律一致时,则样本的代表性受影响。

3. 分层抽样（stratified sampling） 适用于分布不均匀的研究人群。先将研究人群按某些人口学特征(如性别、年龄、职业、受教育程度等)分为若干层,然后从各层中随机抽样,各层的随机样本组成一个大的样本,即研究样本。分层抽样要求层内变异越小越好,层间差异越大越好。分层抽样分为两类:一类为按比例分配分层抽样,即各层抽样比例相同;另一类为最优分配分层抽样,即各层抽样比例不同,既要考虑层的大小又要考虑层内观察单位变异度的大小。内部变异大的层抽样比例大,内部变异小的层抽样比例小。分层抽样的优点是抽样误差小、各层可独立进行分析和相互比较,是现况研究常用抽样方法之一;缺点是分层较多时,调查和分析较复杂。

4. 整群抽样（cluster sampling） 利用现成的群体,随机抽取若干群体作为研究对象,称为整群抽样。整群抽样的抽样单位不是个体而是群体,如省、市、县、乡村、街道、社区、班级、学校、工厂等,抽到的各群体就构成了研究样本,其中的所有个体均作为研究对象进行调查。整群抽样中群间的变异越小越好,否则抽样误差较大。其优点是抽样和调查均比较方便,易为调查对象所接受,还可以节约人力、物力和财力,适用于大规模调查;缺点是抽样误差较大。

5. 多阶段抽样（multistage sampling） 又称多级抽样,是进行大规模调查时常用的抽样方法。多阶段抽样是将抽样过程分阶段进行,每个阶段抽样中结合使用上述四种抽样方法中的一种。其具体实施过程为:从研究人群总体中先随机抽取范围较大的单位,称为一级抽样单位,再从一级抽样单位中随机抽取范围较小的二级抽样单位。依此类推,最后抽取范围更小的单位进行调查。其优点是可以充分利用各种抽样方法的优势,节省人力和物力;缺点是在抽样之前要掌握各级抽样单位的人口资料和特点。

（五）确定研究因素

要根据研究目的确定研究因素。研究因素又称为暴露因素。研究对象曾经接触过某种因素、具备某种特征或处于某种状态,称为暴露(exposure)。现况研究的研究因素可分为人口学资料(包括性别、年龄、职业、民族、文化程度、经济状况、居住地等)、疾病指标(包括发病、现患、复发、伤残、死亡、生活质量、疾病负担等)、以及相关因素(主要是指某些可能与研究疾病相关的特征,例如吸烟、饮酒、肥胖、饮食习惯、疾病家族史等)。研究因素应该有明确的定义或标准,确保调查中研究资料的同质性。

如调查吸烟情况,必须明确定义何为"吸烟";调查腰围,必须明确腰围的测量方法。

(六) 设计调查表

调查表又称问卷(questionnaire),是流行病学研究收集原始数据的方式之一,其设计是否合理,直接关系到调查质量的高低。

1. 问卷的类型 根据设计类型,可以将问卷分为三种:封闭式问卷、开放式问卷和混合式问卷。

开放式问卷是指在问卷中只列举问题,不提供备选答案,由被调查者根据自己的情况自由回答。例如,"您如何看待医院禁烟?"开放式问卷的特点是能使回答者充分按照自己的真实想法回答问题,而不受任何限制,所得到的信息丰富和生动,但是易发生答非所问现象,增加资料整理和分析的难度。

封闭式问卷是指在提出问题的同时,给出若干备选的答案,供回答者根据自己的实际情况从中选择填写。例如,您的受教育程度是:①文盲;②小学;③初中;④高中;⑤大学及以上。封闭式问卷的特点是项目明确,问题容易理解和回答,填写问卷十分方便,应答率高,答案标准化,便于资料的整理分析。但是由于封闭式问题限制了答案范围,可能出现回答者无法选择的情况。

混合式问卷是指将开放式问卷与封闭式问卷结合使用,它是既给一些备选答案,又让调查对象根据具体情况填写自己的答案。其特点是既避免了开放式问题的跑题,也避免了封闭式问题的限制。

2. 问卷的基本结构 问卷通常包括说明信、填表说明、问题(与答案)和核查项目四个部分。

说明信即在问卷首页致被调查者的一段话,主要有调查者的身份、调查的主办单位、调查的目的和意义、请求研究对象合作、匿名保证等。其目的在于消除被调查者的顾虑和紧张,以得到被调查者的主动配合及真诚合作。因此,说明信的内容要简明、谦虚、诚恳。

填表说明即对调查表中各问题的含义以及如何填写的说明,便于调查者和调查对象正确填写问卷。填表说明也可以采用专门设计的说明书的形式。

问题:根据研究目的确定的研究因素,使用不同的语言,设置一系列问题。

(1) 问题的数目和顺序:问卷中问题的数目通常以回答者在 30 分钟以内能够答完为度。问题太多,易造成研究对象的厌倦,进而影响调查质量。问题的排列顺序一般遵循以下规则:①先易后难;②同类问题、有关联的问题放在一起,时间由远至近或由近至远;③敏感问题(如婚外性行为、吸毒行为、每月的工资收入等)放在后面;④开放型问题放在后面,因为回答这样的问题需要思考和组织语言,花费的时间较多,若放在前面,也会造成调查对象的抵触。

(2) 问题的语言:问题的语言将影响调查对象对于问题的理解与回答,设计时应注意以下几点。①用词要通俗易懂,避免使用专业术语,例如,"您是否有糖耐量异常? 很多人不知道"糖耐量异常"是什么,故无法做出正确的回答。②避免一个问题问两件事,比如"您是否吸烟和饮酒?""您父母是什么文化程度?"这些问题中包含了两个内容,使调查对象难以回答。③避免使用不确切的词,例如,"您是否经常上网玩游戏?"这里的"经常"是模糊词,若没有明确的标准,很难回答。如果改为"最近一年内你平均一周有几次上网玩游戏?"则易于回答。④避免带有倾向性和诱导性的问题,例如"您怀孕期间没有接受过 X 线检查吧?"对于这样的问题,回答者更倾向于回答"没有"。

(3) 问题答案的格式:在封闭型问卷中,备选答案有如下五种常见的格式。

1) 二项式:问题后设有两个备选答案,要求研究对象从中选 1 个。如:您听说过高血压吗? ①听说过;②没有。

2) 多项式:问题后设有 3 个及以上的备选答案,要求研究对象从中选 1 个。如:您认为您的体重属于哪种情况? ①正常;②消瘦;③超重;④肥胖;⑤说不清。

3) 序列式:指问题后所给的多个答案具有程度上的差异并可排序。如:您对护士的服务满意吗? ①非常满意;②满意;③一般;④不满意;⑤非常不满意。

4) 尺度式:是给出答案的两个极端并用一条线段连接起来,要求研究对象在其认为适当的地方打"×"。如:您认为一个人吸烟的时候对房间里其他人的健康影响如何?

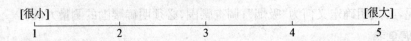

[很小]　　　　　　　　　　　　　　　　　　　　　　　　[很大]
　1　　　　　　2　　　　　　3　　　　　　4　　　　　　5

5) 矩阵式：将多个备选答案相同的问题集中起来,用一个矩阵表示。如:您认为生活习惯会对健康有什么影响(表3-1)？

表3-1　生活习惯对健康的影响

生活习惯	① 好的影响	② 没有影响	③ 不好的影响
适量体育锻炼			
多吃蔬菜			
吸烟饮酒			
喜欢吃咸			

核查项目是指有关被调查者和调查者身份的内容,用来对调查表进行质量控制,便于对调查表中的内容遗漏和填写错误进行修改和弥补。

3. 问卷制作的具体步骤

(1) 准备阶段　根据确定的调查主题和目的,查阅相关文献,充分征求各类相关专业人员的意见,列出欲调查的内容提纲。

(2) 草拟调查表的基本框架　根据调查目的、时间、范围、调查对象以及调查方法等,草拟出调查表的框架,编写各部分问题、答案等。

(3) 问卷修改　通过自己的仔细思考、同行的建议以及小范围的预调查,对问卷内容进行调整和修改完善。

(4) 信度和效度评价　问卷的信度和效度分析是调查研究过程中不可缺少的部分,应加以重视。信度是指问卷结果的可靠程度或可重复的程度,主要有重测信度与内在一致性检验。效度是指问卷反映实际情况的真实程度,主要从表面效度、标准效度、结构效度等方面评价。具体内容可参考相关书籍。

(5) 问卷的印制　问卷定稿后交于印刷部门印制成正式问卷。

(七) 收集资料

现况研究结果的真实性主要取决于原始资料的可靠程度,因此在其实施过程中必须采用科学的调查方法获取资料。

1. 收集资料的方法　现况研究常用的资料收集方法有问卷调查、实验室测定或检查、利用常规资料等。

(1) 问卷调查　现况研究最基本的内容是调查对象有无某种疾病或特征,并尽可能以分级或定量的方法进行调查。此外,为了说明分布状况和相关因素的作用,需收集社会、环境因素等资料,一般包括个人的基本情况、职业情况、生活习惯及保健情况、女性生育情况、环境资料、人口学资料等几个方面。

(2) 实验室测定或检查　调查对象的某些资料有时必须通过实验室测定或检查才能获取,如血糖的检测、血脂的检测等。

(3) 利用常规资料　现况研究中有时可以直接利用常规资料,具体可以采用下列资料。①常规登记和报告:利用疾病报告登记、体检记录、医疗记录或其他现有有关记录的资料。②临床检查及其他特殊检查的有关资料:收集各种医学检查数据和为特殊目的进行的检查,例如就业、入学、入伍前体格检查等。

2. 收集资料的质量控制

(1) 问卷调查　为保证问卷的填写质量,在正式调查前,必须严格培训调查员,调查过程中要有专人负责调查的监督和问卷的检查与核对,检查与核对原始资料应在调查的当天完成,以便发现问题及时纠正。为提高调查对象的应答率,在进行入户调查时,最好由调查对象熟悉的人引见或带领调查员。

（2）实验室测定或检查 为确保实验室测定或检查资料的准确性,应在调查前或调查过程中不定期对测量仪器进行校准,统一检验方法,制定统一操作规程。

（3）疾病诊断 现况研究中,若需要对调查对象进行疾病诊断,必须首先建立严格的、公认的诊断标准,以便于与其他人群的研究结果进行比较。同时,应尽量采用简单、易行的诊断技术和高灵敏度、高特异度的方法。

三、资料的整理与分析

（一）资料整理

现况研究获得的原始资料,在确保资料准确性和完整性的前提下,利用计算机软件建立数据库,录入原始资料。为了保证录入质量,需要专业人员双轨录入数据,并应用软件中的数据录入核对功能和逻辑核查功能,纠正录入错误。

（二）资料分析

1. 描述性分析 描述研究对象的基本情况,说明样本的代表性、调查对象的应答率等情况,并根据研究目的和资料类型,计算相关的统计指标,包括构成比、率（暴露率、患病率、感染率等）、均数、标准差等,并按不同的时间、地区、人群特征描述疾病或健康状况的分布。

2. 推断性分析 即对各种统计指标进行比较、综合、分析,以初步了解某些因素与疾病或健康状况的关系。如将调查人群分为暴露组和非暴露组或不同水平的暴露组,比较分析各组间患病率的差异;也可以将人群分为患病组和非患病组,比较各组暴露率的差异,以评价暴露与疾病的关联。常用的分析方法有相关分析、单因素分析和多因素分析等（详见统计学书籍有关内容）。

四、偏倚及其控制

偏倚（bias）是指在研究的设计、实施、资料分析、结果解释和推论等各阶段产生的系统误差和结果解释及推论中的片面性。偏倚是影响研究结果真实性的重要因素,必须识别偏倚的来源和产生的原因,避免偏倚的发生,以保证研究结果的真实性。

（一）现况研究的常见偏倚

偏倚按其产生的原因主要分为选择偏倚、信息偏倚和混杂偏倚三类。

1. 选择偏倚（selection bias） 常见于研究的设计阶段,主要是由于在抽样过程中未严格按照随机化原则,例如选择志愿者作为研究对象导致所选择的研究对象缺乏代表性,或者因研究对象失访而造成的系统误差。也可产生于资料收集过程中,在各类流行病学研究中均可发生选择偏倚。现况研究中常见的选择偏倚有无应答偏倚和幸存者偏倚。

（1）无应答偏倚:是指在调查过程中,由于调查对象对调查内容不感兴趣,不愿参加;调查方法或调查内容对调查对象不适当,调查对象有意躲避调查造成的无应答而产生的偏倚。

（2）幸存者偏倚:是指在疾病现况调查中,所有的调查对象均为幸存者,对已死亡者无法进行调查,因此不能了解某病的真实情况,从而产生一定的片面性和局限性。

2. 信息偏倚（information bias） 所谓信息偏倚,是指在研究的实施阶段,由于观察和测量方法的缺陷、诊断标准不明确或资料的缺失、遗漏等产生的系统误差。信息偏倚可来自研究对象、调查者,也可来自测量的仪器、设备、方法等。现况研究中常见的信息偏倚有回忆偏倚、报告偏倚、调查者偏倚和测量偏倚等。

3. 混杂偏倚（confounding bias） 流行病学研究中,由于一个或多个既与所研究的疾病有联系,又与所研究的暴露有联系的其他因素的存在,掩盖或夸大了研究因素与疾病之间的联系,这种偏倚称为混杂偏倚。引起混杂偏倚的因素称为混杂因素(confounding factor)。现况研究在资料分析阶段，组间对比时如果某些非研究因素在组间分布不一致，则可能会产生混杂偏倚。

（二）偏倚的控制

偏倚是可以避免或减少的，因而在现况研究或其他类型的研究中需要对调查资料进行质量控制，以便尽量减少偏倚的产生，从而能描述事物或事件的真实情况。可以采取以下措施控制偏倚。

1. 选择偏倚　严格按照随机抽样设计方法进行研究对象的选取；在调查前加强宣传、动员，激发调查对象的兴趣，以提高调查对象的应答率；对已死亡者家属或了解其病情的人进行调查，了解相关情况，以减少幸存者偏倚。

2. 信息偏倚　设计科学适用的调查表，以便调查对象能提供准确的信息；入户调查时要先取得对方的信任，从而使被调查者积极合作，提供可靠的信息；对于一些敏感问题的调查，要采用间接询问法、对象转移法等技术，以保证所需信息的获取；严格培训调查员，统一调查程序、方法，减少调查员主观偏倚的产生；选用标准的测量仪器，以保证测试结果的准确与可靠。

3. 混杂偏倚　在研究设计阶段，用随机化原则保证研究对象将以同等概率被分配到各处理组，使某一个或某些混杂因素在组间达到均衡，或者在研究对象入选时予以条件限制或匹配使之具有同质性等方法来控制混杂偏倚；在资料统计分析阶段，可以通过标准化校正、分层分析、多因素分析等方法控制混杂因素的影响，减少偏倚。

五、优点与局限性

（一）优点

1. 能在较短的时间内获得研究结果。

2. 样本一般来自社区人群，代表性相对较好。

3. 一次研究可观察多种疾病或健康状况以及多种相关因素的分布情况。

（二）局限性

1. 研究因素与疾病同时存在，不能直接推断因果关系。

2. 一般只能得到患病率资料，不能得到发病率资料。

3. 不适合患病率很低的疾病研究，因调查需要样本量很大。

第三节　发展趋势与展望

随着医学和信息技术的发展，来源于包括电子医疗记录、医疗保险数据库、产品或患者注册登记数据库、个人穿戴电子医疗设备产生的数据等真实世界数据日益增多。针对上市后药物、医疗器械或已存在的诊疗策略进行效果和安全性评价时，采用真实世界数据可以帮助研究者在较短的时间内，使用较少的研究经费，获得该治疗措施在较大范围人群中应用效果的评价证据。因此，近年来基于真实世界数据开展描述性研究等观察性研究，为治疗结局评价提供的证据日益增多。利用描述性研究等观察性研究方法，通过对大量医学数据的分析，可挖掘出有价值的诊疗措施及用药线索，提高真实世界数据利用效率，拓展对临床治疗措施及用药认识的广度与患者群体深度，可为临床诊治提供参考，而这也成了描述性研究新的应用领域和发展趋势。

（高玉敏）

第四章
病例对照研究

案例

　　某学者欲探讨特定空气污染物与先天性耳畸形之间的关联,在辽宁省14个市90所医院,对2010—2015年1676名先天性耳畸形围生儿和随机抽取的7950名健康围生儿进行流行病学调查,比较两组成员孕前3个月SO_2暴露程度,探讨孕产妇怀孕前3个月至孕早期的SO_2暴露与子代先天性耳畸形及其亚型之间的关系。结果显示,先天性耳畸形组SO_2高暴露者1210人,健康围生儿组SO_2高暴露者2050人。最后得出,孕产妇孕前3个月和孕早期较高浓度SO_2暴露与子代先天性耳畸形风险的增加有关。

思考题

1. 上述案例应采用哪种流行病学研究方法,为什么?
2. 研究中选择健康围生儿进行调查的目的是什么? 为什么要随机抽取?
3. 影响研究样本量的主要因素有哪些?
4. 研究设计和实施的要点有哪些?
5. 在案例中应该收集研究对象的哪些信息?
6. 试列表分析先天性耳畸形病例组和对照组SO_2暴露程度有没有关联,且关联强度如何。

案例解析

　　人民健康是民族昌盛和国家强盛的重要标志,党的二十大报告提出要持续推进健康中国建设,把保障人民健康放在优先发展的战略位置,完善人民健康促进政策。要提高人民的健康水平,就要从病因入手,提出科学合理的疾病预防策略和措施,再进行有效实施才能减少疾病的发生。流行病学研究的重要应用之一是探讨疾病的病因。前面的章节学习了描述性研究,通过描述性研究,可以形成病因假设,而病因假设是否成立,则需要进一步通过分析性研究检验病因假设。病例对照研究和队列研究是两种主要的分析性研究方法。病例对照研究因其费用低,容易组织实施,可以很快获得研究结果,现已广泛应用于疾病病因研究。

课件:第四章
病例对照研究

第一节　病例对照研究概述

　　病例对照研究(case control study)是根据研究疾病的有无,选择一组患有某特定疾病的个体作为病例组,一组未患该病的个体作为对照组,调查两组人群过去某个或某些因素的暴露情况,比较两组暴露率或暴露水平的差异,如果差异有统计学意义,即表示研究因素与该疾病有关联,可进一步推断其关联强度的大小。其基本原理如图4-1所示。

一、特点

　　1. 属于观察性研究　病例对照研究中,研究者只是收集两组对象有关研究因素既往暴露情况的资料,暴露与否是客观事实,没有任何人为干预,因此属于观察性研究。

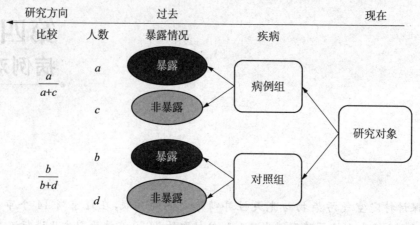

图 4-1　病例对照研究基本原理示意图

2. 必须事先设立对照　病例对照研究是通过比较病例组与对照组两组对象有关研究因素既往暴露情况的差异来推断研究因素与研究疾病之间有无关联,因此在研究设计阶段必须设立一个与病例组均衡可比的对照组。

3. 研究方向是由"果"溯"因"　病例对照研究是先根据是否患有所研究疾病确定病例和对照,然后调查两组对象既往对研究因素的暴露情况,在时间顺序上是由"果"溯"因"的,属于回顾性,因此又称为回顾性研究(retrospective study)。

4. 无法确证因果关联　判断事物之间是否有因果关联一个必要条件是要明确知道"因"在前,"果"在后,而病例对照研究属于回顾性研究,研究因素与研究疾病之间的时间先后顺序无法确定,因此,因果联系的论证强度相对较弱,无法证实研究因素与疾病之间的因果关联。

二、用途

1. 用于疾病病因研究　这是病例对照研究最主要的用途。一般是用于检验描述性研究提出病因假设,也可以用于广泛探索疾病的影响因素,特别适用于罕见病或潜伏期长的疾病的病因研究。

2. 研究健康状态等事件的影响因素　可用于疾病和健康状态相关的医学事件或者公共卫生事件的相关因素研究,如意外伤害、交通事故、生活质量、问题行为、长寿、超重肥胖等的影响因素研究。

3. 用于疾病预后因素研究　在疾病预后研究中,也可采用病例对照研究方法。同一种疾病有不同的结局,将发生某种结局者(转移、复发、死亡等)作为病例组,未发生这个结局的作为对照组,用病例对照研究思路去分析产生不同结局的有关因素。例如,选择一定数量的肝硬化术后 3 年死亡病例与存活病例,分别组成"病例组"和"对照组",对比分析两组对象在病理类型、临床分期、手术方法、使用化疗药物等因素上的差异,即可探讨这些因素对疾病预后的影响,为采取有效的干预措施,改善疾病预后提供依据。

三、研究类型

按照病例与对照的关系,根据选择对照是否有某些限制,可以将病例对照研究分为非匹配(成组)病例对照研究和匹配病例对照研究两大类。

(一) 非匹配(成组)病例对照研究

非匹配病例对照研究又称成组病例对照研究,即从患有研究疾病的人群和未患所研究疾病的人群,分别抽取一定量的研究对象,组成病例组和对照组进行比较。该设计除要求病例组和对照组来自同一个源人群,对照的人数不少于病例人数外,对于对照组的设置无其他条件限制。

（二）匹配病例对照研究

1. 匹配的概念　匹配（matching）是选择对照的一种方法，指应用特殊的限制方法，要求对照与病例在某些特征上保持一致，以排除两组进行比较时匹配因素的干扰。这些用来匹配的特征或因素称为匹配因素或匹配条件。根据匹配的方式不同，病例对照研究可分为成组匹配和个体匹配两种形式。

（1）成组匹配（category matching）：是指在选择对照时要求对照组匹配因素的比例与病例组一致。如病例组中男女比例为4∶6，则对照组男女比例也应如此。

（2）个体匹配（individual matching）：是指病例和对照以个体为单位进行的匹配。根据匹配的对照数量，可分为1∶1、1∶2、1∶3及1∶4的匹配病例对照研究，其中1∶1匹配病例对照研究也可称为配对病例对照研究。

2. 匹配的目的　病例对照研究中匹配的目的主要是提高研究效率。因为匹配后若用匹配因素来做分层分析，可使每一匹配层中都有一定数目的病例和对照，避免因有的层只有病例有的层只有对照而无法对比，无法提供信息。首先匹配后在病例组和对照组中匹配因素的分布均衡，两组比较时可消除匹配因素的干扰，从而使研究效率更高。其次，匹配还有控制混杂因素的作用。

3. 注意事项

（1）防止匹配过度（over-matching）：匹配过度有两种情况。一是将研究因素作为匹配因素，人为导致研究因素在病例组与对照组间达到一致，因此将无法分析研究因素与研究疾病之间的关联；二是选择了过多的匹配因素，造成难以找到符合条件的对照。因此，匹配因素必须是已知的混杂因素（confounding factor），或至少有充分理由怀疑其为混杂因素。欲进行病因探索的研究因素不能作为匹配因素。匹配因素的数量一般以2~3种为宜，其他没有匹配的潜在的混杂因素可以在资料分析阶段采用分层分析、多因素分析等方法进行控制。

（2）匹配比例：病例对照的比例从1∶1到1∶4，随着匹配的对照数量增加，可提高研究效率。如果病例和对照的来源均较充分，以配对为佳；如果病例数少而对照相对容易得到，则可一个病例匹配多个对照，但一般不超过1∶4。这是因为继续增加对照数量，其研究效率的提高并不明显。

（三）病例对照研究的衍生类型

随着流行病学研究的发展，病例对照研究衍生了多种非上述传统意义的病例对照研究方法，主要有巢式病例对照研究、病例-队列研究、单纯病例研究、病例交叉研究等。

第二节　设计与实施

一、明确研究目的和研究类型

1. 广泛探索疾病的病因　如果对某种疾病的病因认识还很不清楚，处于病因学研究的初期，即需要广泛地探索某种疾病的病因，一般选择非匹配或成组匹配的病例对照研究。

2. 深入检验某个（些）因素与疾病的关联　此种情况下，研究因素数量有限，则应尽量控制其他因素的干扰，因此最好选择匹配病例对照研究。

二、确定研究对象

（一）病例的选择

1. 病例的确定　病例应符合统一的、明确的疾病诊断标准，尽量采用国际通用或国内统一的诊断标准。

2. 病例的来源　病例来源主要有两大类，一类从医院（门诊或住院患者）获取，一类来自自然人群（社区），可从现况调查或发病登记报告中获取。

3. 病例的类型 病例的类型包括新发病例、现患病例和死亡病例。新发病例由于患病时间较短,对相关暴露的回忆较为准确,但收集新发病例需要的时间长、费用高。患病多年的现患病例提供的暴露信息可能是患病后已经改变的暴露情况,或者因时间太久,使得病例对暴露史的回忆出现偏性。死亡病例的相关暴露信息一般是由家属提供的,信息的准确性较差。因此,如条件允许,应尽可能地选择新发病例。

（二）对照的选择

1. 对照的确定 对照是指未患所研究疾病的个体,可以是健康个体,也可以是其他疾病的患者。若为后者,则不能选择患有与研究病因有关的其他疾病的患者作为对照。例如,研究运动与高血压发病关系时,不能选择冠心病患者作为对照,因为冠心病的发病本身也与运动直接相关,以冠心病患者作为对照,可低估运动与高血压之间联系的强度,甚至出现假阴性结果。

2. 对照的来源 与病例一样,对照的来源也分为两大类。第一类来源于医院内其他的患者:①非所研究疾病的患者;②体检者。第二类是自然人群或健康人群:①一般人群的抽样样本;②熟人、朋友;③同事;④邻居;⑤家庭内其他成员。

在实际工作中,可以设多种形式的对照,如既有医院的其他疾病患者,又有病例的亲属或邻居作为对照。多种形式的对照不仅可增强对照的代表性,还可能发现另外一些病因线索。

三、暴露因素的确定

暴露因素即研究因素,应根据研究目的确定暴露因素的种类和数量。另外,对暴露必须有明确的定义,如规定每天吸烟至少 1 支,且持续 1 年以上者为吸烟。暴露的定义,应尽可能地采用国内外公认的标准。

研究因素的暴露水平可用定性、定量指标表示,因素的测量能定量的尽量定量,不能定量的也应尽可能定级,这样有利于以后做分析。如吸烟量、吸烟年数等信息,则可按暴露水平进行分级分析来研究暴露因素与疾病的剂量反应关系。

四、估计样本含量

（一）影响样本含量的因素

1. 研究因素在病例组和对照组的估计暴露率（p_1 和 p_0）的差别 差别越小,需要的样本含量越大。

2. 比值比（odds ratio, OR） OR 是病例对照研究中反映暴露因素与所研究疾病之间关联强度的指标,其概念与计算公式将在后面详细介绍。OR 越大,需要的样本含量越小。

3. 检验水准 α 通常取 $\alpha = 0.05$,α 越小,所需的样本含量越大。

4. 检验效能（$1-\beta$） 通常设定 $1-\beta = 0.9$,一般不宜低于 0.8。$1-\beta$ 越大,需要的样本含量越大。

（二）样本含量的估计方法

不同类型的病例对照研究的样本含量计算方法不同。

1. 非匹配或成组匹配的病例对照研究 通常病例组和对照组的样本量相等或者对照组人数更多。当病例与对照组例数相等时,样本含量可用公式 4-1 估计。

$$n = \frac{\left[Z_\alpha \sqrt{2\bar{p}(1-\bar{p})} + Z_\beta \sqrt{p_1(1-p_1) + p_0(1-p_0)}\right]^2}{(p_1 - p_0)^2}$$
（公式 4-1）

式中,n 为病例组或对照组的样本含量,Z_α 与 Z_β 分别为 α、β 对应的标准正态分布临界值,$\bar{p} = (p_1 + p_0)/2$,$p_1 = (OR \times p_0)/(1 - p_0 + OR \times p_0)$

2. 配对病例对照研究样本含量估计

（1）先计算病例与对照暴露情况不一致的对子数（m）:

$$m = \frac{[Z_\alpha/2 + Z_\beta\sqrt{p(1-p)}]^2}{(p-1/2)^2}$$ （公式 4 - 2）

式中，$p = OR/(1+OR)$。

（2）再计算研究需要的样本含量总数（M）：

$$M = \frac{m}{p_0(1-p_1) + p_1(1-p_0)}$$ （公式 4 - 3）

式中，p_1 和 p_0 分别为目标人群中病例组和对照组某因素的估计暴露率。

除了利用公式计算外，还可通过查表获得样本含量，具体请参照有关统计学书籍。

五、资料的收集

（一）资料收集的方式

1. 问卷调查　开展病例对照研究需要根据研究目的拟定调查项目，制订专门设计的调查问卷。然后由调查员利用调查问卷对研究对象进行访问调查、收集暴露相关信息，也可以采用电话调查、网络调查收集资料。

2. 查阅医疗卫生工作记录　有时也可通过查阅疾病登记报告、医院病历记录等现有资料，从中摘录所需要的有关信息。

3. 体格检查或标本检测　某些研究还需采集个人或环境的样品进行实验室检测。如身高、体重可通过体格检查获得，血脂、血糖含量水平可通过检测患者的血液标本而获得。

（二）资料收集的基本要求

1. 认真设计调查问卷　调查问卷设计时，一定要体现目的性，每一个调查项目都必须紧密围绕研究目的，与目的无关的项目不应纳入。调查问卷的设计，除需要本专业领域的专家参与外，还需要流行病学、统计学、心理学、社会学、临床医学等方面的专家参加讨论。调查问卷设计完成后，还必须做信度和效度的评估，经评估合格的问卷才能用于调查。

2. 严格控制调查质量　为规范开展调查工作，还应编制统一的调查员手册，对调查的相关事项进行明确规定。调查工作开始前，必须对调查员进行细致而严格的培训，未经培训或考核不合格的调查员不能参加调查工作。在调查实施过程中，应做好严格的质量监督与审查，确保调查工作的质量。此外，病例和对照的调查时间越近越好，而且病例和对照接受调查的环境和方法应该相同。

第三节　资料的整理与分析

一、资料整理

资料收集结束后，要先进行初步的整理和归类。资料的整理主要有两方面的内容：一是要认真检查和核对原始资料，做到查漏补缺，纠正错误，以保证资料的完整性和准确性。检查错误可采用手工查错和计算机逻辑查错两种方式。二是要对原始资料进行初步的分组和归类，明确变量的类型和分布特征，以选择正确的统计分析指标和统计分析方法。

二、资料分析

（一）描述性分析

1. 一般特征的描述　对病例组和对照组研究对象的年龄、性别、职业、文化程度、居住地区等基本特征进行分析和描述。

2. 组间均衡性检验　只有当非研究因素在病例组与对照组间达到均衡可比时，才能消除其对研究结果的干扰，从而得出真实的联系。因此，对于一些重要的混杂因素，应做组间均衡性检验，判断这种混杂因素在两组间是否达到均衡可比，如组间差异无统计学意义，则表明该混杂因素在组间均衡可比。

（二）推断性分析

不管哪种类型的病例对照研究，资料的统计推断都主要有三方面：①推断暴露因素与疾病有无关联；②暴露与疾病的关联强度分析；③总体参数估计，计算总体 OR 值的可信区间。

1. 非匹配或成组匹配病例对照研究资料分析　先将病例组和对照组按某个暴露因素的有无整理成四格表的模式（表 4-1），再进行暴露因素与疾病的关联性及关联强度的分析。

表 4-1　非匹配或成组匹配病例对照研究资料整理表

暴露因素	病例组	对照组	合计
有	a	b	n_1
无	c	d	n_0
合计	m_1	m_0	N

（1）暴露与疾病的关联性分析：从表 4-1 可知，病例组的暴露率为 a/m_1，对照组的暴露率为 b/m_0。暴露与疾病的关联性分析就是做假设检验，比较两组人群的暴露率，当 $N \geq 40$，$T \geq 5$ 时，采用四格表 χ^2 检验，如：

$$\chi^2 = \frac{(ad-bc)^2 \times N}{m_1 m_0 n_1 n_0}$$ （公式 4-4）

如果 $N \geq 40$，当 $1 \leq T_{min} < 5$ 时（T_{min} 为最小理论数，$T_{min} = m_{min} n_{min}/N$），则应采用校正公式：

$$\chi^2 = \frac{\left(\mid ad-bc \mid - \frac{N}{2}\right)^2 \times N}{m_1 m_0 n_1 n_0}$$ （公式 4-5）

若 $\chi^2 > \chi^2_{\alpha, v}$，则 $P < \alpha$，表明病例组与对照组暴露率差异有统计学意义，即所研究的暴露因素与疾病存在统计学关联。反之，若 $\chi^2 < \chi^2_{\alpha, v}$，则 $P > \alpha$，即所研究的暴露因素与疾病无统计学关联。

（2）暴露与疾病的关联强度分析：在病例对照研究中，常用 OR 来反映暴露因素与疾病关联强度的大小。OR 也称为优势比，是指病例组某因素的暴露比值与对照组该因素的暴露比值之比。从表 4-1 可知，病例组的暴露比值为 $(a/m_1)/(c/m_1) = a/c$；对照组的暴露比值为 $(b/m_0)/(d/m_0) = b/d$。OR 值的计算公式如：

$$OR = \frac{a/c}{b/d} = \frac{ad}{bc}$$ （公式 4-6）

OR 的含义与队列研究中的相对危险度（relative risk, RR）相同，指暴露组发生某病的危险性是非暴露组的多少倍。若 $OR = 1$，表明暴露因素与疾病无关联；若 $OR \neq 1$，表明暴露因素与疾病有关联。若 $OR > 1$，称为正关联，该暴露因素为疾病的危险因素；若 $OR < 1$，则称为负关联，该暴露因素为疾病的保护性因素。

（3）总体 OR 的可信区间的估计：前面计算得到的 OR 是通过抽样调查所获得的样本 OR，需要在此基础上进一步推论总体 OR 的可信区间（confidence interval, CI）。通常计算总体 OR 的 $95\%CI$，较为常用的计算总体 OR 可信区间的方法是 Miettinen 法，如：

$$OR\ 95\%\ CI = OR^{(1\pm1.96/\sqrt{x^2})} \qquad \text{(公式 4-7)}$$

计算 $OR\ 95\%\ CI$ 的意义:如果总体 $OR\ 95\%\ CI$ 不包括 1,则表示暴露因素与疾病有统计学关联;如果总体 $OR\ 95\%\ CI$ 包含 1,则表明暴露因素与疾病的联系无统计学意义。

例 4-1:一项关于饮酒与肝癌关系的病例对照研究,选择了 200 例肝癌患者作为病例组,另外选择了 200 例未患肝癌者作为对照组,调查其既往饮酒的情况。具体资料如表 4-2。

表 4-2 饮酒与肝癌关系的非匹配病例对照研究

饮酒	肝癌组	对照组	合计
是	120(a)	60(b)	180(n_1)
否	80(c)	140(d)	220(n_0)
合计	200(m_1)	200(m_0)	400(N)

(1)判断饮酒与肝癌有无关联:

$$\chi^2 = \frac{(120 \times 140 - 80 \times 60)^2 \times 400}{180 \times 220 \times 200 \times 200} = 36.36$$

因为 $\chi^2 > \chi^2_{0.05,1}$,所以 $P < 0.05$,表明肝癌组与对照组饮酒比例差异有统计学意义,说明饮酒与肝癌存在统计学关联。

(2)估计关联强度:

$$OR = \frac{120 \times 140}{80 \times 60} = 3.50$$

表明饮酒者发生肝癌危险性是不饮酒者的 3.5 倍。

(3)估计总体 OR 的 $95\%CI$:

$$OR\ 95\%\ CI = OR^{(1\pm1.96/\sqrt{\chi^2})} = (2.33, 5.26)$$

总体 OR 的 $95\%CI$ 为(2.33,5.26),其下限>1,可以认为饮酒是肝癌的危险因素。

2. 1:1 匹配(配对)病例对照研究资料的分析　配对病例对照研究资料的整理格式如表 4-3。

表 4-3 配对病例对照研究资料整理表

对照	病例		合计
	有暴露	无暴露	
有暴露	a	b	$a+b$
无暴露	c	d	$c+d$
合计	$a+c$	$b+d$	$a+b+c+d$

配对病例对照研究资料的分析内容仍然有三方面,但其 χ^2 与 OR 的计算公式均与非匹配或成组匹配病例对照研究所用公式不同。

配对四格表资料 χ^2 检验的计算公式:

$$\chi^2 = \frac{(b-c)^2}{b+c} \qquad \text{(公式 4-8)}$$

如果 $b+c < 40$,则采用校正公式:

$$\chi^2 = \frac{(|b-c|-1)^2}{b+c} \qquad \text{(公式 4-9)}$$

配对病例对照研究资料 OR 的计算公式：

$$OR = \frac{c}{b} \qquad \text{(公式 4-10)}$$

例 4-2：某研究者采用 1∶1 配对病例对照研究对出生体重与成年期糖尿病的关联进行了探讨。该研究按照年龄、家庭经济状况相同的原则,共选择了 160 对病例和对照,收集其出生体重资料。该研究的资料整理如表 4-4。

表 4-4　出生体重与成年期糖尿病关联的配对病例对照研究

对照	病例		合计
	超重	正常体重	
超重	40(a)	20(b)	60($a+b$)
正常体重	70(c)	30(d)	100($c+d$)
合计	110($a+c$)	50($b+d$)	160($a+b+c+d$)

(1) 判断出生体重与成年期糖尿病有无关联：

$$\chi^2 = \frac{(20-70)^2}{20+70} = 27.78$$

因为 $\chi^2 > \chi^2_{0.05,1}$,所以 $P < 0.05$,表明出生体重与成年期糖尿病有统计学关联。

(2) 估计关联强度：

$$OR = \frac{70}{20} = 3.50$$

表明出生体重超重者成年期发生糖尿病的危险性是出生体重正常者的 3.5 倍。

(3) 估计总体 OR 的 95% CI：

$$OR\ 95\%\ CI = OR^{(1\pm1.96/\sqrt{\chi^2})} = (2.20, 5.58)$$

总体 OR 的 95% CI 为(2.20,5.58),其下限 >1,可以认为出生体重超重是成年期糖尿病的危险因素。

3. 资料的分层分析　如果某个非研究因素在病例组与对照组的构成不一致,为消除其对研究结果的干扰,可采用分层分析方法。仍以例 4-1 的资料为例,将该资料按照性别进行分层,如表 4-5。

表 4-5　按性别分层分析饮酒与肝癌的关联

分组	男性			女性		
	饮酒	不饮酒	合计	饮酒	不饮酒	合计
病例组	80	30	110	40	50	90
对照组	40	50	90	20	90	110
合计	120	80	200	60	140	200

由表 4-5 可以看出:病例组男性所占比例高于对照组,由于男性饮酒比例远高于女性,因此男女性别构成的差异将导致病例组与对照组间饮酒比例的差异被夸大,从而导致研究结论失真。为消除性别构成不同对研究结果的影响,可进行分层分析。

(1) 按照性别进行分层,并计算各层的 OR:每一层的 OR 用非匹配病例对照研究 OR 计算公式进行估计,结果为男性组 OR 为 3.33,女性组 OR 为 3.60。

(2) 对各层 OR 进行齐性检验:OR 的齐性检验是对各层总体 OR 是否相同进行检验,如检验结果为差异无统计学意义,表明各层总体 OR 是同质的,这种情况下才可以对各层的资料进行合并分析。如果齐性检验结果表明差异有统计学意义,各层总体 OR 不是同质的,则不宜合并计算。假设本例齐性检验的结果为无统计学意义,因此可进一步计算合并的 χ^2 值与 OR。

(3) 计算合并的 χ^2 值与 OR:可采用 Mantel-Haenszel 提出的公式计算合并的 χ^2 值与 OR,如公式 4-11 和公式 4-12:

$$\chi^2_{MH} = \frac{\left[\sum a_i - \sum E(a_i)\right]^2}{\sum V(a_i)} \qquad (公式\ 4-11)$$

$$OR_{MH} = \frac{\sum (a_i d_i / N_i)}{\sum (b_i c_i / N_i)} \qquad (公式\ 4-12)$$

根据表 4-5 的资料,计算得:$\chi^2_{MH} = 31.37$,$OR_{MH} = 3.45$,总体 OR 的 95%CI 为(2.19,5.46)。分层前的粗 OR 为 3.50,而分层后合并的 OR 为 3.45,表明由于病例组男性所占比例较对照组高,若不进行分层分析,会使得联系强度被夸大。

4. 其他分析方法 除了上述常见的统计分析方法外,其他可能用到的方法还有:如果暴露因素为分级资料,可分析暴露和疾病是否有剂量反应关系,先计算各层 OR 值,如果有升高或者降低趋势,可进一步采用趋势卡方检验分析这个趋势有无统计学意义;如果发现混杂因素太多,可采用多因素 Logistic 回归分析控制混杂因素。具体请参照有关统计学书籍。

第四节 常见的偏倚及其控制

病例对照研究是一种回顾性调查研究,比较容易产生偏倚。因此,必须认真分析病例对照研究中各种偏倚产生的来源,在研究工作中加以控制,以提高研究质量。常见的有选择偏倚、信息偏倚和混杂偏倚。

一、选择偏倚

选择偏倚是指选入到研究中的研究对象与没有被选入者在某种特征上的差异所造成的系统误差。选择偏倚常发生于研究设计阶段,在病例对照研究中常见的有入院率偏倚、现患病例-新发病例偏倚和检出症候偏倚。

(一) 入院率偏倚

入院率偏倚(admission rate bias)又称伯克森偏倚(Berkson's bias)。从医院选择患者作为研究对象时,极易发生此种偏倚。这是由于医院与患者均具有选择性,不同临床类型的患者在不同等级医院就诊机会或入院率均可能存在差异,尤其是在大型教学医院选择的病例往往多数为病情较重的患者,这就使样本不能代表目标人群。同样,从医院选择的对照人群也不是全体目标人群中非病例的一个随机样本,只是到医院就诊的某些其他疾病的患者,同样不具有代表性。

要避免这种偏倚,最好从一般社区人群中选择研究对象,以提高样本的代表性。如果只能从医院选择对象,则应尽可能地从多家不同地区、不同等级的医院中选择病例,以及从多个临床科室选择多病种的个体作为对照。

(二)现患病例-新发病例偏倚

现患病例-新发病例偏倚(prevalence-incidence bias)又称奈曼偏倚(Neyman's bias)。如果病例主要选择的是现患病例而不包括死亡病例和那些病程短、轻型或不典型的病例,由于现患病例与那些死亡病例或痊愈的病例在某些特征方面可能存在明显差异,因而不能代表该疾病的总体目标人群;另外,现患病例可能因疾病而改变某些暴露特征(生活习惯),调查时容易将改变的暴露特征当作疾病发生前的状况,结果可能高估或低估某些暴露因素的作用。

为避免现患病例-新发病例偏倚,应尽可能选用新发病例作为研究对象。

(三)检出症候偏倚

检出症候偏倚(detection signal bias)是指由于某因素的存在而导致出现某些疾病的早期症状,促使患者提早就诊而被发现,并纳入病例组,由此可形成该因素与疾病有关联的假象。

检出症候偏倚一个典型的案例是一项关于女性使用雌激素与子宫内膜癌关联的研究。研究者主要选择的是那些因为使用了雌激素后,出现子宫出血,而及早就诊的患者。其研究结论是使用雌激素是子宫内膜癌的危险因素。但在这项研究中,使用雌激素只是患者得以被选入病例组的一个因素,本身与子宫内膜癌并无关联。如选择患者时,尽可能包括早、中、晚期患者,则可避免此类偏倚。

二、信息偏倚

在病例对照研究中常见的信息偏倚有回忆偏倚和调查者偏倚。

(一)回忆偏倚

回忆偏倚(recall bias)是由于研究对象对有关暴露情况的回忆不准确,暴露相关信息不真实而产生的偏性。病例对照研究作为一种回顾性研究,暴露相关信息是根据研究对象自己回忆而得到,因此回忆偏倚难以避免,这是病例对照研究的主要缺点之一。在询问调查中,病例与对照都可能发生回忆偏倚。但回忆偏倚有可能在病例组与对照组表现程度不一致,因为病例与对照对疾病相关暴露因素的关注程度有所差别,往往病例组对其关注度高,对暴露经历印象更为深刻。

为评估检验回忆偏倚的大小,可以对同一个被调查者前、后多次询问,或者由不同的调查员进行询问,然后比较其结果的差异。病例对照研究要特别注意尽可能减少回忆偏倚的产生。为此,可以选择一些不容易被人们所忘记的事件或暴露经历作为调查内容,来帮助研究对象联想回忆,同时要重视问卷的提问方式和调查技术。

(二)调查者偏倚

调查者偏倚(interviewer bias)是指由于调查员没能正确掌握调查技术或责任心不强所带来的信息偏倚,如调查员针对病例和对照的调查方式或调查态度不一样、进行诱导性提问等。

要控制调查者偏倚,应认真培训调查员,严格调查要求、统一调查方式、进行抽查和复查等,以做好质量控制,保证信息的真实性。

三、混杂偏倚

如果混杂因素在病例组与对照组的构成情况不一致,即可导致混杂偏倚,使研究结果失真。如"本章第三节"表 4-5 的资料,在研究饮酒与肝癌症关联时,由于性别与饮酒有关联,是潜在的混杂因素。同时,性别在病例组与对照组的构成情况有差异,所以性别这一混杂因素使得研究结果被夸大。

在病例对照研究中,可采用以下手段控制混杂偏倚。

1. 匹配 在研究设计阶段,可采用匹配的病例对照研究,将混杂因素作为匹配因素,采用匹配法选择对照。

2. 限制　对研究对象的入选条件做限制性规定,如研究吸烟与肺癌关联时,将研究对象限制为男性,或者要求两组性别构成达到一致,即可控制性别的混杂作用。要注意的是,采用限制手段虽然能够控制混杂偏倚,但可能会影响研究结论的推广范围。

3. 分层分析　在资料分析阶段,可按某混杂因素进行分层分析。

4. 采用多因素分析方法　如果要同时控制多个混杂因素的混杂作用,可采取多元 logistic 回归分析方法进行分析。

第五节　优点与局限性

一、优点

1. 效率高　研究时间短,出结果快,节省人力、物力,容易组织实施。

2. 一次研究可同时调查多个因素与疾病的关联　如开展肺癌相关危险因素的病例对照研究,可同时调查吸烟、接触石棉、接触放射线、环境因素、家族史等多种因素与肺癌发病的关联。

3. 特别适用于罕见疾病病因的研究　开展罕见疾病病因研究时,如果采用队列研究,所需样本量将很大,研究将很难开展,而病例对照研究所需样本量小。

4. 该方法适用范围广　除了罕见病,还适用于长潜伏期疾病病因的研究,还可用于疾病预后、临床疗效、药物不良反应的影响因素研究。

二、局限性

1. 不适用于研究人群中暴露率很低的因素　如果暴露率很低,所需要的样本量就会很大,工作将难以开展。

2. 容易发生各种偏倚　病例对照研究发生各种偏倚的机会较大,尤其是极易发生回忆偏倚。

3. 暴露与疾病的时间先后顺序难以判断　因此无法确定因果联系。

4. 不能得到暴露组与对照组的发病率　无法直接计算相对危险度,只能计算 OR 来估计暴露和疾病的关联强度。

第六节　发展趋势与展望

一、研究因素不断丰富

随着新医科为统领的医学教育改革的发展,医学正从"生物医学科学为主要支撑的医学教育模式"向以"医文、医工、医理等交叉学科支撑的医学教育新模式"的转变,病例对照研究中涉及的研究因素日益丰富,从外暴露扩展到内暴露的测量,从外环境因素扩展到细胞、基因、蛋白质等分子标志物,从个体基因、行为因素到环境因素、生态环境等群体水平因素,进一步深入到核酸序列及功能变化。这种多水平、多层次暴露因素的整合,极大地挖掘了研究因素的信息,充分体现出病例对照研究从宏观向微观的转化,为探究疾病病因及机制提供了更为广泛和深入的信息。

二、研究方法不断革新

随着流行病学在医学领域的广泛应用,特别是分子、蛋白质、基因微观和宏观的空间流行病学领域的应用,要求流行病学方法有所改进和创新。病例对照研究与队列研究作为病因验证的主要方法,各有优势与不足。近年来基于病例对照研究和队列研究的基本原理衍生出了多种新的研究设计类型,如巢式病例对照研究、病例队列研究、单纯病例研究、病例交叉研究、两阶段病例对照研究和空间病例对照研究等。这些新型研究方法具有研究效率高、花费少、应用范围广等特点,在医学领域中受到越来越多的关注和应用。

三、研究效率不断提升

为了避免传统病例对照研究难以推断因果关联的主要弊端,越来越多的基于队列研究基础上形成的病例队列研究及巢式病例对照研究(nested case-control study),从而获得从暴露到结局效应产生过程中的各种信息,为病因推断和机制研究提供了有力的证据。近年来,基于病例对照研究设计,整合大数据获得的结果,提高了研究结果的稳定性和研究效率。如全基因组关联分析(genome-wide association studies,GWAS)不仅可在全基因组水平上同时且广泛地挖掘与多个目标性状变异显著相关的多个基因,而且可同时研究一个代谢路径或通路上的多个性状。随着生物学技术的广泛应用,借助于分子、蛋白、核酸水平数据的深入挖掘,病例对照研究获得的结果日益精准,极大地提高了研究的效率和真实性。

四、应用范围不断扩大

近年来,病例对照研究无论是在疾病危险因素的探索、健康状态危险因素的筛选,还是在宏观暴露因素的调查分析和微观生物标志物与疾病或健康状态关系的探讨,以及疾病预防、预后相关因素研究等方面都有广泛的应用。随着高通量技术的发展与应用,基因组学、蛋白组学、代谢组学等在疾病机制和病因研究中逐渐被广泛应用,为病例对照研究在医学领域的广泛应用提供了更为可行的条件。病例对照研究在疾病的临床疗效评价、预后转归预测、疾病的预防和治疗等方面发挥着越来越重要的作用。

(叶运莉)

案例

在全球范围内,心血管疾病仍是主要死亡原因。国外有研究者发现,水果消费水平等生活行为方式与心血管疾病的发生有一定关联,但基于种族、地理位置和生活习惯不同等因素,既往在西方国家研究产生的证据不一定适用于中国人群。中国慢性病前瞻性队列(China kadoorie biobank, CKB)是我国迄今为止最大规模的前瞻性自然人群队列。CKB项目研究团队于2004至2008年间,从中国10个不同地区募集了50余万名30~79岁的成年人,经过320万人年的随访,发现与很少摄入新鲜水果者相比,每天摄入新鲜水果者平均收缩压降低约4 mmHg,血糖降低约0.5 mmol/L,心血管病死亡危险降低40%。本土化的高质量证据更能保证我国医学健康研究的科学性,不仅可以促进大众健康科普,也能对推进实施"健康中国2030"战略,支持疾病防治指南和公共卫生政策的制定产生积极作用。

拓展阅读

思考题

1. 该研究属于何种类型的研究,与描述性研究有何差异?
2. 队列研究有哪些特点?
3. 该研究中暴露因素和疾病结局是什么?该研究可能存在哪些混杂因素?
4. 如何对该队列研究资料进行整理与分析?
5. 队列研究与病例对照研究有何异同?
6. 在队列研究中,如何保证随访率?

拓展阅读

案例分析

队列研究(cohort study)作为一种经典的前瞻性研究,在流行病学研究方法中有着极为重要的价值。与前面学习过的病例对照研究相比,虽然队列研究与病例对照研究同属于分析性流行病学研究方法,但队列研究由因到果的研究方向使得其因果论证强度高于由果及因的病例对照研究。队列研究主要是通过直接随访观察暴露人群与非暴露人群的结局发生率的差异,进而检验暴露因素与结局之间的因果关系。由于队列研究的特点,它也被称为发生率研究(incidence study)、随访研究(follow-up study)、前瞻性研究(prospective study)和纵向研究(longitudinal study)等。

课件:第五章
队列研究

第一节 队列研究概述

队列(cohort)原指古罗马军团中的一个小分队,现代流行病学家加以借用来表示一组具有某种相同特征或行为的人群,如具有相同出生年代的人群、具有相同吸烟行为的人群或具有某个相同基因的人群等。队列可根据纳入研究对象进出队列的情况分为固定队列(fixed cohort)和动态队列(dynamic cohort)。固定队列是指研究对象在某一时点或较短时间内进入队列,并且在整个随访过程中保持一个较为稳定的状态;而动态队列则是指研究开始后,根据纳入和排出标准,研究对象不断纳入或者退出的队列。

　　队列研究是在一个特定的未出现研究结局的人群中,按是否暴露于某个待研究因素,分为暴露组和非暴露组(或按不同的暴露水平分为高、中、低暴露组与非暴露组),随访观察一段时间后,计算并比较各组结局的发生率,从而研究暴露因素与结局间是否存在因果关联及关联强度大小的一种观察性研究方法。其基本原理如图 5-1。

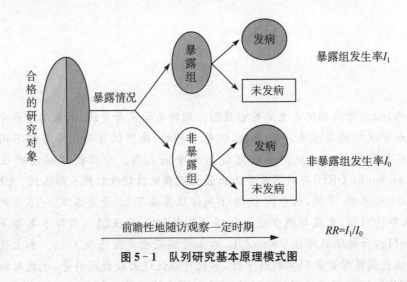

图 5-1　队列研究基本原理模式图

一、特点

　　1. 研究方向是由"因"及"果"　队列研究是在尚未发生研究结局(如发病)前就确定了研究对象的暴露状况,前瞻性随访观察研究结局的发生情况,能检验暴露因素与一个或多个研究结局的因果关联。

　　2. 属于观察性研究范畴　队列研究中的暴露因素不是人为给予的,暴露组与非暴露组是根据研究对象"自然状态"下的暴露情况分组的,不受研究者控制,属于观察性研究的范畴。

　　3. 需要设立对照组　队列研究在研究设计阶段需要设立具有可比性的对照组,队列研究中的对照组即非暴露组,可以与暴露组来自同一人群,也可以来自不同人群。

　　4. 可以计算疾病发病频率的指标　队列研究要求在研究开始阶段所有研究对象均未发生研究结局,通过随访观察一段时间后,收集结局的发生数据,可以计算发病率、死亡率等指标。

二、用途

　　队列研究方法具有较高的循证医学证据等级,是医学研究中重要的研究方法之一,其主要用途包括:①检验病因假设;②评价防治措施效果;③研究疾病的自然史;④监测药物不良反应;⑤探索影响疾病预后的因素。

三、研究类型

　　队列研究根据研究对象进入队列及终止观察的时点不同,可以分为三大类,即前瞻性队列研究、历史性队列研究和双向性队列研究。队列研究类型如图 5-2 所示。

　　1. 前瞻性队列研究(prospective cohort study)　研究对象的确定和分组是根据研究开始时的状态进行的,研究结局需要随访观察一段时间后才发生,因此又称即时性队列研究。这种设计类型可以直接获得暴露和结局的准确信息,资料偏性小,结果比较可靠,是队列研究的基本形式。主要缺点是需要随访观察一定时间才能得到结局情况,研究周期长,花费大。

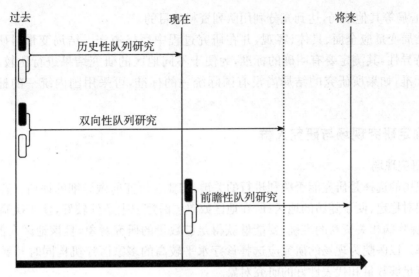

图5-2 队列研究类型示意图

2. 历史性队列研究（historical cohort study） 又称回顾性队列研究。研究对象的确定和分组是根据研究对象在过去某个时点的暴露状态进行的，在研究开始的时候研究结局已经发生，研究者回顾性地收集相关信息开展研究。这种设计相比前瞻性队列研究周期短、投入少、很快能够得出比较可靠的结论，常被用于职业暴露人群的研究。缺点是暴露因素和结局的信息准确性受多方面因素的影响，偏倚较大。

3. 双向性队列研究（ambispective cohort study） 研究对象的确定和分组与历史性队列研究相同，是历史性队列研究的延续，又称为混合型队列研究，这种设计模式兼有前瞻性队列研究和历史性队列研究的优点。双向性队列研究适用于评价对人体同时具有短期和长期作用的暴露因素的效应，在研究开始时暴露因素导致的短期效应已经出现，而与暴露因素有关的长期效应（如致癌）还需要随访一段时间才能观察到。

第二节 设计与实施

队列研究的设计可以归纳为五个部分，即确定研究因素、研究结局、研究现场与研究人群、估计样本量、资料的收集与随访。

一、确定研究因素

研究因素的确定需要在前期现况研究或病例对照研究的基础上提出。一项队列研究一般只能评价一个研究因素与结局的关系，设计过程中需要考虑多方面的因素，包括研究因素的定义、评价标准、测量方法。尽量选择可以定量的研究因素，通常采用国际或国内统一的评价标准，对研究因素目前应该有精确、简便、成熟的测量方法。

二、确定研究结局

研究结局也称为结局变量（outcome variable），指研究队列中的个体出现的预期的结果事件。研究结局可以是发生或死于某种疾病，也可以是某些指标，如抗体、血糖、血脂水平、生物标记物等的变化。一项队列研究可以同时评价一个研究因素与多种结局的关系，在确定研究结局时除了主要结局外，也可以观察一些次要结局。如在研究吸烟与肺癌的队列研究中，除了观察肺癌外，同时也可以观察胃癌、冠心病等其他结局,达到充分利用队列资料的目的。

确定结局变量应全面、具体、客观,并在研究过程中严格遵守。结局变量对研究因素的反应要有一定的特异性,其测定要有明确的标准,为便于不同地区的研究结果进行比较,要尽可能选择国际统一的标准,如果所研究的结局尚没有国际统一的标准,可采用国内统一的标准或行业认可的标准。

三、确定研究现场与研究人群

(一) 研究现场

研究现场的选择是研究能否顺利进行的关键,需要在研究前做详细的评估。若以社区为现场,宜选择人口相对稳定、便于随访的地区;所在地区或单位医疗卫生条件较好,便于疾病的诊断、治疗及临床检查,确保疾病相关资料的准确;要能够获得足够数量的研究对象,且该地区人群对研究因素有较高的暴露率。以医院为现场的研究应选择诊疗水平较高的多家医疗机构同时开展研究,以保证短时间内能够有足够数量和代表性好的研究对象。

(二) 研究人群

研究人群包括暴露组和非暴露组(对照组),暴露组有时可以根据暴露程度的不同分为不同暴露水平的亚组。根据不同的研究目的和研究条件,研究人群的选择有不同的方法。

1. 暴露组的选择   通常将暴露组分为三类,即一般人群、职业人群和特殊暴露人群。

(1) 一般人群:即一个范围明确地区的全体人群或其样本,选择其中暴露于欲研究因素者为暴露组。对于这类人群,所研究因素为一般人群的相关信息,如性别、年龄、生活习惯、环境因素等。研究疾病也多为常见病种,如高血压、糖尿病、冠心病等。适用于同时观察多种暴露和多种疾病间的关系,可以获得疾病在一般人群中的发病率。如美国 Framingham 地区心脏病研究,该研究的主要目的是在一般人群中前瞻性地观察冠心病的发病率及年龄、性别等因素在冠心病发生、发展中的作用。

(2) 职业人群:某些职业中常存在特殊暴露因素,使职业人群中某病的发病率或死亡率远高于一般人群。职业人群的暴露史一般较明确,有关暴露与疾病的历史记录较全面、真实,故常作为历史性队列研究的首选,用来评价职业暴露因素与疾病的关系。如以煤矿工人为研究对象观察游离二氧化硅粉尘暴露与肺癌的关系,选择染料厂工人研究联苯胺的致癌作用等。

(3) 特殊暴露人群:指对某因素具有特殊的暴露经历且暴露水平较高的人群,如选择核电站爆炸后的幸存者作为暴露组,研究放射线暴露与白血病的关系。在临床研究中,往往把接受了某种防治措施的患者看作是特殊暴露人群,用来研究该防治措施与疾病的关系。如以口服避孕药的女性为暴露组,研究口服避孕药与女性冠心病的关系;以服用小剂量阿司匹林的人为暴露组,研究阿司匹林预防脑卒中的效果等。

2. 对照组的选择   队列研究结果的真实性依赖于是否正确选择了对照组(非暴露组)。理想的对照组应该是除未暴露于所研究的因素外,其他因素的影响或人群特征(年龄、性别、职业、民族、文化程度等)都应与暴露组相同。队列研究中的对照组可分为四种,即内对照、外对照、总人口对照和多重对照。

(1) 内对照:选择同一研究人群中的非暴露人群或具有最低暴露剂量的人群为对照,称为内对照。如研究吸烟与肺癌的关系,不吸烟者或吸烟量小者作为对照组,就是内对照。这种对照是比较理想的对照组,除暴露因素本身外,其他因素可比性较强,研究偏倚较小。

(2) 外对照:选择人口学特征与暴露人群相似的另一个人群作对照,称为外对照。在以职业人群或特殊暴露人群为暴露组时,常需选择外对照。如研究放射线的致病作用时,以放射科医师为暴露组,以不接触或极少接触放射线的五官科医师为外对照。

（3）总人口对照：是指用暴露组所在地区的一般人群的发病率、死亡率或其他结局作为对照，与暴露人群相比较。这种对照并非真正意义上的对照，因为总人口中可能包括暴露组。但总人口对照的资料容易得到，可以节约研究时间和经费。

（4）多重对照：即选择上述两种或两种以上的人群同时作对照，以减少只用一种对照所带来的偏倚。

四、估计样本含量

队列研究样本含量的计算指标主要包括随访期内对照组中研究结局发生率 p_0、暴露组研究结局发生率 p_1、统计学检验水准 a 和检验效能 $1-\beta$。可以通过查表法或医学统计软件确定样本含量，也可以用公式计算。当暴露组与对照组样本含量相等时，其计算如公式 5-1：

$$n = \frac{\left(Z_a \times \sqrt{(2\bar{p}(1-\bar{p})} + Z_\beta \times \sqrt{(p_1(1-p_1) + p_0(1-p_0))}\right)^2}{(p_1 - p_0)^2} \quad （公式 5-1）$$

n 为暴露组和对照组分别需要的样本含量；$p_1 = RR \times p_0$，RR 为估计的相对危险度；$\bar{p} = (p_1 + p_0)/2$；a 通常取 0.05，$Z_{0.05} = 1.96$；β 通常设定为 0.1，$Z_{0.1} = 1.28$。考虑到失访率的影响，常在计算所得样本含量的基础上增加 10%。

例 5-1 某医师欲采用队列研究阐明雌激素水平与老年人骨质疏松的关系。已知正常老年人骨质疏松的发生率为 1%，估计血清雌激素水平低于正常值者发生骨质疏松的 RR 为 2.2，设 $a=0.05$、$\beta=0.10$，计算所需样本量。

$Z_{0.05} = 1.96$，$Z_{0.1} = 1.28$

$p_0 = 0.01$，$p_1 = RR \times p_0 = 2.2 \times 0.01 = 0.022$

$\bar{p} = (p_1 + p_2)/2 = (0.01 + 0.022)/2 = 0.016$

$$n = \frac{(1.96 \times \sqrt{2 \times 0.016 \times 0.984} + 1.28 \times \sqrt{0.022 \times 0.978 + 0.01 \times 0.99})^2}{(0.022 - 0.01)^2} \approx 2294$$

按照 10% 的失访率计算，最终确定的样本量为 $2294 + 2294 \times 10\% = 2524$，即此项研究暴露组和对照组各需要随访观察 2524 例。

五、资料的收集与随访

1. 收集基线信息 基线信息（base line information）包括研究对象在研究开始时所有相关的信息，如暴露情况、疾病情况、基本人口学资料以及其他可能的影响因素等。基线信息是确定暴露组和对照组的依据，也是将来分析数据的重要变量，应制订收集基线信息的详细计划和相关表格。为避免单一途径收集资料的不足，宜通过多种途径收集数据，如现场调查、查阅病历、日常报表以及研究对象既往的体检资料等。

2. 随访 随访（follow up）是队列研究的基本特征，通过随访，可以确定研究对象是否有失访、收集研究人群中结局事件的发生情况以及暴露因素和混杂因素的信息。在制订随访计划时需要考虑下面几个问题：①暴露组和对照组应采用相同的方法进行随访，并观察至研究终点。现实研究中失访是不可避免的，对失访者要进一步追访，收集所有可能的信息来了解失访的原因，比较失访者与未失访者基线资料的差异，以评估失访对研究结果的影响程度。②确定可行的随访方法。常用的随访方法包括面对面访问、电话访问、信件访问、定期体检或复查以及查阅常规记录等。不同的随访方法各有优缺点，实际工作中可考虑多种方法综合应用。③确定合理的随访时间间隔。队列研究往往需要多次随访，一般的慢性病随访间隔为 1~2 年。④选择合适的随访人员，避免研究者主观因素对随访结果的影响。可以选择经过统一培训的技术人员、大学生、社区工作者或临床医师,最好不是研究者自己随访。对于已经制订的随访计划,要自始至终严格执行,不能随意更改。⑤当某研究对象出现了研究结局时,就不再对其继续随访。

第三节　资料的整理与分析

一、资料整理

随访结束后,首先对原始资料进行详细的核查,删除重复,修正或剔除错误,设法补充不完整的信息,然后将原始资料录入计算机,建立数据库。

二、资料分析

队列研究资料的分析,包括描述性分析和推断性分析。

（一）描述性分析

包括描述研究对象的人口学特征、随访时间、失访情况;计算结局的发生率,根据研究资料的不同特点,可计算不同的描述指标。

1. 累积发病率　累积发病率(cumulative incidence,CI)指已知无某种疾病的人群,经过一段特定的观察期之后,发生某病的频率。以整个观察期间内发生的所有病例数为分子,观察开始时队列人数为分母计算某病的累积发病率。累积发病率常用于队列人群数量较大且稳定的情况。

2. 发病密度　发病密度(incidence density)指在一定时间内某人群发生某病新病例的速率。如果队列人口不固定时,研究对象进入和退出队列的时间先后不同、出现研究结局的时间不同等可造成每个研究对象被观察的时间不一致。如随访周期为10年,在研究结束时有的对象可能只被观察了7年、5年、3年或几个月不等,若以总人数为分母计算发病率是不合理的,因为失访者若能坚持到随访期结束,则仍有发病可能。此时需以观察人时(观察人数与随访时间的乘积)为分母,观察期间所有新发病例数为分子计算发病率。常用的人时单位是人年。发病密度常用于队列人群变动较大、样本量小、观察时间较长的情况。

（二）推断性分析

队列研究资料的推断性分析包括比较暴露组与非暴露组结局发生率的差异,推断暴露因素与疾病有无关联,计算关联强度指标。

1. 比较暴露组与对照组结局发生率的差异　通过 u 检验、卡方检验或Fisher精确概率法等假设检验方法,可以对暴露组与对照组之间结局发生率的差异进行比较。当假设检验结论为暴露组与对照组的结局发生率差异有统计学意义时,说明暴露因素与疾病有关联,需要进一步计算关联强度指标,估计暴露因素与疾病的关联强度。

2. 计算关联强度指标　队列研究资料一般整理成表5-1模式。

表5-1　队列研究资料归纳整理表

分组	发病	未发病	合计	发病率
暴露组	a	b	$a+b=n_1$	a/n_1
非暴露组	c	d	$c+d=n_0$	c/n_0
合计	$a+c=m_1$	$b+d=m_2$	$a+b+c+d$	—

（1）相对危险度(relative risk,RR):指暴露组的发病率(或死亡率)(I_1)与对照组的发病率(或死

亡率)(I_0)的比值,是反映暴露因素与发病(或死亡)关联强度最常用的指标。

$$RR = \frac{I_1}{I_0} = \frac{a/n_1}{c/n_0}$$ （公式 5 - 2）

RR 表示暴露组发病(或死亡)的危险是对照组的多少倍。$RR = 1$ 表示两组的发病率(或死亡率)没有差别;$RR > 1$ 表示暴露组的发病率(或死亡率)高于对照组,该暴露因素为危险因素;$RR < 1$ 表示暴露组的发病率(或死亡率)低于对照组,该暴露因素为保护性因素。RR 离 1 越远,表明暴露因素与结局的关联强度越大。

由样本队列研究资料计算的 RR 只是总体 RR 的一个点估计值。对于总体 RR,需要按照一定的可信度估计其可信区间,常用的是 95% 可信区间。Woolf 法是建立在 RR 的方差基础上的一种简单计算方法,具体如下:

RR 的方差(variance,Var)计算:

$$Var(\ln RR) = \frac{1}{a} + \frac{1}{b} + \frac{1}{c} + \frac{1}{d}$$ （公式 5 - 3）

$\ln RR$ 的 95% 可信区间的计算:

$$\ln RR \pm 1.96\sqrt{Var(\ln RR)}$$ （公式 5 - 4）

其反自然对数即为 RR 的 95% 可信区间。

(2) 归因危险度(attributable risk,AR):又称特异危险度、超额危险度,是暴露组发病率(或死亡率)与对照组发病率(或死亡率)的差值,表示发病(或死亡)危险特异地归因于暴露因素的程度。

$$AR = I_1 - I_0 = (a/n_1) - (c/n_0)$$ （公式 5 - 5）

(3) 归因危险度百分比(attributable risk proportion,$AR\%$):又称病因分值,是指暴露组中的某病发病(或死亡)归因于暴露因素的部分占暴露组全部发病(或死亡)的百分比。

$$AR\% = [(I_1 - I_0)/I_1] \times 100\%$$ （公式 5 - 6）

也可以根据已知的 RR 计算 $AR\%$:

$$AR\% = [(RR - 1)/RR] \times 100\%$$ （公式 5 - 7）

(4) 人群归因危险度(population attributable risk,PAR):是指总人群中某病发病率(或死亡率)(I_t)与非暴露组发病率(或死亡率)(I_0)的差值,表示总人群中因暴露于某因素而引起的某病发病率(或死亡率)。

$$PAR = I_t - I_0$$ （公式 5 - 8）

(5) 人群归因危险度百分比(population attributable risk proportion,$PAR\%$):又称人群病因分值,是指总人群的某病发病(或死亡)归因于暴露因素的部分占总人群该病发病(或死亡)的百分比。

$$PAR\% = [(I_t - I_0)/I_t] \times 100\%$$ （公式 5 - 9）

例如,已知吸烟者肺癌年死亡率(I_1)为 0.483 3‰,非吸烟人群肺癌年死亡率(I_0)为 0.044 9‰,全人群的肺癌年死亡率(I_t)为 0.283 6‰,则:

$RR = I_1/I_0 = 0.483\ 3/0.044\ 9 = 10.8$,说明吸烟者的肺癌死亡风险是非吸烟者的 10.8 倍。

$AR = I_1 - I_0 = 0.483\ 3 - 0.044\ 9 = 0.438\ 4$,说明如果去除吸烟因素,则可使吸烟人群肺癌死亡率减少 0.438 4‰。

$AR\% = \dfrac{I_1 - I_0}{I_1} \times 100\% = \dfrac{0.4833 - 0.0449}{0.4833} \times 100\% = 90.7\%$，说明吸烟人群中由吸烟引起的肺癌死亡占所有肺癌死亡的 90.7%，亦即吸烟人群中有 90.7% 的肺癌死亡是由吸烟引起的。

$PAR = I_t - I_0 = 0.2836 - 0.0449 = 0.2387$，说明如果去除吸烟因素，则可使全人群减少 0.2387‰的肺癌死亡。

$PAR\% = \dfrac{I_t - I_0}{I_t} \times 100\% = \dfrac{0.2836 - 0.0449}{0.2836} \times 100\% = 84.2\%$，说明全人群中由吸烟引起的肺癌死亡占所有肺癌死亡的 84.2%，亦即全人群中有 84.2% 的肺癌死亡是由吸烟引起的。

从上述计算结果可知，虽然吸烟导致肺癌的 $AR\%$ 达 90.7%，但因人群中只有部分人吸烟，故 $PAR\%$ 仅为 84.2%。

3. 剂量-反应关系分析　剂量-反应关系是判断暴露因素与结局事件因果关系的重要指标之一。如果暴露因素与结局发生率存在剂量-反应关系，则随着暴露剂量的增加，其导致的结局发生率亦随之升高。剂量-反应关系的分析是先计算不同暴露水平下人群的结局发生率，然后以最低剂量组为对照，分别计算各剂量水平的相对危险度，通过趋势检验，判断结局发生率是否与暴露剂量存在线性关系。

4. 标准化死亡比　标准化死亡比(standardized mortality ratio，SMR)是指某队列人群一定时期内的实际死亡人数与预期死亡数之比。当研究对象人数少、死亡率比较低时，不宜直接计算死亡率，需以全人口死亡率为标准，计算该队列人群的预期死亡数，实际死亡数与该预期死亡数之比即为标准化死亡比。

例 5-2　为了保护劳动者健康及其相关权益，依法对有害工种开展队列研究，以完善制定相应的职业病防治措施。一项队列研究发现，某石棉加工厂有 40~50 岁工人 800 名，2011 年有 5 人死于肺癌，已知该年全人口 40~50 岁组肺癌死亡率为 18/万，计算该人群的肺癌 SMR。

研究人群中的观察死亡数为 5，预期死亡数为 800×18/万=1.44，则 SMR=5/1.44=3.47。即石棉作业工人肺癌死亡的风险是正常人群的 3.47 倍。据此研究结果，我国将石棉肺纳入《中华人民共和国职业病防治法》法定尘肺病，要求从事粉尘作业的工作场所要达到职业卫生要求，粉尘作业人员需要开展个人卫生保健措施。

第四节　常见的偏倚及其控制

在队列研究中，从研究对象的选择、研究因素和观察结局的确定、资料的收集和分析，以及结果的推论过程中都可能出现偏倚，包括选择偏倚、信息偏倚和混杂偏倚。为保证研究结果的真实性，需要在各阶段采取措施，预防和控制偏倚。

一、选择偏倚

队列研究中选择偏倚常发生于最初选定的研究对象中有人拒绝参加，特别是研究对象失访等情况。失访偏倚(lost to follow-up bias)是由于在长期随访过程中，研究对象因各种原因退出研究或失去联系，导致暴露组和对照组人群结局发生率的真实性受影响，使得暴露与结局之间的关联被歪曲。在实际研究中，很难做到对纳入队列的全部研究对象都进行长时间的随访，失访往往是不可避免的。由于失访者的结局情况未知，估计失访导致偏倚的大小及方向非常困难，尽可能地减少失访是控制失访偏倚的最佳途径。一项队列研究的失访率最好不超过 10%，否则应慎重解释结果和推论。

二、信息偏倚

队列研究中的信息偏倚常是由于使用的仪器不精确、询问技巧不佳、检验技术不熟练、诊断标准不明确或不统一等造成的错分,又称为错分偏倚(misclassification bias)。

三、混杂偏倚

队列研究中,如果暴露组和对照组在一些影响研究结果的主要特征(如年龄、性别等)不一致,就会产生混杂偏倚。可通过在研究设计阶段对研究对象的条件做某种限制,以便获得同质的研究样本,或者采用匹配的方法选择对照,以保证暴露组和对照组在一些重要变量上的可比性;以及在资料分析阶段采用标准化率、分层分析和多因素分析的方法。

第五节　优点与局限性

一、优点

1. 资料可靠性高,一般不受回忆偏倚影响。
2. 具有合理的前因后果时序,一般可达到验证病因假设的目的。
3. 能够获得暴露组和非暴露组人群发病率,可以直接计算相对危险度、归因危险度等因果关联强度指标,评价暴露因素与疾病的关联强度。
4. 能够观察到疾病的自然史。
5. 在一次研究过程中可以观察到一种暴露因素与多种疾病结局的关联。

二、局限性

1. 对于发病率低的疾病,需要观察的人群样本量大,一般难以达到。
2. 随访过程中,由于退出、死亡、人口流动等原因造成的失访难以避免。
3. 研究耗时长、花费高、组织实施过程中面临的困难较大。
4. 随着时间的推移,结局受不可预知因素的影响较多,资料分析复杂。

第六节　发展趋势与展望

人群队列研究是国际上公认的研究环境和遗传危险因素与疾病结局关联的流行病学研究方法之一,也是转化医学研究的基础性支撑平台。成功建立大型人群队列,将对国家整体医学研究起到巨大的推动作用,持续产生改变卫生政策及临床实践的高水平研究证据。近年来,精准医学逐渐成为引领国际生物医学行业发展的新趋势。我国建立了涵盖心脑血管疾病、糖尿病、恶性肿瘤等90种重点疾病的专病大数据临床队列,以及大型自然人群队列。随着大数据分析和整合手段的发展,队列研究的内容已经从生活行为方式扩展到了基因组、蛋白质组、代谢组等更为广泛的潜在因素,更有利于在疾病和健康损害的早期阶段采取预防和控制措施。

(周　莉)

第六章
实验流行病学研究

案例

疗效是治疗手段的基石,疗效不能只停留在个案与经验水平,须采用科学方法加以评价。作为中医的重要组成,针刺疗法已存在数千年。关于针刺干预疾病效果,近年有多项高质量临床试验开展,可靠的疗效证据推动针刺成为了国际认可的治疗手段。促进中医药传承创新发展是推进健康中国建设的重要内容之一。对针刺等中医药疗法,应坚持以临床价值为导向,积极开展以患者为中心的疗效评价,为患者提供安全、有效的中医医疗服务,为人民群众的健康护航。

2017年我国学者开展一项电针刺对女性压力性尿失禁疗效的多中心、随机、盲法、安慰剂对照临床试验,证实电针刺治疗女性压力性尿失禁的疗效确切。该研究于2013年10月至2015年5月在12家医院招募504例压力性尿失禁女性患者作为研究对象。经中心随机系统,将研究对象随机分为两组(各252例)。试验组接受双侧腰骶部中髎穴和会阳穴电针治疗,对照组接受同部位假电针治疗(安慰针无电流输出,未刺破皮肤),两组对象接受至少6周18次的干预。在第6周时,试验组的平均减少漏尿量(−9.9g)大于对照组(−2.6g),均差为7.4g(95% $CI=4.8\sim10.0g$, $P<0.001$),64.6%的试验组对象针疗后漏尿量降低50%,且治疗停止后,疗效可持续24周。

思考题

1. 请思考案例中所采用的流行病学研究方法有哪些研究特点? 与观察性研究有何不同?
2. 如果你是该研究的设计者,你将如何设计该研究的方案?
3. 如何对案例研究资料进行整理与分析?
4. 案例研究采用了哪些措施控制研究偏倚?
5. 案例采用的流行病学研究方法有何优缺点?

案例解析

实验流行病学(experimental epidemiology)是流行病学重要的研究方法之一,是以人群为研究对象的实验研究,由研究者对研究对象施加干预,然后评价干预措施对健康或疾病的效果。实验流行病学研究具有随机、对照、干预和前瞻性观察的特点,设计和实施周密的实验流行病学研究可以证实或确证科研假设。随着流行病学的发展,实验流行病学已被广泛用于各种预防和治疗措施的效果评价以及因果关系的确证。

课件:第六章实验流行病学研究

第一节　实验流行病学研究概述

实验流行病学研究(experimental study)又称流行病学实验,或干预试验,是指研究者根据研究目的,将合适的研究对象,按随机分配原则分为试验组与对照组,对试验组人为地施加某种措施,对照组不给予某种措施处理或给予安慰剂处理,然后随访观察一定时间,比较和分析两组研究对象的结局情况,从而判断处理因素或措施对结局的影响效果。实验流行病学研究原理如图6-1。

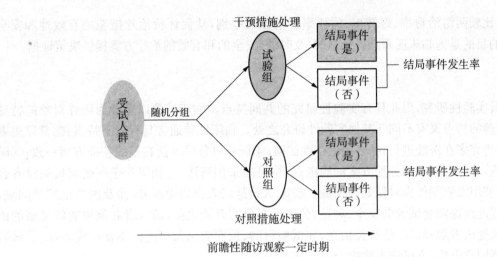

图 6-1　实验流行病学研究基本原理模式图

一、基本特点

实验流行病学具有以下研究特点：

1. 属于前瞻性研究　实验流行病学研究在干预后必须随访观察研究对象，虽然对研究对象的观察不一定是从同一时间开始，但必须从一个确定的起点开始。

2. 随机分组　严格的实验流行病学研究采用随机方法把研究对象分配到试验组和对照组，以控制研究中的选择偏倚和混杂。如受限于研究条件无法进行随机分组，应该保证试验组与对照组的基线特征均衡可比。

3. 具有均衡可比的对照组　实验流行病学研究中的研究对象均来自同一总体，符合纳入排除标准且签署知情同意书。试验组与对照组在基线时的基本特征、自然暴露因素应相似或可比，这样实验结果的组间差异方可归因于干预处理的效应。

4. 有人为施加的干预措施　干预措施可以是预防某种疾病的疫苗、阻断某种疾病发病的方法或治疗某种疾病的药物等。对研究对象施加一种或多种干预措施，是实验流行病学区别于观察性研究的根本之处。

二、主要类型

根据研究目的和研究对象的特点，实验流行病学研究可以分为临床试验、现场试验和社区干预试验三种。

1. 临床试验（clinical trial）　常以某病患者为研究对象，主要评价药物或方法的疗效和安全性。

2. 现场试验（field trial）　以自然人群为研究对象，常用于评价疾病预防措施效果，例如评价疫苗预防传染病的效果。

3. 社区试验（community trial）　又称社区干预试验（community intervention trial），以社区人群整体作为干预单位，常用于不便于落实到个体的干预措施效果评价。例如，评价饮水中加氟预防龋齿的效果，在饮用水源中加氟这一措施是施加于整个人群，而不是分别给予每一个体处理。

第二节　临床试验的原理与应用

临床试验强调以患者个体为单位进行试验分组和干预措施施加，通常观察试验组和对照组的治疗效果及转归,比较两组治愈率、好转率、病死率等指标的差别,从而评价治疗措施的有效性和安全性。临床试验的目的是为临床医师选择合适的、及时的、安全的和有效的治疗方案提供决策证据。

一、特点

临床试验属实验性研究,因此具有实验性研究的共同特点。临床试验以患者为研究对象的特殊性,使得临床试验的特点又有不同于其他实验性研究之处。临床试验通常具有以下特点:①常以患者为研究对象;②研究多在医院进行;③多为治疗性试验;④研究对象尽可能在基线特征方面一致;⑤随机分配治疗措施,并尽可能做到分配方案的隐匿;⑥尽可能采用盲法;⑦如果对于所研究疾病没有合适的药物,可以使用安慰剂作为对照处理措施。临床试验是以人作为受试者,涉及医学伦理学问题,研究者应最大程度地保障受试者的安全、利益、公平。在研究开始之前,研究者必须用通俗易懂的语言或书面形式向受试者解释试验的有关信息,如试验目的、预期效果及可能的不良反应等,经受试者同意并签署知情同意书后,方可进入试验。

二、应用

临床试验的主要用途包括新药的临床试验和不同药物或治疗方案的效果评价。①新药的临床试验:新药在取得新药证书前必须经过临床试验,确定安全有效后,才能被批准进入市场;②不同药物或治疗方案的效果评价:通过临床试验选择有效的药物或治疗方案,提高患者的治愈率,改善患者预后。在新药的研发中,临床试验分为四期,包括新药在批准上市前进行的Ⅰ、Ⅱ、Ⅲ期临床试验和上市批准后的Ⅳ期临床试验。

Ⅰ期:在人体进行新药试验的起始期,包括药物耐受性试验和药代动力学研究,通常在 20～80 名志愿者中进行。目的为确定新药的安全有效剂量范围以及药物在人体中的吸收、代谢、消化和清除规律。

Ⅱ期:对药物的治疗作用和安全性进行初步评价,通常在不超过 200 例特定病例中,开展有对照的随机盲法临床试验。目的是对新药的疗效、适应证、不良反应进行考察。

Ⅲ期:扩大临床试验,是对新药的治疗作用和安全性进行确认的阶段。一般在多家医院开展多中心的随机临床试验。目的是在较大的目标人群范围内进一步评价新药的疗效、适应证、不良反应和药物相互作用,并确定最佳用药剂量。

Ⅳ期:新药批准上市后开展的上市后药物监测,进一步观察药物的疗效,着重于监测新药的不良反应,包括新药的罕见不良反应或迟发反应等。Ⅳ期临床试验还包括对未能在上市前参与试验的特殊患者(如老年人、孕妇、儿童和肝肾功能异常者等)使用新药的安全性和有效性考察。

三、基本类型

1. 随机对照试验(randomized controlled trial,RCT)　RCT 是将愿意加入研究的合格受试者随机分配到试验组与对照组的平行对照试验方法,是最常用的临床试验设计类型。RCT 应遵循随机、对照、盲法的基本原则。在 RCT 中通常引入盲法,可避免由患者和医师两方面心理因素影响所带来的误差,因此这种试验又称为随机对照双盲试验。

● 交叉试验(cross-over trial):是随机对照试验的特例,该设计分为两个阶段。首先,将研究对象随机分成两组,第一阶段两组分别接受不同的干预措施并同步随访其各自的结局;之后,经过一个充分的洗脱期,将第一阶段两组的干预措施互换,开始第二阶段的试验,最后统一评价干预措施的效果。交叉试验分两个阶段进行,试验过程较长,且要求观察对象在两个阶段之间要有可比性,因此只适用于病程较长、病情波动不大、需要维持治疗的慢性病,如观察某药对稳定性高血压的降压效果,或研究某药对类风湿性关节炎的镇痛效果等。

2. 非随机对照试验（non-randomized controlled trial，NRCT）　此类临床试验的研究对象分组不是随机的，而是由研究者或者根据患者或其家属的意愿决定研究对象分组的临床试验。非随机对照试验一般只在病例数太少，不便进行随机分组时采用。

● 历史对照试验（historical controlled trial）：这种研究设计是非随机、非同期的，尽管属于实验性研究，但仅为类实验。历史对照试验是用新的治疗方法治疗某病患者，再与过去接受标准治疗的同类患者进行比较。这种研究未设置平行的对照组，因而节省时间与经费。但历史对照与试验组的可比性差，易使研究结论发生偏倚。除一些自然史清楚或病死率很高的疾病外，一般不宜采用。

第三节　临床试验的设计与实施

一、确定研究目的

临床试验的目的主要是对某药物或治疗方法治疗某种疾病的有效性和安全性做出确切评价。根据被研究疾病的具体情况，如疾病的性质、病情、治疗后机体的可恢复性以及所采用的干预措施的治疗效力，药物或治疗方法的有效性可以表达为：①提高治愈率，降低病死率、伤残率；②降低复发率和并发症发生率；③缓解症状，提高患者的生存质量等。

二、明确处理因素及控制非处理因素

处理因素也称实验因素或研究因素，是根据研究目的施加给研究对象的各种干预措施，根据其性质可分为化学因素、物理因素和生物因素。在确定临床试验的处理因素时，应注意以下几点。

1. 根据研究目的明确处理因素的性质、数量和水平　临床试验的研究对象是患者，因此处理因素必须是已经通过有关的基础医学研究（如药物化学、药理学、毒理学、药代动力学等研究）证实为具有明确疗效且无明显不良反应的干预措施。一般来说，一项临床试验中的处理因素个数不能太多，因为多种因素间往往存在交互作用。处理因素个数较多时，除增加设计难度和统计分析工作量外，还会增加结果解释的难度。一项临床试验通常只设一个处理因素，但可以有几个不同的水平。例如，在一项有关降压药疗效评价的临床试验中，根据研究目的可知，降压药为处理因素，为观察药物的剂量反应关系，可根据相关文献将药物分成不同的剂量水平。

2. 处理因素必须标准化　处理因素标准化是指处理因素的强度、频率、持续时间、施加方法等要在试验开始前，通过查阅文献或根据预试验结果做出明确规定，并且在整个试验过程中保持不变。临床试验中最常见的处理因素是药物，其标准化是指药物的成分、生产批号、给药途径、用法、用量、疗程等必须保持不变。

3. 控制非处理因素　处理因素是一项临床试验中研究者最关心的，其他的可能对试验效应有影响的因素统称为非处理因素。处理因素一旦确定，对于影响试验效应的非处理因素要严格控制。例如，两种降糖药物治疗糖尿病的临床试验中，患者的年龄、性别、病情等为主要的非处理因素，当两组患者的年龄、性别、病情等构成不同时，试验组与对照组可比性差，会严重影响两种降糖药物疗效的比较。因此，在研究设计时，应明确非处理因素，并通过科学的方法，如随机化分组等控制或消除其干扰作用。

三、选择研究对象

临床试验的研究对象通常是某种疾病的患者，他们可以来自一家医院，若一家医院难以在短时间内收集到足够多的病例时，需要多家医院共同收集病例进行观察，称为多中心临床试验。在确定谁可以成为合格的研究对象时，应该有明确的诊断标准、纳入标准和排除标准，而且整个试验过程中，研究对象的选择标准不能轻易变动,即要求研究对象尽可能标准化。在选择研究对象时,要牢记"患者无损为先"的原则。为减少失访,要选择依从性好的患者。

（一）制定明确的诊断标准

诊断标准对研究对象的确定至关重要。如果没有统一的诊断标准,研究结果将难以置信。因此,临床试验中为保证每个研究对象必须是所研究疾病的患者,并能对疾病做出正确的分型、分期及对病情做出正确判断,必须有明确的诊断标准。为了使研究结果具有广泛的适用性以及与同类研究结果的可比性,应该选用国际上或国内制定的统一的、公认的诊断标准。对于尚没有公认、统一的诊断标准的疾病,研究者可自行拟订诊断标准,要尽可能采用客观指标,少用或不用主观指标。但有些客观指标如病理学、影像学等指标的结果需要医师判断,难免受主观因素影响。为保证诊断结果的准确性,应至少由两名医师联合做出诊断。

（二）规定病例的纳入标准和排除标准

由于患者的来源、社会经济地位、心理状态、病型、病情、分期、并发症及所接受的治疗措施等方面存在诸多不同,而这些因素往往会影响试验效应,因此,符合诊断标准的患者未必都能选做研究对象,须规定病例的纳入标准(inclusion criteria)和排除标准(exclusion criteria)。

1. 纳入标准　制定纳入标准就是从复杂的患者群体中,选择临床特点和人口学特征相对同质的病例进行研究。为保证研究结果的推广应用价值,纳入标准不宜设置过多的限定条件。一般而言,常见病、多发病尽可能选择新发病例作为研究对象。如果是多中心试验研究,各研究中心均应以统一的纳入标准选择研究对象。凡是纳入的研究对象均应是自愿参加试验并签署知情同意书。

2. 排除标准　在制定排除标准时应该考虑以下问题:①年龄过大、病情过重或患有研究疾病之外的其他严重疾病,如严重肝肾疾病、恶性肿瘤等的患者,不宜选为研究对象,因为他们往往在试验过程中因这些原因死亡或病情严重而被迫中止试验。②当研究对象患有另一种影响疗效的疾病时,不宜选为研究对象。例如,患有腹泻的患者,不宜选作某些口服药的试验对象,因为腹泻会影响药物的吸收。③已知对药物有不良反应者。例如,对试验药物过敏或存在试验药物的其他禁忌证者不应被选作研究对象。④除有关妊娠的研究外,孕妇不能选作研究对象。因为有些药物的不良反应对一般人虽然很小,但对孕妇或胎儿的影响可能很大。

一项临床试验,由于对研究对象的临床特点和人口学特征等方面均做了一定程度的限定,而且纳入的研究对象人数有限,因此,试验结果的代表性会受到一定的影响,其结果推广也会受限。在结果解释和下结论时,应充分考虑其局限性。

（三）尽量选择依从性好的患者作为研究对象

依从性好是指研究对象能够服从试验设计的安排,并坚持合作到底。如果很多研究对象不遵守试验安排,或中途退出试验,就会给研究带来偏倚。

四、估计样本含量

临床试验结果要通过试验组与对照组的试验结局指标的差异比较做出干预效果推断,试验组与对照组结局指标的预期差异大小是样本含量的主要决定因素。预期差异越大,则样本含量越小,反之样本含量越大。此外,统计学检验水准 α、统计效能 $1-\beta$ 也直接影响样本含量的大小。检验水准 α 通常取 0.05, α 越小,所需要的样本含量越大;检验效能 $1-\beta$ 通常设定为 0.9,不宜低于 0.8。$1-\beta$ 越大,需要的样本量越大。根据效应指标的不同类型及不同的设计方案,样本含量有不同的计算公式。下面介绍最简单的采用完全随机设计两组比较时样本含量的计算方法。

（1）结局指标是分类变量时,样本含量的计算公式:

$$N = \frac{\left[Z_{\alpha/2}\sqrt{2\bar{p}(1-\bar{p})} + Z_{\beta}\sqrt{p_1\times(1-p_1)+p_2\times(1-p_2)}\right]^2}{(p_1-p_2)^2} \qquad \text{（公式 6-1）}$$

式中 N 为每组所需的样本含量，p_1 和 p_2 分别为对照疗法与试验疗法结局的预期发生率，$\bar{p}$ 为 $(p_1+p_2)/2$，$Z_{a/2}$ 为 α 水平相应的标准正态分布临界值，Z_β 为 $1-\beta$ 水平相应的标准正态分布临界值。

例 6-1　A 药治疗高血压的有效率为 70%，现试验某新药治疗高血压的疗效，新药的有效率须达到 90% 才有推广使用价值。设 $\alpha=0.05$，$\beta=0.10$，本研究为双侧检验，按（公式 6-1）计算样本含量：

$$N=\frac{[1.96\sqrt{2\times0.8\times0.2}+1.28\times\sqrt{0.9\times0.1+0.7\times0.3}]^2}{(0.9-0.7)^2}=82$$

即试验组与对照组各需 82 例。

（2）结局指标为定量变量时，样本含量的计算公式：

$$N=\frac{2(Z_{a/2}+Z_\beta)^2\sigma^2}{d^2} \qquad\qquad （公式 6-2）$$

式中 σ 为估计的标准差，d 为两组均值之差，N、$Z_{a/2}$ 和 Z_β 所示意义与分类变量的计算公式相同。

例 6-2　为评价某新药的降压作用，研究者规定，试验组比对照组多降低 20 mmHg 以上才有实际的推广应用价值。从参考文献中得知血压的标准差为 30 mmHg，设 $\alpha=0.05$，$\beta=0.10$，按公式 6-2 计算样本含量：

$$N=\frac{2(1.96+1.28)^2 30^2}{20^2}=48$$

即试验组与对照组各需 48 例。

由于试验中往往有受试者退出或失访，因此实际所需样本含量经常在计算所得样本含量的基础上增加 10%。此外，临床试验样本含量估计还需考虑统计学检验为单侧或双侧检验的问题。单侧检验所需样本含量比双侧检验小。如果只检验试验组效果是否优于对照组时（例如优效性检验），即用单侧检验；当不能肯定试验组与对照组哪一组效果更好时，则用双侧检验。除公式法外，通常还会使用软件计算临床试验所需样本含量。目前已有一些专门用于计算样本量的软件，如 PASS 等。在使用软件估计样本量时，也是先明确有哪些因素会影响临床试验样本含量大小，再在软件中选择合适的模块，设置样本含量影响因素参数值，即可进行样本含量估算。

五、随机化分组

正确的分组方法是保证试验组与对照组可比性的重要手段。随机化（randomization）分组可使每一个纳入的研究对象都有同等的机会被分配到试验组与对照组，是保证可能影响疗效的因素（包括已知的和未知的）在试验组与对照组的病例中相似或均衡分布的简单而有效的方法。临床试验常用的随机化分组方法有三种，即简单随机化分组、区组随机化分组和分层随机化分组。

1. 简单随机化分组　利用随机数字（可由随机数字表或统计软件产生）来安排每位研究对象的分组。例如，事先规定随机数字为奇数分入试验组，偶数则分入对照组，按研究对象入院或就诊顺序编号，应用 Epi Info 等软件为每一位研究对象分配一个随机数字，根据研究对象对应的随机数字奇偶数来安排他们进入的组别。

简单随机化分组方法不能保证分组后各组病例数相等，尤其是当病例总数较少时。因此，当随机化分组方案完成后，应先检查一下各组例数是否大致相当。如果相差悬殊，应重新制订随机化分组方案。需要特别注意的是，按照病例的入院顺序（或就诊顺序）交替地将其分配到试验组或对照组的分组方法不是随机化分组。

2. 区组随机化分组 当研究对象人数较少,而影响试验结果的因素又较多时,可以采用区组随机化分组。其基本方法是将条件相近的一组受试对象(如年龄、性别、病情相近)作为一个区组,再将每个区组内的研究对象进行简单随机化分组。

3. 分层随机化分组 先将研究对象按某个或某些重要的临床特点或预后因素(如年龄、性别、病情、有无合并症等)分为若干层,然后再将各层内的研究对象随机分配到试验组和对照组。分层随机化分组可以使那些影响疗效的非处理因素在试验组与对照组患者中的分布尽量均衡,保证了试验组与对照组的可比性。

六、设置对照

设置对照是临床试验最重要的原则。对照组是与试验组处于相同试验条件下的一组受试者,两组的唯一差别在于,试验组接受新疗法治疗,对照组接受安慰剂或对照疗法治疗。

(一) 设置对照的必要性

临床试验效应的影响因素,除了研究者最关心的处理因素外,还有诸多其他因素。只有将试验组与对照组做比较,才能排除其他因素的影响,将处理因素的效应真实地显现出来,获得客观的试验结果。具体如下。

1. 难以预知的结局 由于个体生物学差异的影响,使得患有同种疾病的不同患者之间的临床过程和转归极不相同,对治疗的反应也可能不同。另外,一些疾病有自然好转的趋势,如上呼吸道感染、胃肠炎等,患者往往在症状最严重的时候就诊,在诊治后即开始恢复。然而,其"疗效"也许是疾病自然发展的结果,与治疗药物或方法的关系可能不大。若试验中不设立可比的对照组,很难判断治疗措施的真实疗效。

2. 安慰剂效应(placebo effects) 是指患者接受了无治疗作用的干预后,在心理上和精神上得到了安慰,所患疾病得到了改善,而这种改善与他们接受的治疗无关。一般认为,在药物治疗的疗效中,安慰剂效应可达30%左右。因此,若不设立对照组,将无法判断治疗的实际效果。

3. 向均数回归现象 是指有些病情特别严重的极端患者,如血压特别高或体温特别高的患者,即使不采用任何治疗,经过一段时间后再测量时,也会出现缓解或好转的结果。只有通过与对照组比较,才能消除此现象带来的误差。

(二) 对照的形式

临床试验的对照主要有标准对照、安慰剂对照和空白对照。

1. 标准对照(standard control) 又称标准疗法对照或阳性对照,是临床试验中较为常用的一种对照形式,适用于已经有肯定疗效的治疗方法的疾病。此种对照的设立是以现行最有效或最常用的治疗(药物)方法作为对照。

2. 安慰剂对照(placebo control) 又称阴性对照。安慰剂不含有任何有效成分,通常以淀粉、乳糖、生理盐水等制成,其剂型、大小、颜色、重量、口味等均与试验药物极为相似。安慰剂对照只适用于那些当前尚无有效治疗方法的疾病,或安慰剂的使用对该病病情、临床经过及预后基本没有影响。安慰剂对照一般与盲法观察结合使用。

3. 空白对照(blank control) 指对照组未施加任何干预。一般情况下,临床试验不设置空白对照。只有下列情况可考虑使用空白对照:①试验药物的不良反应非常明显,以致无法使研究采用盲法观察,此时的安慰剂对照不如用空白对照代替;②治疗方法非常特殊,安慰剂对照无法实施或实施起来非常困难。例如,试验组疗法为外科手术或放射治疗等。

4. 自身对照(self-control) 在同一研究对象中进行试验和对照。如比较用药前、后体内某些指标的变化;或皮肤科用药时使用左、右肢体做试验和对照,以判断药物的疗效。

5. 互为对照(mutual control) 在研究两种及以上药物或治疗方法时,可以不设专门的对照,分析结果时,各组之间互相作为对照,判断何种药物或治疗方法的疗效更佳。临床试验中经常使用该种对照。

(三) 设立对照时应注意的问题

1. 对照组与试验组的例数应均等 对照组与试验组的样本含量不能相差太大,当各组的样本含量相等时,试验效率最高。

2. 组间应有可比性(均衡性) 除处理因素外,其余各种条件在试验组与对照组应力求一致。具体来说:①患者的年龄、性别、职业、地区、经济条件、病情的构成上应一致;②患者的居住条件、护理、辅助治疗、处理步骤、使用仪器等要一致;③试验组与对照组应同时平行进行观察;④试验组与对照组的操作与观察应该由相同的人完成,不能由一个人操作或观察试验组,另一个人操作或观察对照组。

七、确定观察指标

试验效应是指处理因素作用于研究对象后产生的各种反应。试验效应通过观察指标来体现,通过分析比较这些指标,对处理因素产生的试验效应做出客观评价,获得研究结果。在进行临床试验时,能否正确选择试验效应指标,对试验能否取得真实的结果有重要影响。在选择观察指标时应注意以下几个方面。

1. 指标必须全面反映处理因素的效应 任何处理因素施加于患者都可能产生正、反两方面的作用,比如药物临床试验中的疗效和不良反应。设计一项药物临床试验的效应指标时,应该既有反映疗效的指标,也有反映不良反应的指标。

2. 选择与研究的疾病有本质联系的指标 例如,在有关降压药疗效评价的临床试验中,选择舒张压和收缩压作为效应指标;在有关 2 型糖尿病的临床试验中,糖化血红蛋白、特定时间点上的血糖水平等均为与糖尿病有本质关联的指标。

3. 要尽可能选择能借助仪器进行精确测量和检验的客观指标 选择客观指标,如心电图、血脂、谷草转氨酶、尿素氮、肌酐等,可以减少来自研究对象和观察者的偏倚。

4. 选用恰当的终点指标 临床试验因其研究对象的特殊性,特别是近年来随着循证医学的快速发展和应用,在评价试验结果时,更加注重疾病的最终结局(如痊愈、死亡、伤残、复发、发生并发症等),反映这些结局的指标称为终点指标。多数情况下,这些结局是指某个或多个指标达到某一水平时的定义,为保证结果的准确性及方便他人参照研究结果,结局的判定应该有公认的标准。当可选择的终点指标较多时,要根据现有研究经费、观察手段、随访时间等具体条件,选择最重要的、切实可行的指标。其中,主要终点指标1~2个,次要指标可以多一些,尤其是包括安全性评价的指标。

八、资料收集

临床试验是前瞻性研究,研究资料通过研究者对研究对象的随访观察来获得。观察时间较短的临床试验,在随访终止时一次性收集资料即可;若试验时间较长,则需要在整个观察期内分几次随访,其间隔及随访次数视具体研究的需要而定。随访观察期不能过短或过长,因为过短可能会使治疗方法的效应不能显现,而观察期过长则可能会造成不必要的浪费。随访观察时间须根据研究目的,结合基础研究结论,并参考临床达到治疗最佳水平的时间来确定。试验组与对照组的随访观察期长短应相同。由于临床试验的研究对象的特殊性,他们对干预措施的耐受程度、心理接受程度、病情的变化等都会影响随访的完整性。另外,来自研究对象和研究者的偏倚,会影响资料的准确性。因此,为保证资料的完整、准确,资料收集过程中应尽量做到以下几个方面。

(一) 盲法观察

患者对治疗的反应不完全是治疗方法的作用,还包括患者心理因素的影响,当试验观察指标为主观指标时,心理因素的影响更为重要。此外,临床医师、护士、检验医师等参加研究的人员,总是希望新的治疗方法有更好的疗效和更少的不良反应,以至于他们观察到的临床信息往往偏离真实情况,影响结果的真实性。为了避免这些来自患者本身和研究者的心理因素对研究结果的影响,在实施临床试验时,应尽可能采用盲法(blinding method),即把有关治疗分组情况对某些人保密。根据保密对象的不同,盲法可分为单盲、双盲和三盲。

1. 单盲(single blinding) 是指研究对象不知道自己所在的组别。单盲的优点是可以减少来自研究对象方面的偏倚,观察者知道分组情况,可以更好地观察患者的病情变化,及时、恰当地调整治疗方案或采取其他治疗措施,保证研究对象在临床试验过程中的安全。缺点是不能避免来自观察者方面的偏倚。

2. 双盲(double blinding) 是指研究对象和观察者都不知道分组情况。双盲的优点是可以避免研究对象和研究者两方面的偏倚,缺点是设计与实施复杂,出现意外时,较难及时处理。双盲试验实施时,需要有一套严格的管理与监督措施,只有当出现严重不良反应或试验结束时才能揭盲。双盲不适用于危重疾病和有特殊不良反应的药物的临床试验。为保证双盲试验的顺利实施,当试验药与对照药的剂型、服用方法不同时,需采用双盲双模拟技术。例如,试验药物为胶囊剂,对照药为片剂,试验组应该给予"试验药(胶囊剂)+对照药安慰剂(片剂)",对照组应给予"试验药安慰剂(胶囊剂)+对照药(片剂)"。

3. 三盲(triple blinding) 不但研究对象和观察者不了解分组情况,而且负责资料收集和分析的人员也不了解分组情况,可以较好地避免偏倚。三盲的优缺点与双盲相同,从理论上而言更为合理,但实际实施也更困难。

应注意:虽然采用盲法可以避免来自研究对象和研究者的偏倚,但是有些试验无法采用盲法,例如,手术疗法与保守疗法疗效比较的临床试验中,因为两种治疗方法存在明显的不同,使得研究对象的分组不能保密。

(二)规范观察方法

临床试验的随访观察人员应进行统一培训,规范观察方法。对试验组和对照组研究对象进行随访观察时,要求统一观察时间、统一观察方法、统一操作标准和统一记录方法,而且要贯穿于整个试验过程中。

(三)提高研究对象的依从性,尽量避免失访和中途退出

不依从是指研究对象未遵从医嘱,未接受或未完全接受研究给予的干预措施。不依从有以下几种表现:①患者中途退出试验;②患者虽未退出试验,但未按时、按量接受干预措施;③试验组成员不遵守规定而私下接受了对照组的干预措施;④对照组成员不遵守规定而私下接受了试验组的干预措施。

临床试验中造成不依从的可能原因包括:简单的遗忘,误解药物的使用方法,干预措施的不良反应,研究对象对治疗效果的失望,参与试验的不便,不能承受试验的花费等。

提高依从性的关键在于使患者充分了解试验目的、要求及参加试验的意义,争取患者的主动合作。在选择研究对象时,要选择有良好依从性的患者参加试验。另外,研究期限不宜过长,简化干预措施和随访内容,减免治疗及相关的检查费用等也能提高依从性。

第四节 临床试验的资料整理与分析

一、资料整理

应依据研究目的和设计对收集到的资料的完整性、规范性和真实性进行核实,并进一步录入、归类,使其系统化、条理化而便于分析。需注意的是,要整理全部入选对象的资料,不能只选用与预期结果相符的所谓"有用资料",而舍弃与预期不符的资料。资料整理还需注意以下对象的资料。

1. **不合格的研究对象** 一般把不合格的研究对象剔除,包括不符合纳入标准者、一次也没有接受干预或所有数据缺失者。但要注意的是,试验组的不合格者更容易被发现,可能会造成试验组不合格而被剔除的人数多于对照组。为防止对研究对象的剔除而造成偏倚,有学者主张在随机分组后发现不符合标准者,可根据入选标准将研究对象分为合格者和不合格者两个亚组进行分析,如果亚组之间结果不一致,则下结论时应慎重。

2. **不依从的研究对象** 试验组成员不遵守干预规程,相当于退出或脱落试验组,对照组成员不遵守对照规程而私下接受干预规程,相当于加入试验组。对于不依从者的资料整理分析,不能直接剔除,应采用意向性分析等方案。此外,不依从率的高低和不依从的原因是资料分析的重要内容之一。

3. **失访或脱落的研究对象** 在临床试验中应尽量设法减少失访,一般要求失访比例不能超过10%。资料整理与分析时,应考虑试验组与对照组失访率、失访原因、失访者特征的差异,如两组存在差异,则分析结果可能存在偏倚。

二、资料分析

根据临床试验的目的和设计类型进行资料分析。临床试验中比较的类型可按统计学的假设检验分为优效性检验、等效性检验和非劣效性检验。优效性检验比较试验药的治疗效果是否优于对照药,等效性检验确认试验药与阳性对照药是否疗效相当,非劣效性检验则是比较试验药的疗效在临床上不劣于阳性对照药。进行等效性检验和非劣效性检验时,必须预先规定一个临床上认可的等效界限和非劣效界值。

1. **资料分析方案**

(1) **意向治疗分析**(intention-to-treat analysis,ITT) 是指不考虑受试者实际接受干预的情况,按原有的随机分组进行对比分析。ITT 分析目的在于避免选择偏倚,并使各组之间保持均衡可比,能够反映原来试验意向干预的效果。但各组之间不依从、失访情况有差异时,ITT 并不能完全评价试验效力,如果试验方法确实有效,ITT 可能会低估干预效果。

(2) **效力分析** 只在依从者中进行的对比分析。效力分析剔除了不依从的受试者,能够反映试验药物的生物效应。但效力分析并未完全遵循最初的随机分组,可能会高估试验药物的效果。

(3) **治疗者分析** 按受试者实际接受的治疗情况进行分组对比分析。治疗者分析同样未遵循随机分组,也会高估试验药物的疗效。

如果一项试验不依从、失访的情况很少,或者各组之间不依从、失访是均衡的,那么ITT 分析可以准确评价试验效力。但各组不均衡时,ITT 可能会低估疗效,效力分析、治疗者分析则可能会高估疗效。因此,在评价试验效力时,建议综合上述三种分析,以获取全面、客观的评价结果。

2. **资料分析内容**

(1) **统计描述** 包括描述研究对象的一般特征,进行两组间均衡性检验,以及根据资料的类型选择并计算各组的统计描述指标。如果疗效指标是痊愈、有效、死亡、生存等分类变量资料,描述指标一般用"率",临床试验中常用的"率"有治愈率、病死率、有效率和生存率等。

如果疗效指标是血压、血糖、血红蛋白等数值变量指标,可根据资料的分布类型用"均数±标准差"或中位数(四分位数间距)进行描述;也可以按照某些标准将其转换成痊愈、有效等分类变量资料处理。

(2) **统计推断** 在统计描述的基础上,根据资料的性质、设计方案及推断目的选择不同的统计推断方法,比较试验组与对照组各疗效指标是否存在差别,从而评价干预的效果。在试验方案中,应当说明要检验的假设、待评估的处理效应、统计分析方法以及涉及的统计模型。假设检验应说明采用的是单侧还是双侧,处理效应的估计应同时给出点估计与置信区间。除上述常用评价指标之外,临床试验还可通过比较试验组与对照组的事件发生率之间的相对关系和绝对关系来评价治疗药物或措施的效应大小,例如相对危险度降低(relative risk reduction,RRR)、绝对危险度降低(absolute risk reduction,ARR)、需治疗人数(number needed to treat,NNT)等。

第五节　临床试验的优点与局限性

一、优点

1. 研究者根据研究目的,对研究对象、干预措施、效应指标的观察均进行了标准化的设计,可以有效地减少纳入研究对象、施加干预及判断试验结果时可能产生的偏倚。

2. 按照随机化方法,将研究对象分为试验组与对照组,提高了组间的可比性,控制了选择偏倚和混杂偏倚。

3. 临床试验为前瞻性研究。同步随访观察试验组与对照组的每个研究对象的反应和结局,最终能得出肯定性的结论。

二、局限性

1. 试验设计和实施要求高、难度大,在实际工作中有时难以做到。

2. 对研究对象做了严格的限制,影响了试验结果的外推。

3. 研究对象数量较多,随访时间较长,依从性不易做得很好,当失访过多时,会影响试验效应的评价。

4. 有时对照组不使用药物或其他疗法,只使用安慰剂,或者受试药物的疗效不如传统药物或存在不良反应时,会存在伦理学问题。

第六节　发展趋势与展望

实验流行病学是评价干预措施有效性和安全性的"金标准"方法,也是研究和验证病因的最佳方法。实验流行病学在疾病预防措施和临床治疗方法的科学评价和筛选、诊断技术效果评估以及医疗卫生决策等方面有着至关重要的作用。在当前的循证浪潮中,医疗卫生决策须基于当前最好的证据,使有限的卫生资源得到最有效的利用。实验流行病学研究为循证实践决策提供了主要的、高质量的应用证据,循证实践也推动了实验流行病学的快速发展。历经60余年,中国新药临床试验等实验流行病学研究的硬件和软件不断加强,尤其是近5年在国家医药政策改革及鼓励医药创新的背景下,我国临床试验活动已进入蓬勃发展时期,越来越多的国际临床试验由我国学者牵头,我国通过临床试验验证的新药已有不少得到国际认可。随着我国临床试验管理制度的不断完善,临床试验的研究能力不断提升,科研成果的转化不断加快,为健康中国建设贡献了卓越力量。

(刘　丽)

第七章
筛检与诊断试验评价

案例

结直肠癌是最常见的恶性肿瘤之一,早期多无特异性症状,多数患者在确诊时已属于中晚期。结肠镜下活检或切除标本的病理检查是结直肠癌确诊的"金标准",但是结肠镜检查对技术和设备要求高,检查前需要彻底清洁肠道,作为一种侵入性检查会带来一定的痛苦和并发症风险,而且我国结肠镜资源有限且分布不均,大量高风险人群无法或不愿意接受镜检。最近有研究者探索建立了粪便DNA检测试剂盒(PCR荧光探针法),该方法主要针对结直肠脱落细胞的基因突变和(或)甲基化等进行检测,具有无须特殊设备、无须限制饮食、无创等优点。任何一种新的诊断方法在广泛应用于临床之前,必须要经过科学严格的评价验证。那么对于"粪便DNA检测"这种新的结直肠癌诊断方法如何评价其临床应用价值?

思考题

1. 欲评价"粪便DNA检测"的诊断价值,为什么首先要明确当前临床上对结直肠癌诊断的"金标准"是什么?

2. 如何选择研究对象?

3. 如何确定样本量?

4. 诊断方法的临床价值应从哪些方面进行评价?

5. 结直肠癌是一种可防可治的恶性肿瘤,漏诊的危害严重。在临床工作中如何避免漏诊?

6. 为保证诊断试验评价结果的可靠性,在实施过程中需要采取哪些质量控制措施?

案例解析

课件:第七章
筛检与诊断
试验评价

疾病的筛检与诊断是临床干预的基础,筛检与诊断试验的评价是临床流行病学的一个重要内容。随着经济社会发展和人民生活水平不断提高,人民群众更加重视生命质量和健康安全。为满足人民日益增长的健康需求,新的筛检与诊断试验不断出现。一种新的筛检与诊断方法在广泛应用于临床之前,必须经过科学的评价和严格的鉴定。因此,学习筛检与诊断试验的评价步骤、评价指标及其临床应用价值,避免对诊断试验的误用或滥用,对提高临床医师的诊断水平,保障人民健康有着非常重要的意义。

第一节 筛检与诊断试验概述

筛检(screening),又称筛查,是指运用快速、简便的检验、检查等方法,在健康人群中发现表面健康但可能患病的人。筛检试验(screening test)是指筛检所用的各种手段与方法,包括常规体格检查、问卷调查、物理学检查、实验室检验和分子标志物检测等。筛检不是对疾病做出诊断,其目的是从健康人群中尽早发现可疑患者,对筛检结果阳性者或可疑阳性者需要进一步开展适宜的诊断试验来进行确诊或排除诊断。

微课:新型冠
状病毒抗原
抗体检测

诊断(diagnosis)是指临床医师在临床工作中从医学的角度,通过相应的检查及调查等方法收集患者的各种信息,经过整理分析后对个体所患疾病及其健康状况做出的判断。诊断的目的是把患者与可疑有病但实际无病者区别开来,以便给确诊的患者以相应的治疗和处置。诊断是临床工作的重要内容,只有正确的诊断才能指导临床医师制订有针对性的治疗计划。诊断试验(diagnostic test)是指在诊断过程中所应用的各种物理学、生物化学、血清免疫学实验检查技术,或者临床体格检查及特殊医疗仪器检查等技术手段,即对个体所患疾病做出诊断的各种实验技术或检查手段。

一、筛检与诊断试验评价的意义

各种筛检与诊断试验是临床医师诊断疾病的重要工具,但现代诊断技术日新月异,新的方法不断产生。一种新的诊断方法在广泛应用于临床之前,一定要坚持严谨求实的科学态度和以患者为中心的工作理念,对新方法的临床诊断能力及可推广应用价值进行科学评价。临床医师在阅读有关某种诊断方法临床应用的文献时也需要用一定的标准和原则进行客观分析和评价,以衡量其结论是否可靠。学会对诊断试验进行客观的评价,不但是提高临床诊断试验研究科学性的关键措施,同时有助于临床医师在临床工作中合理地选用诊断方法、科学地解释诊断试验的结果,从而提高临床诊断能力,更好地促进患者预后改善和健康水平的提高。

二、筛检与诊断试验的区别

筛检与诊断是疾病防治过程中的不同环节。筛检与诊断试验均是应用一些试验、检查等方法来确定受检者的健康状况,两者在方法学评价方面具有相似性,但同时存在很多区别,例如筛检试验侧重经济、便捷和收益,诊断试验则要求更高的准确性,具体如表7-1。

表7-1 筛检与诊断试验的区别

区别	筛检试验	诊断试验
对象	健康者或无症状的患者	患者或筛检阳性者
目的	把可疑患者与可能非患者区分开来	把患者与可疑患病但实际未患病者区分开来
要求	快速简便,高灵敏度,尽可能发现所有可能的患者	复杂、较高的准确性,尽可能诊断出所有患者和排除所有非患者
费用	经济、廉价	一般花费较高
处理	阳性者须进一步做诊断试验以确诊	阳性者要及时治疗

第二节 设计与实施

筛检与诊断试验评价的原理相同,诊断试验的评价在临床上应用相对较多,以下讲解以诊断试验的评价来说明。诊断试验评价的核心思想为对比,首先确定疾病诊断的"金标准",依据"金标准"将研究对象区分为实际有病者和无病者,再用待评价的诊断方法对全体对象进行检测和判断,将其获得的结果与"金标准"判断的结果进行比较,来评价该诊断试验的诊断价值。

一、确定"金标准"

"金标准(gold standard)"是指当前医学界所公认的诊断某种疾病最准确、可靠的方法。常用的"金标准"包括病理组织学检查、外科手术发现、细菌培养、特殊的影像学检查、尸体解剖和长期临床随访等。确定合适的"金标准"是进行诊断试验评价的前提,如果"金标准"选择不当,会造成对受试者分类上的错误,使整个试验的评价失去准确性的基础。

二、选择研究对象

所选择的研究对象应该能代表诊断试验可能应用的目标人群。

1. 患者组 选择一定数量的由"金标准"确诊的实际有病的患者组成患者组。为保证患者组的代表性,所选对象应包含目标疾病的各种临床类型的患者,如典型与不典型、病程的不同阶段(如早、中、晚)、病情的严重程度(轻、中、重型)、有和无并发症等。

2. 对照组 选择一定数量的由"金标准"证实没有患目标疾病的个体组成对照组,特别要选择一些与目标疾病具有相似临床表现、临床上容易混淆、需要鉴别的其他疾病患者,以评价诊断试验的鉴别诊断能力。

三、估计样本含量

样本量是保证研究结论具有一定可靠性的前提下所确定的最小样本数。样本量过小,诊断试验的评价指标分析结果可能不稳定,影响对诊断试验的评价。

1. 决定样本量大小的因素 待评价诊断试验的灵敏度或特异度;检验水准 α(一般为 0.05);容许误差 δ(一般为 0.05~0.10)。

2. 计算方法 当灵敏度和特异度均接近 50% 时,可以用近似公式进行计算。

$$n = \left(\frac{Z_\alpha}{\delta}\right)^2 (1-p)p \qquad \text{(公式 7-1)}$$

公式中 n 为所需要的样本量,Z 为标准正态分布变量值,如 $\alpha=0.05$ 时,$Z=1.96$。式中 p 为待评价诊断试验的估计灵敏度或特异度,估计患者组所需要样本量时用灵敏度,估计对照组所需要样本量时用特异度,p 可通过查阅文献或做预试验而得到。

当灵敏度或特异度 $\leqslant 20\%$ 或 $\geqslant 80\%$ 时,样本率的分布呈偏态,需要对率进行平方根反正弦转换,其公式为:

$$n = [57.3\mu_\alpha / \sin^{-1}(\delta / \sqrt{p(1-p)})]^2 \qquad \text{(公式 7-2)}$$

例如,某诊断试验的估计灵敏度和特异度分别为 70% 和 60%,设 $\alpha=0.05$,$\delta=0.05$,试计算该诊断试验患者组和对照组各需要多少例样本?

患者组样本量(n_1)、对照组样本量(n_2)分别为:

$$n_1 = \left(\frac{1.96}{0.05}\right)^2 \times (1-0.7) \times 0.7 \approx 323$$

$$n_2 = \left(\frac{1.96}{0.05}\right)^2 \times (1-0.6) \times 0.6 \approx 369$$

计算结果表明:欲评价该诊断试验,患者组需要 323 例,对照组需要 369 例。

四、同步盲法检测,比较诊断试验与"金标准"的结果

对患者组与对照组的全体对象,同时采用"金标准"和待评价的诊断试验进行检测,对比两种试验方法判断的结果。要注意的是,为保证资料的真实性,整个资料收集的过程中应采用盲法观察的方式,即要求判断待评价诊断试验结果的人在不知道"金标准"诊断结果的情况下独立判断试验结果。诊断试验评价的资料整理格式如表 7-2。

表7-2 诊断试验评价的资料整理表

诊断试验结果	"金标准"		合计
	阳性	阴性	
阳性	a(真阳性)	b(假阳性)	a+b
阴性	c(假阴性)	d(真阴性)	c+d
合计	a+c	b+d	a+b+c+d=N

表7-2中:a 表示"金标准"和待评价诊断试验均判定为阳性者例数;b 表示"金标准"判定为阴性,待评价诊断试验判定为阳性者例数;c 表示"金标准"判定为阳性,待评价诊断试验判定为阴性者例数;d 表示"金标准"和待评价诊断试验均判定为阴性者例数;a+c 表示患者组(实际有病者)总例数,b+d 表示对照组(实际无病者)总例数,a+b 表示待评价诊断试验判定为阳性结果的总例数,c+d 表示待评价诊断试验判定为阴性结果的总例数,N 为患者组和对照组的总例数。

另外,整个过程均要做好质量控制工作。在收集和分析试验的资料时,除采用盲法来保证结果的真实性外,对试验所用的仪器、试验条件、试验方法、所用试剂的质量等方面要统一标准化,对调查员要进行严格培训,从而将误差降到最低。

第三节 诊断试验评价指标

诊断试验的评价,除了考虑方法本身的安全和操作上的简单、快速、方便及价格低廉等因素外,还要重点考虑试验的真实性、可靠性和收益三个方面。

一、评价诊断试验真实性的指标

真实性(validity)又称准确性(accuracy),是指诊断试验的测量结果与客观实际情况相符合的程度。用于评价真实性的指标有灵敏度、特异度、漏诊率、误诊率、似然比及正确指数等。

(一) 灵敏度

灵敏度(sensitivity)又称真阳性率,指实际有病者中,被诊断试验正确判定为阳性者所占的比例。其计算公式为:

$$灵敏度 = \frac{a}{a+c} \times 100\%$$ (公式7-3)

灵敏度反映诊断试验正确识别和发现患者的能力,其值越高,患者被发现的机会越大,被漏诊的可能性就越小。

(二) 假阴性率

假阴性率(false negative rate)又称漏诊率,是指实际有病者中,被诊断试验错误判定为阴性者所占的比例。其计算公式为:

$$假阴性率 = \frac{c}{a+c} \times 100\%$$ (公式7-4)

假阴性率越高表明该诊断试验漏诊机会就越高。假阴性率和灵敏度之间为互补关系,假阴性率=1-灵敏度,即灵敏度越高,假阴性率越低,反之亦然。

(三) 特异度

特异度(specificity)又称真阴性率,指实际无病者中,被诊断试验正确判定为阴性者所占的比例。

其计算公式为：

$$特异度 = \frac{d}{b+d} \times 100\% \qquad (公式\ 7-5)$$

特异度反映诊断试验对无病者正确排除其患某病的能力，其值越高，无病者被正确判断为阴性的机会越大，被错误判断阳性的可能性就越小。

（四）假阳性率

假阳性率（false positive rate）又称误诊率，指在实际无病者中，被诊断试验错误判定为阳性者所占的比例。其计算公式为：

$$假阳性率 = \frac{b}{b+d} \times 100\% \qquad (公式\ 7-6)$$

假阳性率越高表明该诊断试验误诊机会就越高。假阳性率和特异度之间为互补关系，假阳性率＝1－特异度，即特异度越高，假阳性率越低，反之亦然。

（五）似然比

似然比（likelihood ratio，LR），是指用同一诊断试验的灵敏度和特异度分别说明发现患者和排除非患者的能力。似然比和约登指数（Youden's index，YI）是将二者结合起来的指标。似然比是表示诊断试验的结果在患者中出现的概率与在非患者中出现概率的比值。由于诊断试验的结果可分为阳性结果和阴性结果，因此似然比也相应地分为阳性似然比（positive likelihood ratio，＋LR）和阴性似然比（negative likelihood ratio，－LR）两种。

1. 阳性似然比　表示诊断试验的阳性结果在患者中出现的概率（真阳性率）与在非患者中出现的概率（假阳性率）的比值。其计算公式为：

$$阳性似然比 = \frac{真阳性率}{假阳性率} = \frac{灵敏度}{1-特异度} \qquad (公式\ 7-7)$$

阳性似然比反映了诊断试验正确判定阳性的可能性是错误判定阳性可能性的多少倍。其值越大，表明诊断试验的阳性结果为真阳性的可能性越大，诊断价值也越高。一般认为，阳性似然比≥10表示诊断试验有较高的诊断价值。

2. 阴性似然比表示诊断试验的阴性结果在患者中出现的概率（假阴性率）与在非患者中出现概率（真阴性率）的比值。其计算公式为：

$$阴性似然比 = \frac{假阴性率}{真阴性率} = \frac{1-灵敏度}{特异度} \qquad (公式\ 7-8)$$

阴性似然比表示诊断试验错误判定阴性的可能性是正确判定阴性可能性的多少倍。其值越小，表明诊断试验的阴性结果为真阴性的可能性越大，诊断价值也越高。一般认为，阴性似然比≤0.10表示诊断试验有较高的诊断价值。

（六）正确指数

又称约登指数，为灵敏度与特异度之和减去1，表示诊断试验对实际有病者及实际无病者总的正确判断的能力。正确指数的数值范围在0~1之间，其值越大，试验的真实性就越高。

$$约登指数 =（灵敏度＋特异度）－1 = 1 －（假阳性率＋假阴性率） \qquad (公式\ 7-9)$$

例7-1：开展某诊断试验评价，"金标准"判断的患者与非患者均为200人，经与"金标准"检查结果对比，发现患者组中诊断试验阳性者183人，非患者组中诊断试验阴性者164人，请根据资料将诊断试验评价结果整理成表7-3，并计算其真实性指标。

表7-3　某诊断试验评价的资料整理表

诊断试验结果	"金标准"		合计
	患者	非患者	
阳性	183	36	219
阴性	17	164	181
合计	200	200	400

$$灵敏度 = \frac{183}{200} \times 100\% = 91.5\%$$

$$特异度 = \frac{164}{200} \times 100\% = 82.0\%$$

$$漏诊率(假阴性率) = \frac{17}{200} \times 100\% = 8.5\%$$

$$误诊率(假阳性率) = \frac{36}{200} \times 100\% = 18.0\%$$

$$阳性似然比 = \frac{0.915}{0.180} = 5.083$$

$$阴性似然比 = \frac{0.085}{0.820} = 0.104$$

$$约登指数 = 0.915 + 0.820 - 1 = 0.735$$

（七）其他指标

诊断试验真实性指标还有 ROC 曲线、一致率和 Kappa 分析等。有关 ROC 曲线（receiver operating characteristic curve），将在诊断试验临界值的确定中讲述。一致率和 Kappa 检验既可以评价诊断试验的准确性，又可以评价其可靠性。评价准确性是将诊断试验的结果与"金标准"结果进行比较；评价可靠性是将同一研究对象的两次诊断试验结果或同一结果不同人员判定的结果进行比较。一致率和 Kappa 检验在可靠性评价中讲述。

二、评价诊断试验可靠性的指标

诊断试验的可靠性（reliability），又称可重复性，是指一项诊断试验在完全相同的条件下，重复试验时获得相同结果的稳定程度。评价诊断试验可靠性的常用指标如下。

（一）计量资料

某些诊断试验的测量结果表现为连续变化的数值大小，如身高、体重、血糖水平等，此即为计量资料。对于此类诊断试验的数据，如果是同一样品或同一组个体差异较小的样品，进行多次重复测量，可用标准差和变异系数两个参数反映其可靠性，标准差和变异系数的值越小，表明可靠性越好，即可重复性越好，精密度越高。

$$变异系数 = \frac{标准差}{均数} \times 100\% \qquad （公式7-10）$$

（二）计数资料

某些诊断试验的测量结果表现为阳性或阴性，此即为计数资料。对于此类诊断试验的数据，可用下列指标反映其可靠性的高低。

1. 符合率（agreement rate）　又称为观察一致率（consistency rate），是指对同一研究人群进行两次重复观察，结果一致者所占的比例。

$$符合率 = \frac{两次结果相一致的例数}{总观察例数} \times 100\% \qquad (公式7-11)$$

符合率越高,表明两次重复检测一致性越高,即诊断试验的可重复性高、稳定性好。符合率除用于比较同一观察者两次观察结果的一致性,也可用于比较两个观察者对同一组研究对象检查结果的一致性。

2. 卡帕值(Kappa value)　评价诊断试验不同次检测结果的一致性。该值考虑了机遇因素对一致性的影响并加以校正,从而提高了判断的有效性。具体分析步骤结合案例说明如下(表7-4)。

表7-4　某诊断试验对173份手术标本检测的一致性分析(Kappa分析)

第二次检测	第一次检测		合计
	阳性	阴性	
阳性	$a(132)$	$b(4)$	$a+b(r_1 136)$
阴性	$c(16)$	$d(21)$	$c+d(r_2 37)$
合计	$a+c(c_1 148)$	$b+d(c_2 25)$	$a+b+c+d(n173)$

$$观察一致性^* = \frac{a+d}{n} \times 100\% = \frac{132+21}{173} \times 100\% = 88.44\%$$

$$机遇一致性^* = \frac{\frac{r_1 c_1}{n} + \frac{r_2 c_2}{n}}{n} \times 100\% = \frac{\frac{136 \times 148}{173} + \frac{37 \times 25}{173}}{173} \times 100\% = 70.34\%$$

非机遇一致性* = 1 - 机遇一致性 = $1 - P_C = 1 - 0.7034 = 0.2966$(或29.66%)

实际一致性* = 观察一致性 - 机遇一致性 = $P_O - P_C = 0.8844 - 0.7034 = 0.1810$(或18.10%)

Kappa值 = 实际一致性 / 非机遇一致性 = $0.1810/0.2966 = 0.6102$(或61.02%)

Kappa值的范围在$-1 \sim 1$,当两个诊断完全一致时,Kappa值为1。当观测一致率大于期望一致率时,Kappa值为正数,且Kappa值越大,说明一致性越好。当观察一致率小于期望一致率时,Kappa值为负数,这种情况较少。对Kappa值的一致性强度的意义可参考Kanidis和Koch提出的标准(表7-5)。

表7-5　Kappa值判断标准

Kappa值	一致性强度	Kappa值	一致性强度
<0	弱	$0.41 \sim 0.60$	中度
$0 \sim 0.20$	轻	$0.61 \sim 0.80$	高度
$0.21 \sim 0.40$	尚好	$0.81 \sim 1.00$	最强

(三) 影响诊断试验可靠性的因素

在实际工作中,应认真分析影响诊断试验可靠性的因素,从而有针对性地改进诊断方法,提高其稳定性。一般而言,影响诊断试验可靠性的因素主要来自下列三个方面。

1. 受试对象本身的生物学变异　个体的生物学变异客观存在,同一个体在不同时间其生物学指

---

* 注:观察一致性,observed agreement,P_O

机遇一致性,agreement of chance,P_C

非机遇一致性,potential agreement beyond chance

实际一致性,acutal agreement beyond chance

标可能会有所波动。例如,同一个体在一天内的不同时间测量得到的血压值会存在差异。因此,需严格规定统一的测量时间和测量条件。

2. 观察者的变异　不同观察者或同一观察者在不同时间对同一批对象进行重复测量,由于技术水平、认真程度等方面的差异,也会造成重复测量的结果出现差异。为此,观察者必须经过严格的培训、考核,统一判断标准。

3. 测量仪器、试剂等实验条件所致的变异　重复测量时,由于测量仪器的不一致或者仪器的不稳定、所用试剂的不一致或者稳定性较差等都可能造成测量结果出现不一致。因此,必须严格规定试验的环境条件,保证试剂的标准化,仪器使用前必须先校准。

三、评价诊断试验收益的指标

对诊断试验的评价,不仅要对真实性和可靠性进行评价,还需要对其在人群中的应用效果进行评价,也就是收益评价。主要评价指标有预测值、卫生经济学效果等,这里主要介绍预测值。

(一) 预测值

1. 预测值(predictive value)　灵敏度、特异度等准确性指标是诊断试验本身的特征,是临床医师等是否采纳该诊断试验的重要决策依据。一旦采纳该诊断试验后,针对诊断试验结果,临床医师面临的工作是判断有这种结果的人患病的可能性。预测值反映的是持有这种诊断结果的受试者患病与否的可能性(概率),因此又称为验后概率或后验概率。

由于诊断试验结果分为阳性和阴性,因此预测值也分为阳性预测值和阴性预测值两种。

阳性预测值(positive predictive value, PPV):指诊断试验结果阳性者中,实际患病者("金标准"阳性)所占的比例,反映试验结果阳性者真正患有目标疾病的可能性。

阴性预测值(negative predictive value, NPV):指诊断试验结果阴性者中,真正无病者("金标准"阴性)所占的比例,反映试验结果阴性者真正不患目标疾病的可能性。

2. 计算方法

(1) 横断面设计的筛检或诊断试验的评价:包括在社区开展的和在医院连续选择"患者"为研究对象,预测值计算公式为:

$$阳性预测值 = \frac{a}{a+b} \times 100\% \qquad (公式 7-12)$$

$$阴性预测值 = \frac{d}{c+d} \times 100\% \qquad (公式 7-13)$$

(2) 基于病例-非病例设计的诊断试验的评价:"金标准"判断为阳性的"病例组"和"金标准"判断为阴性的"非病例组"的构成不能代表目标人群患病和非患病的自然情况下的比例,可根据灵敏度、特异度、现患率与预测值的关系式(Bayes 公式)来计算预测值。

$$阳性预测值 = \frac{患病率 \times 灵敏度}{患病率 \times 灵敏度 + (1-患病率)(1-特异度)} \times 100\% \qquad (公式 7-14)$$

$$阴性预测值 = \frac{(1-患病率) \times 特异度}{(1-患病率) \times 特异度 + 患病率 \times (1-灵敏度)} \times 100\% \qquad (公式 7-15)$$

当患病率固定时,诊断试验的灵敏度越高,则阴性预测值越高,当灵敏度达到 100% 时,若诊断试验结果为阴性时,可以肯定受试者无病,达到排除诊断的目的;诊断试验的特异度越高,则阳性预测值越高,当特异度达到 100% 时,若诊断试验结果为阳性时,可以肯定受试者患病,达到确诊目的。

当诊断试验的灵敏度和特异度确定后,阳性预测值与患病率同方向变化,阴性预测值与患病率反方向变化。一般来说,人群中某病患病率越高,所诊断的病例数就越多,即阳性预测值越高;然而,当检测人群中的某罕见病时,即使诊断试验的灵敏度和特异度均较高,此时阳性预测值也不高,会出现较多的假阳性,需对结果阳性者做进一步的检查,来确定是否为真阳性。

（二）卫生经济学效果

卫生经济学评价就是对新的诊断试验或待评价的试验方法,通过比较所花费的费用与其所获得的经济效益、社会效益的比值进行评价。

1. 成本效益分析　狭义的成本只包括用于诊断试验的直接费用,而广义的成本应包括进行试验所花费的全部费用,如参加试验而造成的工作损失等。效益是指通过诊断所取得的经济效益,如正确诊断后因避免误诊误治而节约的医疗费用等。

2. 成本效果分析　效果是指通过诊断试验所取得的生物学效果,包括延长寿命、提高生存率等。

3. 成本效用分析　效用是指生活质量改善等,可用质量调整寿命年的增加、伤残调整寿命年的减少等指标来表示。

四、有关评价指标的相互关系及其应用

（一）灵敏度与特异度的相互关系及其应用

灵敏度反映诊断试验对患者正确检出的能力,而特异度则是反映诊断试验对非患者正确排除其患病的能力,它们分别针对患者与非患者两个不同的人群,对诊断试验结果的准确性进行评价。但是,两个指标的变化方向却是相反的,即提高试验的灵敏度,则会带来特异度的下降。这是因为提高灵敏度,意味着患者被正确判定为阳性结果的可能性升高了。同样,非患者被错误判定为阳性结果的可能性也升高了,从而使误诊率升高,特异度下降。在临床工作中,有时候需要尽可能地减少漏诊,则应选择高灵敏度的诊断试验,而有时候需要尽可能地减少误诊,则应选择高特异度的诊断试验。具体应用策略见"本章第四节"的内容。

（二）预测值与灵敏度、特异度及患病率的相互关系及其应用

当患病率一定时,提高试验的灵敏度,可使特异度下降,阳性预测值下降,阴性预测值升高;若提高诊断试验的特异度,可使灵敏度下降,阳性预测值升高,阴性预测值降低。对于同一诊断试验,当其灵敏度及特异度一定时,应用于患病率高的人群,可有更高的阳性预测值,但同时,阴性预测值将会下降。

在应用时,要注意:对同一诊断试验,由于预测值要受研究人群患病率的影响,当引用文献中的预测值时,必须结合实际受检人群的患病率进行预测值的计算。如需要高的阳性预测值,则可以选择患病率高的人群进行检测。

第四节　诊断试验临界值的确定

开展诊断试验的根本目的是为了帮助临床医师能正确判断被检查人群有病或无病,所以诊断试验结果的正常与异常要有明确的界定,这个值称为临界值（cut-off point）,也称参考值。

一、临床工作中确定诊断试验界值标准时要遵循的原则

一项好的诊断方法应该既没有漏诊也没有误诊,即患者均为阳性,非患者均为阴性。这时患者与非患者的测定值完全没有重叠（图 7 - 1A）,这种情况在临床中并不常见。临床实践中,由于诊断试验本身存在的缺陷以及疾病的复杂性,大多数情况下患者与非患者的试验结果相互重叠,不能完全区分开（图 7 - 1B）,这时需要确定一个划分阳性和阴性的临界值。不同的临界值选择会影响诊断试验的灵

敏度和特异度,灵敏度与特异度之间的关系则是当其中一个升高时,另一个必然降低。高灵敏度的试验结果阴性时有利于排除诊断,高特异度的试验结果阳性时有利于肯定诊断,但是高灵敏度的试验结果常会出现更多的假阳性,高特异度的试验结果常会出现更多的假阴性。实际工作中确定临界值标准时应与临床实际相结合,权衡漏诊与误诊可能的利弊,一般要遵循以下原则。

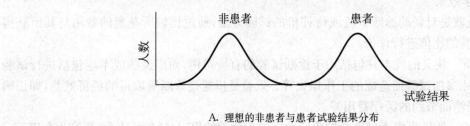

A. 理想的非患者与患者试验结果分布

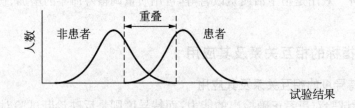

B. 现实的非患者与患者试验结果分布

图 7-1　患者与非患者的诊断试验结果分布示意图

(一) 漏诊后果严重但可治的疾病

尤其是早期治疗可获得较好疗效的疾病,而疾病漏诊可能造成后果严重者,如结核病等,则应该将诊断试验的临界值定在较低水平,提高灵敏度,尽可能诊断出所有患者。但要注意,此时试验的特异度降低,误诊率增大,假阳性增多,导致需要进一步确诊的可疑病例增多,从而增加检查成本(图 7-2A)。

(二) 现有治疗效果不理想,确诊和治疗费用比较昂贵的疾病

误诊时会造成患者严重心理负担,或疾病治疗措施对患者会造成严重生理伤害及经济影响时,则应该将诊断试验的临界值定在较高的水平,提高特异度,尽可能排除非患者,如艾滋病等。但要注意,此时试验的灵敏度降低,漏诊率增大(图 7-2B)。

(三) 灵敏度和特异度同等重要,漏诊与误诊的重要性相当的疾病

一般可将诊断试验临界值定在患者与非患者分布曲线的交界处,此时诊断试验的灵敏度和特异度均较高,正确诊断指数最大(图 7-2C)。

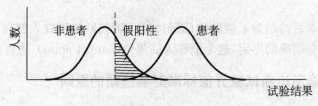

A. 漏诊后果严重但可治的疾病

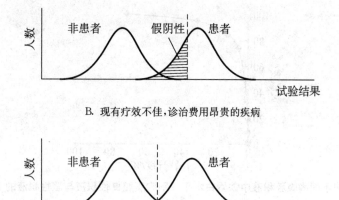

B. 现有疗效不佳,诊治费用昂贵的疾病

C. 灵敏度与特异度同等重要,漏诊与误诊重要性相当的疾病

图 7-2　诊断试验不同的临界值水平,有不同的灵敏度和特异度

二、确定诊断试验临界值的方法

常用的确定临界值的方法有正态分布法、百分位数法和受试者工作特征曲线,也可以依据临床需要确定界值。

(一) 正态分布法

诊断试验的观察指标为连续型的计量指标,其测定值的频数分布服从正态或近似正态分布,而且样本的均数和标准差趋于稳定、样本含量足够大时,可采用该法。如用"均数±1.96 倍标准差"表示其双侧正常值范围。

(二) 百分位数法

诊断试验的观察指标为连续型的计量指标,测定值的频数分布为非正态分布或分布类型尚不能确定时,可用百分位数法来确定临界值。将观察值从小到大排列,以第 2.5～97.5 百分位数表示双侧正常值范围,以第 5 或第 95 百分位数界定单侧正常值。

(三) 受试者工作特征曲线法

受试者工作特征曲线(receiver operator characteristic curve, ROC)是用诊断试验的灵敏度和 1-特异度作图而得到的曲线。绘制 ROC 曲线时,研究者要假定一系列不同的诊断界值(或称截断值)。在每个界值处,计算诊断试验的灵敏度、特异度,然后以灵敏度(真阳性率)为纵坐标、1-特异度(假阳性率)为横坐标作图,将各点连成曲线即为 ROC 曲线。表 7-6 是以胸腹腔积液中铁蛋白不同水平为临界值,鉴别胸腹腔良性积液与恶性积液的灵敏度与特异度,据此绘制 ROC 曲线如图 7-3。

表 7-6　不同胸腹腔积液中铁蛋白水平鉴别胸腹腔良性积液与恶性积液的灵敏度与特异度

铁蛋白水平/μg·L⁻¹	灵敏度/%	特异度/%	铁蛋白水平/μg·L⁻¹	灵敏度/%	特异度/%
0	100.0	0.0	600	50.0	98.1
50	100.0	0.0	700	32.7	99.3
100	100.0	14.4	800	18.9	100.0
200	100.0	25.0	900	8.6	100.0
300	94.8	63.8	1 000	1.7	100.0
400	84.5	87.5	1 200	0.0	100.0
500	74.1	94.3			

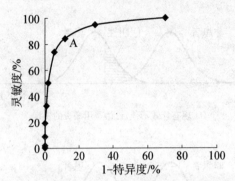

图 7-3　按不同胸腹腔积液中铁蛋白水平鉴别胸腹腔良性积液与恶性积液的 ROC 曲线

[杨浏,刘俊峰,余久如,等.标记免疫分析与临床,2003,10(3):144—147.]

从图 7-3 可以看出,随着灵敏度升高,1-特异度也升高,即特异度下降,反之亦然。通常将最接近 ROC 曲线左上角那一点(A 点)所对应的界值定为最佳临界值。在此界值处,诊断试验可有相对最优的灵敏度和特异度,而漏诊率和误诊率相对最小。因此,ROC 曲线常被用于确定诊断试验的临界值。

除被用于制定最佳诊断界值外,ROC 曲线还可用于比较两种或两种以上诊断试验的诊断价值,以帮助医师选择出最佳的诊断方法,如图 7-4。

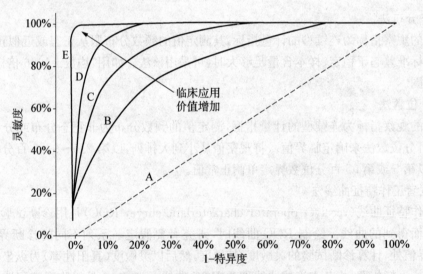

图 7-4　多种诊断试验的 ROC 曲线

将诊断同一种疾病的各种诊断试验方法的 ROC 曲线绘制到同一坐标中,通过直观地比较 ROC 曲线下面积(area under curve, AUC)来判断不同诊断试验方法的优劣及诊断效率的高低。AUC 反映了诊断试验的准确性,其范围在 0.5~1.0,AUC 越接近 1.0,诊断试验的真实性越好,诊断准确性越高,鉴别有病及无病的能力越强;而 ROC 曲线越接近对角线,AUC 越接近 0.5,则诊断试验的真实性及准确性越差,鉴别有病及无病的能力越低,越没有诊断价值。如图 7-4 中,曲线 A 位于 45°处,是无意义的试验;曲线 B、C、D 曲线下面积逐渐增加,临床应用价值逐步提高;E 曲线下面积最大,是最优的诊断方法。

(四) 依据临床需要确定界值

依据大量临床观察某些致病因素对健康损害的阈值,作为区别正常与异常的分界值。低于或高于这种诊断界值则定位异常。在临床实践中,某些人体特征观察值虽然在统计学上处于正常值范围内,且在临床上没有出现严重的临床表现,但疾病可能进展较快或有发生严重并发症的可能,可结合预后来确定界值。如以前空腹血糖≥7.8 mmol/L 定为异常,现在改为空腹血糖≥7.0 mmol/L 定为异常,就是通过长期的临床实践、观察预后得出的结论。

第五节　提高诊断试验效率的方法

在实际工作中,临床医师最关心的是如何利用现有的诊断试验方法来提高试验的效率或效益,一般可通过以下方法实现。

一、选择患病率高的人群

根据预测值的影响因素可以知道,对于同一种诊断试验而言,如果选择疾病的高发人群开展试验,则可以有较高的阳性预测值,即诊断试验的阳性结果中真正患者所占的比例高,假阳性少,也能有效地提高工作收益。

在临床工作中,可通过设立专科门诊、对可疑患者进行转诊等手段来提高受检人群的患病率。在公共卫生实践工作中,可通过筛查高危人群、职业人群或特殊暴露人群来提高受检人群的患病率。对这些人群进行检测,可有效地提高诊断效率。当然,也应考虑到因患病率升高,阴性预测值降低带来的影响。

二、采用联合试验

联合试验是指采用多项诊断试验或重复一种检查方法对同一受检对象进行检查,结合多项诊断试验的检查结果,综合分析受检者患病状况。根据联合方式的不同,可分为并联试验和串联试验两种。

(一) 并联试验

并联试验也称平行试验(parallel test)。其结果判定的原则是:任一项试验结果为阳性,综合诊断结果就判定为阳性,只有全部试验结果均为阴性,综合诊断结果才能判定为阴性。根据此判定原则,由于每一个受试对象被判定为阳性的机会升高,患者被正确判定为阳性的可能性升高,所以提高了试验的灵敏度。同时,由于非患者被错误判定为阳性的机会也升高了,被正确判定为阴性的可能性就降低了,所以降低了特异度。采用并联试验,阴性预测值升高,有利于排除疾病的诊断。

(二) 串联试验

串联试验也称系列试验(serial test)。其结果判定的原则是:只有全部试验结果均为阳性,综合诊断结果才能判定为阳性,任一项试验结果为阴性,综合诊断结果就判定为阴性。根据此判定原则,每一个受试对象被判定为阳性的机会降低了,患者被正确判定为阳性的可能性降低,所以降低了试验的灵敏度。同时,由于非患者被错误判定为阳性的机会降低,被正确判定为阴性的可能性升高,所以升高了特异度。采用串联试验,阳性预测值升高,有利于疾病的确诊。

应用联合试验时,从社会效果和经济效益方面考虑,常先做简便、易行、价廉、安全的试验。出现阳性结果时,再做复杂或危险的试验。若几个试验的繁简程度、费用差不多,建议先做特异度高的试验,后做灵敏度高的试验,这样可以减少检查人数和检查成本。

例 7-2　某研究者采用 A、B 两种试验对某病进行诊断,检测结果如表 7-7。请计算单一试验、并联试验及串联试验的灵敏度和特异度。

表7-7 联合试验检测结果

试验结果		患者	非患者
A	B		
+	+	150	50
+	-	60	30
-	+	80	90
-	-	10	130
合计		300	300

A试验：灵敏度 $=\dfrac{150+60}{300}\times 100\%=70.0\%$

特异度 $=\dfrac{190+130}{300}\times 100\%=73.3\%$

B试验：灵敏度 $=\dfrac{150+80}{300}\times 100\%=76.7\%$

特异度 $=\dfrac{30+130}{300}\times 100\%=53.3\%$

并联试验：灵敏度 $=\dfrac{150+60+80}{300}\times 100\%=96.7\%$

特异度 $=\dfrac{130}{300}\times 100=43.3\%$

串联试验：灵敏度 $=\dfrac{150}{300}\times 100\%=50.0\%$

特异度 $=\dfrac{30+90+130}{300}\times 100\%=83.3\%$

根据例7-2的计算结果可以看出：并联试验较单一试验而言，提高了灵敏度，但降低了特异度；而串联试验提高了特异度，但降低了灵敏度。

在实际工作中，可根据工作目的的需要，选择适宜的联合方式，以提高诊断效率。如果漏诊的后果严重，要尽量减少漏诊，或者目前缺乏所需要的高灵敏度试验时，则应选择并联试验，以提高灵敏度。如果误诊的后果严重，要尽量减少误诊，或者目前缺乏所需要的高特异度试验时，则应选择串联试验，以提高特异度。

第六节　发展趋势与展望

近年来，代谢组学、基因组学、蛋白组学、表观组学等新技术手段飞速发展，快速化、高通量、简便化、自动化以及精准化检测方法不断涌现，这些新方法正在改变医师诊断疾病的方式，也为筛检与诊断实验的评价带来了新的挑战。同时，人工智能与大数据的发展助推了疾病筛查和诊断的科学性和精准性。如人工智能有助于智能化判断和诊断结果的深度解读和挖掘，在疾病的筛查和病理分析中发挥着重要的作用；利用健康医疗大数据可以有效地帮助医师进行更准确的临床诊断，更精确地整合患者基因信息进行个性化治疗。但是，人工智能和大数据的应用也带来了新的问题，如研发适应大数据平台的新型评价模型和评价标准等。

（卜晓青）

第八章 病因与病因推断

案例

先天性四肢切断综合征又名海豹肢症,是一种罕见的先天性畸形。这些畸形婴儿的手臂和腿部没有长骨,手、脚或者手指脚趾直接从躯干上长出来,短的就像海豹的鳍足。患有海豹肢症的婴儿还常常没有肛门、耳朵、眼或者有肠道不连贯。1959 年 12 月,西德儿科医师 Weidenbach 首先报告了一例女婴的罕见畸形。到了 1961 年,在欧洲和加拿大已经发现了 8 000 多名海豹肢症婴儿。据此,欲调查引起"海豹肢症"的原因,要如何开展病因学研究?

思考题

1. 在人群中进行病因研究的方法与过程是什么?
2. 如何综合地做出因果关系推断?
3. 查阅资料,总结本案例中研究者运用了哪些病因推断的标准。

案例解析

寻找病因(cause of disease)是预防疾病的前提,是流行病学中重要的研究活动。病因研究不仅关乎着疾病的诊断和治疗,也是制定人群预防策略和措施的重要基础。在流行病学中,病因的研究是在群体水平上进行的,需应用到我们前述章节的理论内容,如描述性、分析性和实验性研究方法等。病因研究是通过建立病因假设、验证假设及因果关系推断等步骤探索疾病的病因和疾病发生的影响因素。本章综合了流行病学研究方法的基本原理和应用,有助于全面理解流行病学的理论和方法。

课件:第八章病因与病因推断

第一节 病因概述

一、病因的概念

(一) 病因观及其发展

随着社会进步和科学技术的发展,人们对于病因的认识,经历了一个漫长的发展过程,在不同生物医学模式发展阶段产生了不同的病因观。在原始社会的神灵主义医学模式下,人们对于除了由外部因素导致的外伤和死亡外,对疾病病因的认识局限于上帝和鬼神,称之为"神灵主义病因观"。到了奴隶社会,基于自然哲学医学模式,产生了朴素唯物主义病因观,将疾病的病因与阴阳平衡、五行间相生相克相结合,产生了"阴阳五行学说"病因论。15 世纪下叶,欧洲文艺复兴和工业革命推动了社会变化和生产力的发展,使人们逐渐摆脱宗教神学的束缚,兴起了以机械决定论为主导的实验哲学思想,机械论医学模式逐渐形成,产生了机械唯物主义病因观,认为人体是发动自己的机器,疾病是机器某部分失灵。到了 19 世纪,随着显微镜的发明和微生物学的发展,诞生了以生物医学为基础的生物医学模式,德国学者 Robert Koch 提出人类和动物的许多疾病是由微生物感染引起的,且不同的微生物可导致不同的疾病,即单病因学说。近几十年来,随着传染病和寄生虫病的控制,人类疾病谱、死因谱发生了重大变化,慢性非传染性疾病成为人群健康的最大杀手,单病因学说已难以解释高血压、糖尿病等这类慢性非传染性疾病的发生,从而逐渐被"多病因学说"取代,现代"生物-社会-心理医学模式"同时考虑社会因素、心理因素在疾病发生中的综合作用,最终形成了现代"多因多果"的病因观。

(二) 病因的定义

20 世纪 80 年代,美国约翰. 霍普金斯大学流行病学教授 Lilienfeld AM(1920—1984 年)将病因定义为:"那些能使人群发病概率增加的因素,就可以认为是疾病的病因,当它们中的一个或多个不存在时,疾病频率就会下降。"这一定义被国际流行病学界广泛认可和接受,也特别适用于慢性非传染性疾病的病因研究。

Lilienfeld 的病因定义较好地反映了多病因学说的基本思想,通过宏观的流行病学调查找到疾病的影响因素后,即可针对该病因采取预防控制措施控制疾病,体现了现代公共卫生的思想理念。例如,曾经在航海人员中流行的坏血病,有学者通过人群的对比分析发现,海员坏血病风靡的原因是:与普通人群相比,他们长期缺乏新鲜蔬菜水果的摄入。1747 年,英国海军服役医师林德用对照试验证实了橘子和柠檬能缓解坏血病症状,并呼吁用橙汁或柠檬汁防治坏血病。当英国海军每天给海员定量供应新鲜橙汁后,很快坏血病就从英国海军中销声匿迹了,但一直到 1928 年才有研究彻底弄清楚坏血病是缺乏维生素 C 所致。该案例说明,可以在不清楚明确的致病机制的情况下就可针对人群现场调查发现的病因采取措施,从而控制疾病的发生,表明了病因研究在制定疾病预防控制和健康促进策略措施等方面具有重要的意义。

在流行病学中,影响疾病发生的因素可分为两种作用:一种作用是因素的存在与疾病发生呈正关联关系,即暴露于该因素的强度越强发生该疾病的危险性越大,这种因素称之为疾病的危险因素(risk factors);另一种影响方式是因素与疾病的发生呈负关联关系,即暴露于该因素的强度越强发生该疾病的危险性越小,这种因素称之为疾病的保护因素(protective factors)。

二、病因的分类

(一) 按作用性质分类

1. **充分病因(sufficient cause)** 是指在疾病发生中最低限度的条件和事件,只要该因素存在,疾病就会发生。这类病因在急性疾病中表现较为明显。例如,火是烧伤的充分病因、强噪声是爆震性耳聋的充分病因。

2. **必要病因(necessary cause)** 是指在疾病的发生中必须具备的条件或占主导地位的因素,该因素缺乏,疾病就不可能发生。这类病因在传染病中的表现尤为突出。例如,结核杆菌是结核病的必要病因,如果没有结核杆菌的感染,结核病就不会发生。

尽管病因可以按照作用性质的不同分为必要病因和充分病因,但二者在致病过程中需要互相配合,缺一不可。例如血吸虫病的发生,活动的尾蚴、适宜的环境及人们接触疫水同时在起作用。其中尾蚴是必要条件,其他的联合作用共同构成充分条件。

3. **充分病因与必要病因的局限性**

(1) **充分病因的局限性** 充分病因几乎是不存在的。如乙肝病毒持续感染导致肝癌的概率不等于100%,即不是充分病因。如果单一的充分病因不存在,那么,多个病因同时"组合"出现,是否就能成为充分病因呢? 这种使疾病发生的概率为 100% 的"组合"充分病因并不存在;因为每个患者的充分病因"组合"是不同的,不可能找到"组合"充分病因的固定模式。

(2) **必要病因的局限性** 如前所述,传染病的特定病原体为必要病因。但一些慢性疾病的发生往往与多种因素有关,如冠心病的发生,难以找出某个必要的因素。

因此,可以不必强调"必要病因",而应该去测量病因的必要程度。所谓的必要病因只是必要性等于100% 的特例。如传染病的特定病原体,其必要性为 100%。

(二) 按作用方式分类

1. 直接病因(direct cause/immediate cause) 与疾病发生直接相关的作用因素称为直接病因,没有任何中间环节,只有当该病病原体侵入人体后,才能引起疾病,也称为近端病因。如人类免疫缺乏病毒(human immuno deficiency virus,HIV)是获得性免疫缺陷综合征(acquired immunodeficiency syndrome,AIDS)的直接病因。

2. 间接病因(indirect cause/remote cause) 与疾病发生有关的间接因素,是引起疾病的辅助因素,这些因素的存在能促进疾病的发生,也称为远端病因。如营养不良、精神刺激、卫生条件差等都可能是一些疾病的间接病因。

引起疾病的诸多因素有时可连续顺次起作用。设 A_1 和 A_2 分别为疾病 B 的两个病因,A_1 导致 A_2 发生,A_2 导致 B 发生,则 A_2 为 B 的直接病因,A_1 为 B 的间接病因。A_1 通过 A_2 间接引起疾病。如静脉注射吸毒→共用针头→HIV 感染→艾滋病,其中 HIV 是艾滋病的直接病因,其他因素为其间接病因。

直接病因和间接病因的现象揭示了病因链的存在,医学各研究领域所涉及的病因可能只是病因链的某一环节(段),而不是全部,但病因链上任何环节的切断,都可能在一定程度上达到预防疾病的目的,这对于机制性近因尚不明了的疾病的预防控制尤为重要。

病因的分类在特定的研究领域有着特定的分类方式,如影响人类健康的环境病因,可按其属性分为生物性、化学性、物理性和社会心理。

(三) 因果关联的形式

因果联系可有多种关联方式。

1. 单因单果 即一种因素只引起一种疾病,一种疾病只由一种因素所引起,是一种特异性因果关联(图 8-1A)。这是在微生物学发展的基础上人们对传染病病因的认识中形成的,如麻疹病毒引起麻疹,或麻疹由麻疹病毒所引起。其实这种联系方式很少见,即使是由麻疹病毒所引起的麻疹,其病因也并非单一,除了麻疹病毒外,还存在宿主易感性等病因。

2. 单因多果 即一种因素可引起多种疾病,这种关联现象较为多见(图 8-1B)。例如吸烟可引起肺癌、慢性支气管炎、缺血性心脏病,还与多种肿瘤的发生有关。此种因果关联揭示了病因的多效应性,并提示阻断或控制某个病因可以在一定程度上预防多种不同疾病但并非是说这些疾病只单纯由这一种因素所引起。

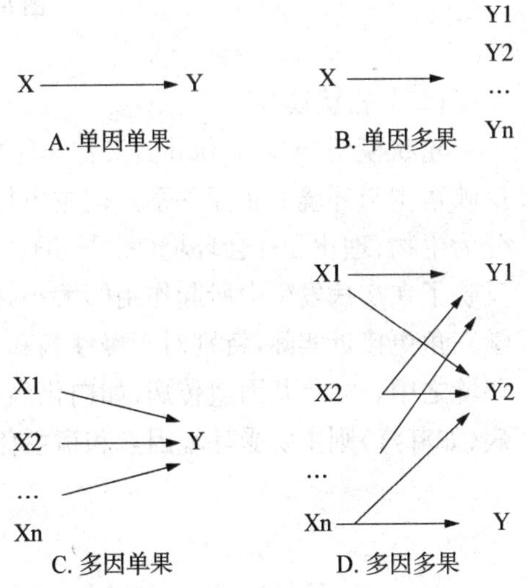

3. 多因单果 即多种因素引起单一疾病,这种关联现象较常见(图 8-1C)。例如高血压、高血脂、肥胖、糖尿病与吸烟等均可引起急性心肌梗死。此种因果关联揭示了疾病的多因性,也提示预防和控制某种疾病可从多方面着手。

图 8-1 因果联系方式

4. 多因多果 指单因多果与多因单果并存所致的现象,即一因可致多病,一病可有多因,或者多种因素引起多种疾病(图 8-1D),特别适用于慢性非传染性疾病的病因模式。例如不良饮食习惯、缺乏体力活动、吸烟和饮酒共同引起脑卒中、心肌梗死、大肠癌和乳腺癌。不同疾病的多个病因可以是完全相同或部分相同。多因多果的关联现象使病因研究更为复杂,存在更多不确定性。

三、病因模型

病因模型(causal models)是用简洁的概念关系图来表达病因与疾病之间的关系和作用机制的理论框架,是病因观的一种形象表达方式。病因模型是根据特定时期人类对疾病病因的认识提出的,因此,新的病因模型往往是旧病因模型的延续和改进。比较有代表性的病因模型有三角模型、轮状模型和病因网模型等。

（一）三角模型

三角模型（triangle model）又称"流行病学三角"，1954 年由约翰.高登（John Gordon）提出并应用于研究传染性疾病的流行。该模型认为疾病的发生是致病因子（agent）、宿主（host）和环境（environment）三个方面相互作用的结果，三者各占正三角形的一角（图 8 - 2）。如果三者相互联系、互相制约，保持平衡状态，就不会发生疾病。一旦三者中的任一因素发生变化，打破了这种平衡，就将发生疾病。三角模型考虑到了宿主因素和环境因素在疾病发生中的作用，比单一病因论有较大的进步，有助于人们进一步认识疾病发生的条件。这种病因模型强调病因、宿主和环境同等重要，所以更适用于有特异病因（病原体）的急性传染病，而对于一些慢性病和非传染性疾病，因往往无特异性病原体，流行病学三角则难以表达其因果关系。

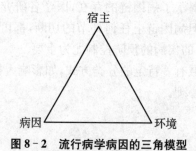

图 8 - 2　流行病学病因的三角模型

（二）轮状模型

轮状模型（wheel model）又称车轮模型，1985 年由 Mausner 和 Kramer 提出，是用两个同心圆来反映宿主与环境的相互关系。宿主占据轮轴的位置，其中包含有遗传、免疫、代谢、心理等，环境因素分为生物、理化和社会环境（图 8 - 3）。所谓的病因本身就来自宿主或环境，模型中各部分的相对大小反映了在疾病发生中所起作用的大小，随疾病不同各部分所占的面积也不同。该模型显然比流行病学三角更接近实际，特别对于慢性病和非传染性疾病，尽管病因还不十分清楚，但它必然来自机体和环境之中。如单基因遗传病（如白化病）的发生主要取决于遗传因素，则遗传内核可大些；而急性传染病（如麻疹）则主要受环境因素和宿主免疫状况的影响，则相应部分的大小会变化。

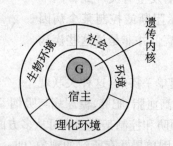

图 8 - 3　流行病学病因的轮状模型

（三）病因网模型

疾病的发生往往是多种因素综合作用的结果，且多种因素之间也是相互关联或互为因果，特别在慢性病中尤为如此。如果按各因素关联的先后顺序或相互作用关系将它们连接起来就构成一条病因链（chain of causation），多条病因链相互交错就构成了一张病因网（web of causation）。病因网模型可以比较全面地反映某种疾病的发病因素及其相互关系，提供较完整的因果关系路径。图 8 - 4 是肺结核病因网的示意图,提示肺结核的发生与社会经济状态、医疗卫生政策、营养缺乏等因素有关。但若考虑到病因及疾病发生发展过程的复杂性和不确定性,病因网也很难反映出疾病病因及其相互关系的全貌,且在不同人群、不同个体发病因素也不尽相同。

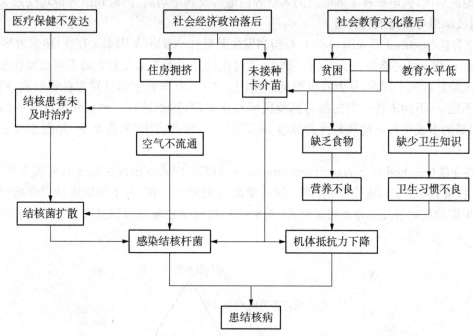

图 8-4　肺结核的病因网示意图

第二节　病因研究方法与步骤

一、病因研究的方法

对于不明原因疾病进行病因学研究,要根据它在人群中的分布特点、临床表现和各种实验室检查、辅助检查结果综合分析,在基于上述事实和已有理论的基础上形成病因假设。提出病因假设必须经过一个较为严密的逻辑思维过程,此过程中常用的逻辑推理方法主要有假设演绎法和 Mill 法则。

1. 假设演绎法(hypothesis deductive method)　又称解释性归纳法或推理法,最早由 Hershel 提出,包括从一般到个别的演绎推理和从个别再到一般的归纳推理两个过程,在描述性研究(建立假设)与分析性研究和人群实验性研究(验证假设)之间起到一种衔接的作用。假设演绎的推论过程为:从假设演绎推导出具体的证据,然后用观察或实验法检验这个证据,如果这个证据成立则假设就可能成立。从一个假设可推出多个具体证据,经证实的具体证据越多,则支持该假设的概率就越大。

假设演绎推理形式为:①由假设 H 演绎出经验证据 E(演绎推理);②通过获得的经验证据 E,反推假设 H 是否成立。

2. Mill 法则　19 世纪著名的哲学家 John Stuart Mill 在《逻辑系统》一书中提出了因果关系逻辑推断的五项法则,即求同法、求异法、共变法、类比推理法和剩余法,简称 Mill 法则(Mill's cannon)。这些法则依据因果关系的基本特征(时序性、关联性、共变性)提出,同时也体现在验证病因假设的流行病学分析性研究与实验性研究的设计理念中。如病例对照研究重点调查比较病例组与非病例组间的暴露差异性,队列研究则重点随访比较不同暴露组间疾病发生率的差异,进而调查分析不同暴露水平下关联强度的变化趋势也体现出共变性。

(1) 求同法(method of agreement):是指在不同情况或条件下,当发生某事件 A,则均有某因素 a,则 a 很可能是 A 的原因。或某因素出现在某现象的不同场合,而其他因素不会,那么该因素也可能为所研究现象的原因。求同法就是找出发病者的共同点,从而发现病因线索。例如,放射科医师、原子弹爆炸地区居民、核电站核泄漏波及的人群等白血病发病率均高,同时几组人群均受过大剂量射线辐射,则射线辐射可能是该病病因。

(2) 求异法(method of difference):是指当发生某事件 A 时有某因素 a 存在,而未发生事件 A 时则无某因素 a,则 a 很可能是 A 的原因。例如,通过比较发病者与未发病者的不同点或比较发病风险高与发病风险低者的不同点,从而找出可能的病因。例如,察布查尔病只发生在锡伯族,同一地区的其他民族不发生(不同事件),锡伯族与其他民族相比发现,锡伯族有一种特殊的饮食叫"米送乎乎"(制做甜面酱的半成品),其他民族无此饮食(不同因素),因此提出"米送乎乎"是察布查尔病的病因假设。

(3) 共变法(method of concomitant variation):如果某因素 a 出现的频度或强度发生变化,某事件 A 发生的频率与强度也随之变化,则 a 很可能是 A 的原因。例如,不同国家沙利度胺(反应停)销售量与发生海豹肢症婴儿数有正相关关系(图 8-5),提示孕妇服用沙利度胺是导致海豹肢症婴儿的原因。

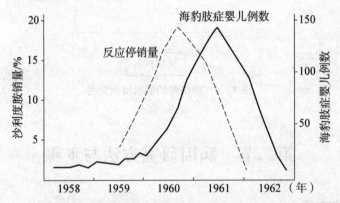

图 8-5 西德沙利度胺销售总量与海豹肢症婴儿病例数的时间分布

(4) 类比推理法(method of analogy):如果某疾病 A 与疾病 B 的分布特征一致,说明这两种疾病可能有共同的病因。如果已知疾病 B 的病因为 a,则 a 也很可能是疾病 A 的病因。例如,非洲的伯基特(Burkitt)淋巴瘤的分布与黄热病的分布相似,因此推测 Burkitt 淋巴瘤可能也是由埃及伊蚊传播的病毒性疾病,后来研究表明该病与 EB 病毒有关。此种演绎方法误差较大,所以应慎重使用。

(5) 剩余法(method of residues):又称排除法。假设某疾病 A 只有 a、b、c、d 四种可能的病因,若根据客观资料和已知的证据逐一排除了 b、c、d 的可能性,虽然尚无证据证实因素 a 就是疾病 A 的病因,因其他的可能性都已排除,则 a 很可能就是疾病 A 的病因。这种方法适用于危险因素较少而且已知的疾病,即除了已知的危险因素外很少有特例,排除其他因素后,剩余的因素即为可能的病因。

二、病因研究的步骤

病因研究包括三个基本步骤:建立病因假设、检验病因假设和验证病因假设。前因后果的时间顺序、因与果的关联关系和共变性是因果关系的三个必要特征,因此也是建立病因假设、寻找因果关系的理论基础。病因研究的步骤首先应用描述性研究探索疾病发生的可能影响因素,并利用逻辑推理建立病因假设,再通过分析性研究和实验性研究对病因假设进行检验和验证。

（一）描述性研究建立病因假设

通过描述性流行病学方法，如横断面研究、疾病监测资料、生态学研究等，可以得到某疾病（或健康状态）在人群中的分布特征。根据分布特征，可能会发现某一（或某些）因素与疾病之间相关联，结合相应的临床案例研究、基础实验研究结果，运用 Mill 法则等方法，进行适当的归纳与推理，最终形成病因假设。以新生儿患晶状体后纤维增生症（retrolental fibroplasia，RLF）的病因研究为例，收集病例进行病例个案调查，通过描述三间分布，提出如下病因假设：RLF 的发生可能与设备较好的医院、是否为早产儿、孕产妇经济状况等因素有关。

（二）分析性研究检验病因假设

1. 病例对照研究　通过比较病例组与对照组对于既往某个暴露因素（病因假设）的暴露比例的差异，来确定暴露因素与疾病之间有无统计学关联及关联强度的大小（比值比，odd ratio，*OR*）。病例对照研究不受疾病发病率的限制，具有简单、易行、方便快捷的优点；但是由于易产生回忆偏倚和选择偏倚，且研究方向为"由果及因"，故不能确定暴露因素与疾病的因果关联，但病例对照研究可以同时分析多种可疑因素，常用于筛选可疑因素。在上述案例中，病例组为 RLF 患儿，对照组为正常婴儿。根据病例对照研究的设计收集两组信息，通过对比分析得出：RLF 与早产儿母亲的年龄、RH 血型、分娩情况、X 线暴露、镇痛剂和麻醉剂使用、感染等情况无关；RLF 患儿中平均护理天数、平均输氧天数均高于正常婴儿，尤其是吸入高浓度氧显著高于正常婴儿。

2. 队列研究　根据描述性研究和病例对照研究得出的病因线索为 RLF 与早产儿医用氧气的吸入有关，可以进一步采用队列研究。队列研究是通过比较暴露组与非暴露组人群经过一定时间后发病率的差异，进一步说明暴露因素（病因假设）与疾病之间有无因果关联及关联强度的大小。队列研究的研究方向为"由因到果"，且可直接计算发病率，故其检验病因的效能强于病例对照研究。但是，队列研究有时间长、工作量大、耗资多、易失访、影响因素不易控制等缺点，因而队列研究并非是首选的分析性研究，它主要适宜于发病率高、潜伏期短的疾病。在上述案例中，回顾性收集高浓度输氧和常规输氧的新生儿作为暴露组和非暴露组，结果为高浓度输氧组早产儿 RLF 的发病率（18.69%）显著高于常规输氧组（6.89%），提示早产儿 RLF 发病与吸高浓度氧有关。这一结论也很好地解释了孕产妇经济状况与 RLF 发病有关的原因，因为富裕家庭早产儿均入住医疗设备较好的医院，常规应用 40%～60% 浓度的氧气；而贫穷家庭的早产儿入住慈善医院，只有发绀的婴儿才能使用吸氧医疗。

（三）实验性研究验证病因假设

无论通过何种医学方法获得的病因假设，在经过病例对照研究和队列研究进行检验后，还需回到人群中用实验性研究加以验证。流行病学实验研究是将研究对象随机分组，对干预组实施干预措施，追踪观察在增加或减少暴露因素后，疾病的发病率或死亡率是否会明显低于对照组，从而判断暴露因素与疾病是否有因果关系。相对于分析性研究，实验性研究的结论通常更可靠，科学论证度较高，是判断因果关系的重要依据，但因涉及医学伦理问题，因此，实验性研究在病因研究的实际应用中受到一定的限制。在上述案例中，研究者应用实验流行病学的方法对氧气的应用与 RLF 发病的因果关系做了进一步的研究。研究者将出生体重在 1 600 g 以下的婴儿按入院顺序分为两组，试验组用 65%～70% 的氧气输 4～7 周，对照组给低于 40% 的氧气 1～2 周，其他治疗与护理情况相同，随访观察其 RLF 发生情况，结果发现试验组 RLF 发病率（60.71%）显著高于对照组（16.21%）。由此证实吸入高浓度氧气是婴儿 RLF 发病的一个病因。

总之，病因研究的步骤首先是根据临床资料或各类描述性研究结果建立假设，再通过分析性研究或人群实验性研究来检验和验证假设，最后参照因果联系的判断标准（Hill 准则）进行病因推断（causal inference）（图 8 - 6）。

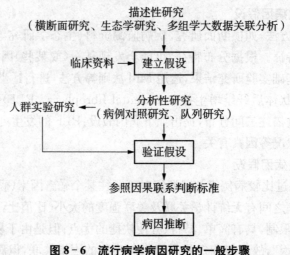

图8-6 流行病学病因研究的一般步骤

第三节 病 因 推 断

一、疾病与因素间联系的种类

在探讨病因时,首先需要确定因素与疾病是否有关联。关联是指两个或两个以上事件或变量有无关系,即使是有关联,一定要判断是什么样的关联,这点至关重要。必须指出,有关联并不一定是因果关联。其过程如图8-7。

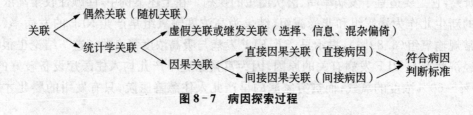

图8-7 病因探索过程

(一)统计学关联

当因素和疾病之间的关联经过统计学的假设检验排除了偶然性(随机误差)的干扰后,二者仍然存在关联,可认为存在统计学关联(statistical association)。统计学关联是判定因果关联的必要前提。但统计学上的关联并不一定都是因果关联,有可能是一种虚假关联或继发关联。

(二)虚假关联

由于应用了错误的方法或者产生了各种偏倚,都可以使研究结果出现虚假联系(spurious association)。例如,在病例对照研究中,研究者调查暴露因素时对病例组详细询问而对对照组只是简单询问,以致病例组回忆的暴露比例高于对照组,从而使原本无关的暴露因素与疾病之间变得有关联,这是由于信息偏倚引起的虚假关联。

(三)继发关联

当两个事件(疾病)都与某因素有联系时,这两个事件(疾病)也会出现统计学联系,实际上这两个事件可能毫不相干,这种联系称为继发关联(indirect association)。例如,白发与年龄有关,恶性肿瘤的发病危险随年龄增长而升高,可以出现白发人恶性肿瘤发病率高于非白发人,白发与恶性肿瘤间有统计学关联。实际上白发与恶性肿瘤并不相关,只是因为两者均与年龄有关,从而白发与恶性肿瘤之间也出现统计学关联,这种关联实际上属继发关联。

(四) 因果关联

排除虚假关联和继发关联之后,两事件间的关联才有可能是因果关联(causal association)。但还不能直接下因果关系的结论,还需要根据因果联系的判定标准进行推断。

二、因果关联判定的标准

Doll 和 Hill 在研究吸烟与肺癌的关系中,于 1962 年提出用流行病学研究结果判断病因的五条标准,随后,1965 年又将此标准扩展为九条,简称 Hill 准则(Hill's criteria)。至今,准则中的主要条目仍广泛用作人群病因研究中因果关系的判断标准。

1. 关联的时序性(temporality of association) 因果关联中,有因才有果,而"因"一定先于"果",该标准在病因判定中是必需的。在确定前因后果的时间顺序上,实验性研究、前瞻性队列研究容易做出判断,但病例对照研究或横断面研究则常常难以判断。例如,欧洲"反应停"大量上市后发生的海豹肢症婴儿的数量增加,具有明确的时间前后顺序。对于慢性病,我们还需注意因素与疾病的时间间隔,如果间隔太短,判定因果关系应十分慎重。

2. 关联的强度(strength of association) 一般来讲,某因素与某疾病的关联强度越强,那么虚假关联或继发关联的可能性就越小,成为因果联系的可能性越大。在流行病学中评价关联强度的指标是 RR(relative risk)或 OR(odd ratio)。在设计和分析正确的前提下,如果 $RR \geqslant 3$,那么某疾病与研究因素间很可能存在因果关联。例如,吸烟与肺癌的 RR 值为 13.7,而吸烟与冠心病的 RR 值为 2.0,因而提示吸烟与肺癌的因果关联的可能性比吸烟与冠心病的因果关联的可能性大。

3. 剂量-反应关系(dose-response relationship) 若随着某因素暴露剂量的增高(或降低)或暴露时间的延长(或缩短),某人群发生某病的危险性增加(或降低),即关联程度升高(或降低),则该疾病与研究因素之间存在剂量-反应关系。在吸烟与肺癌的研究中,有研究资料表明,平均每日吸烟量越多,发生肺癌的概率就越大;而戒烟人群中,戒烟的年限越长,发生肺癌的概率越小,吸烟与肺癌呈现明显的剂量-反应关系。剂量-反应关系一般在一定范围内才表达出来,当剂量没有达到发生反应的阈值或已达到饱和,此关系则无法形成。所以,即使未发现剂量-反应关系,也不能否定因果关联的存在。

4. 关联的一致性(consistency of association) 一致性是指某因素与某疾病的关联在不同时间、不同地点、不同人群、由不同学者用不同的方法进行研究都可获得一致的结果(也称关联的可重复性)。如关于吸烟与肺癌的研究,在全世界大型的流行病学研究已达 40 多次,结果均证实吸烟与肺癌之间的因果关联;即使是小范围内类似结果的重复,也同样会加强因果关联成立的可能性。由于某些疾病的多因性,同种疾病在不同地区其主要病因可能不同,即使没有取得同样的结果也不能排除因果关联的推论。因为有时暴露水平不足或其他情况可能在某些研究中削弱了此种关联。

5. 关联的特异性(specificity of association) 特异性是指研究因素与某疾病有较严格的对应关系,换句话说,是指某种特定的疾病,必然与某特定的因素相联系。这种关联的特异性一般只适用于传染性疾病,而对于大多数非传染性疾病而言,关联的特异性可能并不十分明显。

6. 关联的合理性(plausibility of association) 是指某因素作为某病的病因,在生物学上应"言之有理",即要求能用现代生物医学理论加以解释。例如,高胆固醇血症与冠心病的因果关联,高胆固醇血症导致冠状动脉硬化的机制已经被临床病理以及动物实验研究所证实。

7. 暴露终止效应(cessation effects of exposure) 当可疑病因减少或去除而引起疾病的发病减少或终止,成为暴露终止效应。终止效应的证据由于先因后果的时间关系明确,并且较少受一般观察性研究中诸多偏倚的干扰,所以因果联系的强度较高。例如,1854 年英国医师约翰. 斯诺在宽街贫民区的水泵旁发现霍乱聚集病例,在确定了污染的水源是霍乱传播途径后,他说服当地官员移除水泵把手,最终使得当地霍乱疫情得到控制。

8. 关联分布的一致性(coherence)　暴露因素和疾病分布一致即某因素和疾病在地区、时间和人群中的分布一致。如果在存在该因素或该因素暴露水平较高的地区、时间和人群中,该疾病的发病率或死亡率也较高,而在不存在该因素或该因素暴露水平较低的地区、时间和人群中,该疾病的发病率或死亡率也较低,则提示二者之间可能有因果关系。

9. 实验证据(experiment evidence)　在因果关联判断中,如果有相应的实验证据,可以使论证强度大大提高。例如,从毛蚶体内分离出甲肝病毒,证实了1988年上海甲型肝炎疫情暴发是由于食用了未煮熟的毛蚶所致。在人群的实验资料,由于医学伦理的限制或可行性问题,一般不宜获得。

在上述标准中,关联的时间顺序是先决条件;关联的强度、关联的一致性、剂量反应关系和暴露终止效应是最重要的依据;关联的特异性、关联的合理性和实验证据作为参考条件。一般来讲,满足的标准越多,因果关联成立的可能性越大,误判的可能性越小;但若不满足上述标准,也不能否定因果关联的存在,要对研究设计进一步考证后才能得出结论。

第四节　发展趋势与展望

流行病学中病因研究是以人群为研究对象,因此研究中的偏倚几乎无处不在,由于偏倚的存在,影响了研究的真实性,对关联与否以及关联强度的判断常常得出令人质疑的结果与结论,因此对各环节中可能存在的偏倚的识别与处理极为重要。近年来,人们广泛地探讨基因-基因、基因-环境之间的交互作用,并借助学科内外部整合产生新理念和(或)新方法来进行病因推断,以揭秘暴露-疾病间的"黑箱"。有学者将有向无环图(directed acyclic graphs, DAGs)、贝叶斯统计思想以及孟德尔随机化(Mendelian randomization)等方法应用于解决复杂因果效应和控制混杂因素,为建立客观世界病因框架提供了更多可能。此外,大数据相关思维和分子流行病学研究中的弱关联不同于传统的因果关系思维,大数据思维认为发现相关性的规律既重要也实用,并不是所有的相关性都必须证明为因果关系才能应用于决策中;而流行病学研究中显示两事件间存在有意义的弱关联时,可进一步采用Meta分析等方法提高因果证据强度。

(李海玲)

第九章
慢性非传染性疾病流行病学

案例

肺癌是起源于肺支气管黏膜上皮或腺体的恶性肿瘤,是全球范围内发病率和死亡率最高的慢性非传染性疾病(简称慢性病)之一。资料表明,长期大量吸烟(包括"二手烟")是肺癌的主要病因。另外,职业因素、空气污染、遗传因素等都与肺癌发病有密切关联。

近年来,在对肺癌病因和发病机制的认识以及诊断和治疗方法上取得了长足的进步,针对肺癌的发病过程制定了有效的预防措施。肺癌的三级预防措施主要有:①针对肺癌的病因,采取控制吸烟、治理大气污染、防护职业因素等措施降低肺癌发病率;②针对肺癌的高发人群(如45岁以上人群和职业暴露者)开展CT检查,以识别早期肺癌;③针对已确诊的肺癌患者,积极开展手术治疗、放疗、化疗及分子靶向治疗等,提高了肺癌患者的生存率。近年来,中医在肺癌患者的治疗中逐渐受到重视,并对改善患者症状、提高生活质量起到了一定作用。

思考题:

1. Doll 和 Hill 在吸烟与肺癌关系研究中使用了哪些流行病学研究方法?
2. 结合文献学习,总结肺癌的主要危险因素。
3. 对肺癌的预防措施可以总结为哪几个方面?
4. 人类对于肺癌的预防可以实施的预防策略和措施有哪些?

案例解析

随着社会的进步,医学的发展,尤其是抗生素的使用和计划免疫等预防工作的开展,一些传统的传染病得到了有效控制。然而经济的快速发展、平均寿命的延长和生活方式的变化使恶性肿瘤、心脑血管疾病等慢性非传染性疾病的发病率和死亡率显著上升。根据世界卫生组织报告,慢性非传染性疾病每年导致约 4 000 万人死亡,占全球总死亡人数的 70%。在我国,慢性非传染性疾病对人群健康的威胁也日趋严重,每年死亡人数达 750 万,且占总死亡的比例呈持续上升趋势。慢性非传染性疾病及其引发的疾病负担已成为全球重要的公共卫生问题。

课件:第九章
慢性非传染性
疾病流行病学

第一节　慢性非传染性疾病概述

一、慢性非传染性疾病的概念

慢性非传染性疾病(non-communicable diseases,NCDs),简称"慢性病",是指起病隐匿、病程较长且病情迁延不愈、缺乏明确的传染性生物病因证据、病因复杂或尚未完全确认的疾病的概括性总称。慢性病主要包括心脑血管疾病、恶性肿瘤、慢性阻塞性肺疾病、糖尿病、精神疾病等一大类疾病,其发生过程与社会心理因素和生活方式密切相关,故又被称为生活方式疾病。慢性病的特点有:①发病率较高,是常见病和多发病;②病因复杂,发病与多种因素有关;③潜伏期较长,发病隐匿,发病时间难以明确;④病程较长,随着疾病的发展,表现为功能进行性受损或失能,严重危害健康;⑤是终身性疾病,表现为不可逆性,需长期管理。

二、慢性病的流行概况

(一) 心脑血管疾病

心脑血管疾病是包括冠心病、脑卒中、高血压等病种的一类疾病,合计死亡率超过其他任何疾病,严重影响着人类的期望寿命和生存质量。目前我国心脑血管疾病患者已经超过 2.7 亿人,每年死于心脑血管疾病的患者约有 300 万人。

1. 时间分布 全球范围内心脑血管疾病的发病率和死亡率仍然呈上升趋势。据 2021 年 WHO 报告,全球心脑血管疾病死亡总数达 1 790 余万。根据预测,2030 年全球将有 2 360 万人死于心脑血管疾病。由于健康促进和干预措施的实施以及医疗水平的提高,发达国家的心脑血管疾病的发病和死亡已呈下降趋势。1950 年美国心脑血管疾病死亡率为 587/10 万,1982 年死亡率为 420/10 万,2008 年降至 211/10 万。而我国心脑血管疾病死亡率仍在逐年增加,2015 年城市和农村心脑血管疾病死亡率分别为 264.8/10 万和 298.4/10 万,2021 年国家统计数据显示,城市心脑血管疾病死亡率为 305.4/10 万,其中心脏病死亡率为 165.4/10 万,脑血管病死亡率为 140.0/10 万;农村心脑血管疾病死亡率为 364.2/10 万,其中心脏病死亡率为 188.6/10 万,脑血管病死亡率为 175.6/10 万。

2. 地区分布 心脑血管疾病有明显的地区分布差异,高血压和冠心病在发达国家的患病率明显高于发展中国家。在我国,各地区高血压和冠心病患病率也有明显差别,呈现北方高于南方、东部高于西部、城市高于农村的特征。脑卒中的死亡率表现为高纬度地区高于低纬度地区,高海拔地区高于低海拔地区,发展中国家高于发达国家。我国监测数据显示脑卒中的死亡率在北方地区明显高于南方地区,农村高于城市。

3. 人群分布 心脑血管疾病的发病与年龄和性别密切相关,发病率和死亡率随年龄的增长而上升,50 岁以后呈大幅上升趋势,且男性高于女性(高血压的患病率老年女性高于男性)。有报道显示我国脑卒中的发病率男女相对比为(1.3~1.5):1。心脑血管疾病在不同民族之间也有差异,例如冠心病患病率的比较,苗族>汉族>新疆维吾尔族>蒙古族。

(二) 恶性肿瘤

恶性肿瘤已成为目前危害人类健康最严重的疾病。按照国际疾病分类(international classification of disease-10,ICD-10)统计,我国居民的恶性肿瘤死亡率已居死因第一位。在我国最常见的 10 种恶性肿瘤中,按照死亡率由高到低的排序如下:肺癌、肝癌、胃癌、食管癌、结直肠癌、白血病、脑瘤、女性乳腺癌、胰腺癌、骨癌。

1. 时间分布 在世界范围内恶性肿瘤的危害呈逐年上升趋势,除宫颈癌和食管癌外的其他恶性肿瘤死亡率均在增高。1997 年全球约有 600 万人死于恶性肿瘤,2019 年死亡数达 930 余万。联合国下属的国际癌症研究机构预测,2030 年全世界将有 1 320 万人死于癌症。在我国,以肺癌、肝癌、白血病的死亡率上升速度最快,目前肺癌已取代胃癌,成为我国死亡率最高的癌症。宫颈癌和食管癌得到了一定控制,死亡率明显下降,宫颈癌在女性恶性肿瘤的死因顺位中已下降至第 10 位。国家统计数据显示,2015 年恶性肿瘤的死亡率在城市和农村分别为 164.4/10 万和 153.9/10 万,2021 年城市和农村恶性肿瘤死亡率分别为 158.7/10 万和 167.1/10 万。

2. 地区分布 恶性肿瘤具有明显的地区分布差异。西欧、北美、北欧、东欧、太平洋地区的澳大利亚及新西兰仍然是全球癌症发病率最高的地区,但在患者数量上发展中国家高于发达国家。不同类型的恶性肿瘤其地理分布也不尽相同,有较为明显的高发区和低发区,如欧洲部分国家肺癌高发,日本的胃癌高发,西方发达国家直肠癌高发,北美地区乳腺癌高发,发展中国家宫颈癌高发。我国恶性肿瘤分布存在城乡差别,农村地区食管癌、胃癌、肝癌、宫颈癌发病高于城市,城市的肺癌、乳腺癌、肠癌发病高于农村。

3. 人群分布　恶性肿瘤可发生在任何年龄,但发病率多随年龄增长而增加。白血病、脑瘤在儿童期多见,青壮年常见的是肝癌及白血病,中老年多以胃癌、食管癌、肝癌、肺癌和女性乳腺癌为主。性别分布方面,男性的恶性肿瘤发病率一般比女性高,乳腺癌则是以女性发病为主。不同种族发病也有差别,如中国人的鼻咽癌发病较高(其中广东的人群最高),非洲班图人原发性肝癌多发,印度人口腔癌高发,食管癌在哈萨克人中较常见。

（三）糖尿病

20 世纪末至本世纪初,糖尿病(主要是 2 型糖尿病)的患病率在世界各国迅速增高,造成严重的疾病负担,已成为全球性疾病。国际糖尿病联盟主席 Alberti 教授指出:"21 世纪将是糖尿病的世纪,糖尿病对人类健康的威胁将超过 20 世纪艾滋病的危害。"

1. 时间分布　据 WHO 报告,截至 2016 年全球共有糖尿病患者 4.22 亿人。2021 年国际糖尿病基金会发布的报告显示:全球约 5.37 亿人患有糖尿病,预计到 2030 年,糖尿病患者将达到 6.43 亿人,到 2045 年糖尿病患者将高达 7.83 亿人。糖尿病在发展中国家的上升趋势比发达国家更为严重,到 2030 年发展中国家糖尿病患者数将上升 200%,远高于发达国家的 45%。我国以往糖尿病患病率较低,据 1980—1981 年对全国 30 万人口的流行病学调查,患病率不足 1%,到 1995 年糖尿病患病率增至 3.2%。近年来糖尿病的患病率快速增高,2003 年全国糖尿病患病率为 5.6%,2021 年激增为 13.0%。国际糖尿病基金会预计,到 2045 年中国将有 1.74 亿的糖尿病患者,疾病负担可见一斑。

2. 地区分布　发达国家和地区糖尿病的患病率显著高于不发达地区,北美及西太平洋的高发区有 1/3～1/2 的成年人患有糖尿病。我国已经进入了糖尿病高发国家的行列,糖尿病患病率呈明显的城乡差异,2015 年城市糖尿病患病率为 11.4%,农村为 5.8%;2019 年城市患病率为 13.1%,农村为 11.6%,城市高于农村。

3. 人群分布　2 型糖尿病的患病率随年龄增长而上升,在 40 岁以上人群中显著增高,但近年来青少年和儿童的患病率也有增加。调查显示,女性的患病率高于男性。另外,糖尿病还存在家族聚集性。

（四）慢性阻塞性肺疾病

慢性阻塞性肺疾病(chronic obstructive pulmonary disease, COPD)是以持续性气流受限为主要特征的可预防和治疗的慢性呼吸系统疾病。COPD 的病理特征表现为慢性气道炎症及肺气肿,并可见气道上皮细胞增殖、黏液细胞增生及气道黏液高分泌现象。COPD 位居当前全球各病种发病率的第 12 位和死因的第 3 位,是美国疾病人群的第 4 位死因,欧盟疾病人群的第 3 位死因。在我国,COPD 的患病率为 3.2%,死亡率居于总死因顺位的第 4 位。

1. 时间分布　目前全球 COPD 的死亡率仍在持续上升,2019 年 COPD 成为全球疾病人群的第三大死亡原因。全球疾病负担(global burden of disease, GBD)研究显示,2010 年中国 COPD 患病率为 2.86%,2015 年患病率为 3.09%,2019 年增长至 3.18%。1990 年美国有 17.5 万 COPD 患者死亡,而且死亡率仍在上升,在 1990—2019 年增长了 52.7%。

2. 地区分布　COPD 是最常见的慢性呼吸系统疾病。2019 年 GBD 研究发现,德国有 COPD 患者 613 万,英国有 386 万,西班牙有 291 万,意大利有 325 万,法国有 254 万,日本 COPD 患病率为 3.91%。在印度、墨西哥、埃及、南非和中国等发展中国家,COPD 发病也日趋严重。我国北方地区 COPD 患病率高于南方地区,农村高于城市。

3. 人群分布　COPD 的发病年龄一般超过 40 岁,患病率随年龄增长而上升。男性患病率与死亡率均高于女性,而近年来女性的死亡率增长幅度明显高于男性。有调查显示,女性吸烟者的患病率高于男性吸烟者。白种人 COPD 的死亡率高于黑色人种,再次为其他人种。

第二节 慢性病的流行因素

现代医学模式的转变使人们认识到疾病的发生不仅由单纯的生物学病因引起,还与社会因素、行为习惯和生活方式等有关。慢性病是多因素长期影响所致,其发病机制极其复杂,要用生物-心理-社会医学模式从多角度去探寻慢性病的病因与发病机制。WHO 提出,在慢性病的病因中,遗传因素占15%,社会因素占10%,医疗因素占8%,气候地理因素占7%,生活和行为方式占60%,不同病种之间又有差异。目前大多数慢性病的病因与发病机制尚未充分阐明。

一、环境因素

1. 自然环境因素 自然环境包括了物理、化学、生物等因素,是影响慢性病发病的重要因素。环境因素范围广、种类多,这些因素具有潜伏期长、特异性弱、易发生联合作用等特点。

2. 社会环境因素 诸如经济水平、医疗条件、文化教育等都是影响慢性病发病的重要因素。调查发现,糖尿病的患病率随收入水平的增高而增加,且经济收入高、文化程度低者发生糖尿病的危险性最大。

二、行为生活方式

1. 吸烟 吸烟可以引起多种慢性病,并且与很多危险因素有协同作用。烟草燃烧的烟雾中含有的多环芳烃、醛类、酚类、氰化物等有害物质,可导致肺癌、食管癌、胃癌、口腔肿瘤等恶性肿瘤及慢性阻塞性肺疾病。烟雾中的尼古丁和一氧化碳可影响血红蛋白、血小板的功能,干扰血脂代谢,并对血管造成损伤,是引起心脑血管疾病的有害因素之一。每年由于吸烟和接触二手烟雾导致的死亡多达720万例。且越来越多的研究认为,唇、口腔、咽、喉、气管、肺部等癌症,以及除哮喘以外的慢性阻塞性肺病与吸烟密切相关,可见吸烟危害之大。

2. 过量饮酒 长期过量饮酒,对人的胃、心、肝、肾等都会有不良的影响,容易导致相关慢性病的发生,最常见的有慢性胃炎、酒精性肝炎、冠心病、肝硬化、尿路结石、痛风性关节炎等。酒精会损害神经系统和血管,过量饮酒会导致脑萎缩、脑缺血、脑动脉硬化、阿尔茨海默病(老年性痴呆)等,在中度过量饮酒者中,高血压的患病率远高于正常人群。另外,饮酒也是胃癌、肝癌等多种恶性肿瘤的危险因素。

3. 缺乏体力活动 体力活动可增强心肺功能,降低血压和血糖,抑制血栓形成,降低心脑血管疾病的发病率和死亡率,促进骨骼健康,加快脂肪代谢,并可缓解紧张、焦虑和抑郁等不良情绪。由于工作与生活方式的变换,人们的室内活动增加,缺乏有效体力活动和体育锻炼,导致冠心病、脑卒中、糖尿病、恶性肿瘤、骨质疏松等发生机会增加。缺乏体力活动也是导致青年人群慢性病发病增加的重要因素。我国每年约有160万人死于因缺乏运动导致的疾病。

4. 不合理膳食 不合理膳食是导致我国慢性病增多的重要原因。精制米面摄入量过高,蔬菜摄入偏少,过量摄入动物性食物等不合理膳食会导致以肥胖、高血压、高血糖和血脂紊乱为特征的代谢综合征。高盐饮食引起高血压,不卫生的饮食如食用霉变、被污染的食物与肿瘤发病有关。我国每年有410万人死于与钠盐摄入过多相关的疾病。

三、机体状况

1. 遗传因素 高血压、糖尿病、肥胖、冠心病、脑卒中和恶性肿瘤均与遗传有关,遗传因素很大程度上决定一个人是否易患该病。父母或一、二级亲属患有某种慢性病者,其患病的可能性就会高于没有家族史者。已发病者与个人的亲缘关系越密切、发病时间越早、病情越重、亲属中发病人数越多,该病的易感性越强。例如有家族史的高血压患者,直系亲属的血压水平比同龄非直系亲属的高;双亲有高血压者,子女发生高血压的危险性是双亲正常者的 5 倍。

2. 心理因素 心理因素对慢性病的发生有一定的影响,诸如高血压、2 型糖尿病、脑血管疾病以及消化系统疾病,均与精神心理因素有关。在心脑血管、消化系统疾病患者中,半数以上有不同程度的焦虑、抑郁症状。同时心理因素也影响治疗和康复的效果。

3. 其他 慢性病的病因复杂、种类繁多,研究发现年龄、性别、营养状况、免疫力等也与慢性病的发生有关。此外,其他常见病因还有病原体感染与肿瘤发病有关,滥用药物易导致肝、肾等损伤。

四、多种危险因素的综合作用

危险因素的多样性和非特异性是慢性非传染性疾病病因的特点,表现为典型的一病多因、一因多病,各种危险因素之间、危险因素与疾病之间存在着错综复杂的联系,病因之间又会发生综合作用。通过长期的研究,人们对慢性病病因的综合作用已有所了解。

1. 遗传因素和环境因素的综合作用 以 DNA 损伤和基因多态性为主的遗传因素的致病作用在慢性病发病中占有较高比重,然而遗传因素的致病作用离不开环境因素的诱发,环境因素的致病作用又与遗传易感性或耐受性有着密切联系。因此遗传因素和环境因素综合作用被认为是慢性病发病的最重要环节,而基因和环境因素存在的交互作用也是当前流行病学研究的热点。当然这种联合作用会受到年龄、性别、种族、行为等因素的影响。

2. 心理因素和行为因素的综合作用 慢性病病程较长,患者长期遭受病痛,容易出现抑郁、焦虑等消极情绪,长期的负面情绪会影响患者的行为和生活,并影响病情,而病情的加重又会使患者产生更为严重的不良情绪。因此,充分认识心理因素在整个疾病自然史中的重要作用以及与行为等因素的综合作用,对疾病的预防和治疗意义重大。

第三节 慢性病的防制策略与措施

《2030 年可持续发展议程》提出了到 2030 年将慢性非传染性疾病导致的死亡减少 1/3 的目标。为了实现这一目标,应通过发展符合成本效益原则的干预方法的规范和指南,减少个体和群体对慢性病危险因素的暴露水平,加强对慢性非传染性疾病患者的医疗保健。近年来慢性病预防策略有所转变,从预防疾病转向预防危险因素;从控制近端危险因素转向控制远端危险因素,并强调常见行为危险因素的控制;突出全人群策略和整合的危险因素管理的重要性。将临床医疗工作与预防工作紧密结合,通过三级预防措施把预防的概念融入疾病发生发展的全过程,是实现健康目标的根本措施。

一、预防和控制目标与策略

1. 预防和控制目标 党中央坚持把保障人民健康放在优先发展的战略位置,作出“全面推进健康中国建设”的重大决策部署,持续推进“以治病为中心”向“以人民健康为中心”的转变。为加强慢性病防制工作,降低疾病负担,提高居民健康期望寿命,全方位、全周期保障人民健康,我国制定了《中国防治慢性病中长期规划(2017—2025 年)》(以下简称《规划》)。《规划》指出了慢性病控制的目标:到2020 年,慢性病防控环境显著改善,降低因慢性病导致的过早死亡率,力争 30~70 岁人群因心脑血管疾病、癌症、慢性呼吸系统疾病和糖尿病导致的过早死亡率较 2015 年降低 10%。到 2025 年,慢性病危险因素得到有效控制,实现全人群全生命周期健康管理,力争 30~70 岁人群因心脑血管疾病、癌症、慢性呼吸系统疾病和糖尿病导致的过早死亡率较 2015 年降低 20%。逐步提高居民健康期望寿命,有效控制慢性病疾病负担。

2. 预防和控制策略 目前预防和控制慢性病的主要策略包括全人群策略和高危人群策略。全人群策略基于公共卫生思维,面向全人群,由政府制定的相应的卫生策略与措施,实现对慢性病防控目标的第一级预防,主要内容有健康教育、健康促进和社区干预。高危人群策略指基于临床医学思维,面向高危人群,实现对慢性病一级预防的策略,主要是针对疾病高危个体,进行危险因素的干预,改变与健康有关的不良行为及动机,降低危险因素的暴露与发病风险。

根据当前慢性病的现状和防控目标,《规划》提出的我国慢性病防治的具体策略与措施有:①加强健康教育,提升全民健康素质。开展慢性病防治全民教育,建立健全健康教育体系,普及健康科学知识,教育引导群众树立正确健康观,倡导健康文明的生活方式。②实施早诊早治,降低高危人群发病风险,促进慢性病早期发现。全面实施35岁以上人群首诊测血压,发现高血压患者和高危人群,及时提供干预指导,开展个性化健康干预。依托专业公共卫生机构和医疗机构,开设戒烟咨询热线,提供戒烟门诊等服务,提高戒烟干预能力。③强化规范诊疗,提高治疗效果。落实慢性病的分级诊疗制度,提高诊疗服务质量。④促进医防协同,实现全流程健康管理。加强慢性病防治机构和队伍能力建设,构建慢性病防治结合工作机制,建立健康管理长效工作机制。⑤完善保障政策,切实减轻群众就医负担。完善医保和救助政策,保障药品生产供应。⑥控制危险因素,营造健康支持性环境。建设健康的生产生活环境,完善政策环境,推动慢性病综合防控示范区创新发展。⑦统筹社会资源,创新驱动健康服务业发展。动员社会力量开展防治服务,促进医养融合发展,推动互联网创新成果应用。⑧增强科技支撑,促进监测评价和研发创新。完善监测评估体系,推动科技成果转化和适宜技术应用。

二、预防和控制措施

慢性病的预防措施是以人群为对象,以消除健康危险因素为主要内容,以促进健康、保护健康、恢复健康为目的。疾病自然史(natural history of disease)是指在不施加任何治疗或干预措施的情况下,疾病从发生、发展到结局的整个过程。了解不同疾病的自然史,对疾病预防具有重要意义。慢性病的自然史一般分为:易感期(stage of susceptibility)、亚临床期(subclinical stage)、临床期(clinical stage)和恢复期(stage of recovery)。若能针对疾病自然史采取有效预防措施,80%的心脑血管疾病和2型糖尿病及40%的癌症便能够得到控制。且慢性病的病因中不良行为和生活方式占较高比重,而这些因素可以控制,因此慢性病的预防应从防止危险因素暴露,预防危险因素上升,到防止疾病的发生和发展,及预防急性发作和过早死亡等全过程开展工作,即开展三级预防。

1. 一级预防(primary prevention) 又称为病因预防(etiological prevention),是指在尚未发生疾病的人群中针对慢性病的危险因素采取干预措施,通过减少或消除相关危险因素,达到从根本上预防疾病的目的。一级预防措施涵盖了以下几个方面。

(1)针对机体预防措施:包括增强机体抵抗力,戒烟限酒,改变不良行为习惯,进行预防接种,做好婚前检查等措施。WHO提出的人类健康的四大基石"合理膳食、适量运动、戒烟限酒、心理平衡",正是一级预防的基本原则。

(2)针对环境的预防措施:对生物因素、物理因素、化学因素做好预防工作。例如通过保护和改善环境,保证人们生产和生活区的空气、水、土壤不受污染;通过改善居住条件和生活卫生设施等,减少环境危险因素。

2. 二级预防(secondary prevention) 又称"三早"预防,即早发现、早诊断、早治疗。二级预防主要是在疾病的临床前期或疾病早期采取措施,能够使疾病被尽早发现和有效治疗,避免或减少并发症、后遗症和残疾的发生,或缩短致残的时间。其主要手段有筛检、定期健康体检、高危人群重点项目检查以及设立专科门诊。

大多数慢性病的病因尚未明确,因此难以有效开展一级预防措施,但慢性病往往发病缓慢,给早期发现和治疗疾病提供了"时间窗口",因此做到早发现、早诊断和早治疗,可以大大延缓疾病的进程。

3. 三级预防(tertiary prevention) 又称临床预防,主要针对发病后期的患者进行及时、合理、适当的临床治疗和康复治疗,防止病情恶化,预防严重并发症,防止伤残的发生,尽量延长寿命,降低病死率。主要措施为积极治疗,开展功能性及心理康复指导,以减少患者的身心痛苦,提高生活质量,争取病而不残或残而不废。

三、慢性病管理

1. 慢性病管理的内容　慢性病管理是指医疗机构或者社区卫生服务中心对慢性病患者和高危人群提供全面、连续、主动的管理,对慢性病危险因素进行监测,评估慢性病危害并进行综合干预管理,以降低居民由慢性病引发的健康和生命损失,提高其健康水平和生命质量。

慢性病管理的内容包括:针对一般人群开展健康教育和健康促进,控制慢性病危险因素;定期筛查高危人群和重点慢性病;监测疾病和相关危险因素;开展疾病的综合防治和早期干预;提供培训和技术咨询服务,改善患者对所患慢性病的认知;调整患者的心理状态和行为方式;改善慢性病患者所处的社会环境等。

2. 慢性病自我管理　慢性病自我管理是指患者在医务人员的指导和帮助下,个人承担慢性病的主要预防性和干预性卫生保健工作,其基本原则是"医患合作、病友互助、自我管理"。自我医疗和行为管理,是在医务人员的指导下建立自我管理目标和措施后,慢性病患者主动照顾自己的健康问题,包括定期医学检查、改变不良行为习惯、改善膳食和营养、定期服药等;角色管理,主要指建立和保持社会、工作、家庭和朋友中的新角色,继续履行家庭和社会责任,参加适当的社交活动;情感管理,是指妥善处理慢性病导致的不良情绪,预防和改善可能出现的焦虑、抑郁和恐惧等心理问题。

开展慢性病自我管理对于提高慢性病防治效果、降低医疗保健费用支出、推动公共卫生服务均等化都具有重要意义。自我管理的主要场所是家庭和社区,据统计,慢性病的预防性干预和卫生保健活动有 80% 可以由患者和家庭完成。

3. 慢性病的社区综合防治　慢性病的社区综合防治,是以社区为单位,采取有计划的综合干预措施,从而降低慢性病的发病率、致残率和死亡率,切实提高社区居民健康水平。社区综合防治是实现预防为主、关口前移和重心下沉的重要措施。

社区综合防治的措施包括社区诊断、社区综合干预和优先干预措施。慢性病社区诊断是采用定性与定量的调查研究方法,分析社区慢性病的分布情况,明确和量化个人和区域慢性病危险因素、健康优先问题。社区综合干预是针对不同目标人群,有组织、有计划地开展一系列活动,以创造有利于健康的生活环境,提高居民健康意识,改变不良行为和生活方式,控制危险因素水平,按照一般人群、高危人群、慢性病患者实施分类干预。优先干预措施主要包括优先行动和优先干预措施:优先行动包括领导、预防、治疗、国际合作以及监测报告和评估;优先干预措施包括加快烟草控制、减盐、健康饮食和体力活动、减少有害饮酒以及基本药物与技术的广泛普及。

4. 我国慢性病管理的现状和发展方向　针对我国当前的医疗环境形成了基于农村医疗保障制度的慢性病管理模型、基于社区卫生服务的全科服务团队模式等慢性病管理模型,下一步慢性病管理工作将朝着规范化、专业化、多元化方向发展。逐步建立有利于慢性病防治管理的政策体系和法律法规,进一步完善居民健康档案,由政府牵头开展各级医院、社区、养老机构和家庭之间的相互协作,开展个体分级管理和阶段性评估,并发挥计算机网络信息管理、移动医疗在慢性病网络化管理中的作用,做到实时监测、远程医嘱和交流指导。

第四节　发展趋势与展望

加强政府和各级卫生管理部门在慢性病防控工作中的主导作用。以行政部门为主导,开展零级预防,以人为卫生与健康工作的核心,旨在构建安全、健康的生活环境和生产环境,强调人群干预,将疾病预防的"关口"前移,预防慢性病危险因素发生和流行。在新的生命出生之前、风险出现之前、疾病发生之前和身体衰老之前开展全人群的初始健康管理,达到提高整个人群健康水平的目标。

开展慢性病病因、预防和早期干预研究,推动精准防控。增强科技支撑,深入开展大型人群队列研究。针对我国城乡居民存在的各类慢性病危险因素,从遗传、环境和生活方式等多个环节,量化分析危害我国人群健康的各类重大慢性病的危险因素,探明慢性病发病机理,推动科技成果转化和适宜技术应用,制定有效的慢性病预防和控制对策,开发新的治疗和干预手段。

广泛开展人群慢性病监测,明确各类人群主要慢性病负担和危险因素,促进监测评价和研发创新,统筹社会资源,开展基于证据的慢性病早期干预和精准防控。

(侯海峰)

第十章
传染病流行病学

案例

新型冠状病毒(SARS-CoV-2)属于β属冠状病毒,对紫外线和热敏感,乙醚、75%乙醇、含氯消毒剂、过氧乙酸和氯仿等脂溶剂均可有效灭活病毒。前期流行病学调查和研究结果显示,该病毒的潜伏期为1~14天,多为3~7天;在发病前1~2天和发病初期的传染性相对较强;传染源主要是新型冠状病毒感染的患者和无症状感染者;主要传播途径为经呼吸道飞沫和密切接触传播,接触病毒污染的物品也可造成感染,在相对封闭的环境中长时间暴露于高浓度气溶胶情况下存在经气溶胶传播的可能。人群普遍易感。感染后或接种新型冠状病毒疫苗后可获得一定的免疫力,但持续时间尚不明确。随着奥密克戎变异株成为国内外流行优势毒株后,其潜伏期缩短,多为2~4天,传播能力更强、传播速度更快、致病力减弱、具有更强的免疫逃逸能力,现有疫苗对预防该变异株所致的重症和死亡仍有效。

思考题

1. 新型冠状病毒感染的传染源是什么?
2. 新型冠状病毒感染有哪些传播途径?
3. 新型冠状病毒的易感人群有哪些特点?
4. 在防控新型冠状病毒感染时,为什么要明确其流行病学特征?
5. 针对新型冠状病毒感染的流行三环节,我们曾实行了哪些防控措施?

案例解析

传染病(infectious disease 或 communicable disease)是由特异病原体或其毒性产物引起的具有传染性并可能造成人与人、动物与动物以及人与动物之间相互传播的疾病。传染病流行病学(infectious disease epidemiology)是研究人群中传染病发生发展和分布规律及其影响因素,借以制定和评价预防、控制和消灭传染病的对策与措施的学科。20世纪初期,人

课件:第十章传染病流行病学

类在同传染病的斗争中取得了令人瞩目的成就,全球范围内消灭了天花;许多传染病,如鼠疫、霍乱、疟疾、血吸虫病等的发病率和死亡率在各国均呈现不同程度的下降。在我国,目前传染病总的发病率和死亡率均维持在较低水平,传染病导致的死亡在死因顺位中从首位降到第十位。但是,自20世纪70年代以来,一些早期被控制的传染病,如结核病、疟疾等的发病率再度上升;一些新的传染病,如艾滋病(acquired immune deficiency syndrome, AIDS)、埃博拉出血热、疯牛病、莱姆病、严重急性呼吸综合征(severe acute respiratory syndrome, SARS)、人感染高致病性禽流感、新型冠状病毒感染(coronavirus disease 2019, COVID-19)等传染病的相继发生和流行,给人类健康造成了极大危害。2019年底暴发的COVID-19曾造成全球性大流行,给人类带来了巨大的灾难。党和国家坚持以人民为中心,始终把人民群众的安全和身体健康放在第一位,尊重生命、珍惜生命、爱护生命,最大程度地降低感染率、病死率。因此,传染病防制在今后相当长一段时间内仍是我国疾病防制工作的重点之一。

第一节 传染病流行过程

传染病的流行过程(epidemic process)是群体现象,是传染病在人群中发生、蔓延的过程,是病原体由传染源排出,经过一定的传播途径,侵入易感者机体而形成新的感染,并不断发生、发展的过程。流行过程必须具备三个基本环节,即传染源、传播途径和易感人群。如采取有效措施,控制其中任一环节,流行过程即可终止。此外,传染病的流行强度还受到自然因素和社会因素的制约。

一、传染病流行过程的基本环节

(一) 传染源

传染源(source of infection)是指体内有病原体生长繁殖并能排出病原体的人和动物,包括患者、病原携带者和受感染的动物。

1. 患者 传染病患者本身就是显性感染者,是重要的传染源,对于不存在病原携带者的某些传染病(如麻疹、水痘等),患者是唯一的传染源。患者作为传染源的流行病学意义主要取决于在病程不同阶段排出病原体的数量、频率及患者的活动范围。

(1)潜伏期(incubation period):是指从病原体侵入机体到最早出现临床症状的一段时间。不同传染病的潜伏期长短不等,短者只有数小时,如细菌性痢疾;长者可达数年甚至数十年,如 AIDS。同一种传染病有固定的潜伏期。通常所说的潜伏期是指平均(或常见)潜伏期,如流行性感冒,最短潜伏期为 1 天,最长为 4 天,平均潜伏期为 2 天。潜伏期的流行病学意义为:①根据潜伏期来判断患者受感染的时间,用于追踪传染源、确定传播途径;②确定接触者的留验、检疫或医学观察期限,一般为平均潜伏期加 1~2 天,危害严重的传染病按该病的最长潜伏期予以留验和检疫;③确定接触者的应急免疫接种时间;④评价预防措施效果,实施一项预防措施后,经过一个最长潜伏期,发病人数明显下降,方可认为该措施有效;⑤潜伏期长短影响疾病的流行特征,一般潜伏期短的传染病常呈现暴发。

(2)临床症状期(clinical stage):是指出现临床特异症状和体征的时期。临床症状期是病原体在患者体内大量繁殖、传染性最强的时期;患者的某些临床症状(如咳嗽等)往往有利于排出病原体,增加了污染外界环境的机会;重症患者需要护理,容易感染护理者。因此,临床症状期具有重要的流行病学意义。

(3)恢复期(convalescent period):是指患者的主要临床症状和体征消失,机体所受损伤处于逐渐恢复的时期。其流行病学意义视不同传染病而异。有些传染病(如麻疹、水痘等)患者恢复期体内的病原体被完全清除,不再起传染源作用;有些传染病,如伤寒、细菌性痢疾等,患者临床症状消失后的一段时间内,恢复期仍可排出病原体,有的甚至可终身排出病原体。

患者排出病原体的整个时期称为传染期(communicable period)。传染期不是传染病病程的特定阶段,一般需要依据病原学检查和流行病学调查确定。传染期是决定传染病患者隔离期限的重要依据。传染期在一定程度上可影响疾病的流行特征,亦可用于分析和追踪传染源。传染期短的疾病,续发病例成簇发生,持续时间较短;传染期长的疾病,续发病例陆续出现,持续时间较长。

2. 病原携带者 病原携带者(carrier)是指外表无临床症状,但携带并能排出病原体的人。病原携带者没有临床症状,不易被发现,且能自由活动,常成为某些传染病的重要传染源。病原携带者按其携带状态和临床分期可分为三类:①潜伏期病原携带者,如白喉、麻疹等;②恢复期病原携带者,如乙型病毒性肝炎、伤寒等;③健康病原携带者,如流行性脑脊髓膜炎、脊髓灰质炎等。病原携带者作为传染源的意义取决于其排出病原体的数量和携带病原体的时间长短、携带者的职业和社会活动范围及个人卫生习惯、环境卫生状况和条件、卫生防疫措施等。

3. 受感染的动物 受感染的动物可以通过多种途径和方式将病原体传染给人,人类罹患以动物为传染源的疾病,统称为动物性传染病(zoonosis),又称人畜共患病。作为传染源的动物有啮齿类动物、家畜、禽类、家养宠物以及野兽等。

动物作为传染源的流行病学意义,主要取决于受感染动物的种类和数量、人与受感染动物接触机会和密切程度,以及是否有传播该疾病的适宜环境条件等,同时也与人们的卫生知识水平和生活方式有关。值得注意的是,近年新发传染病的病原体大多来自畜禽和野生动物,新发传染病中超过 3/4 是人畜共患病,如 COVID-19、猴痘、埃博拉出血热、中东呼吸综合征等。

(二)传播途径

传播途径(route of transmission)是指病原体由传染源排出后至侵入新的易感宿主前,在外环境中停留和转移所经历的全部过程。参与传播病原体的环境因素(媒介物)称为传播因素(也称传播媒介)。传染病的传播主要有两种方式,即水平传播(horizontal transmission)和垂直传播(vertical transmission)。水平传播是指病原体在外环境中借助传播因素实现人与人之间的传播。垂直传播是指病原体通过母体直接传给子代。

1. 经空气传播(air-borne transmission) 经空气传播是呼吸道传染病的重要传播途径,包括飞沫传播(如脑膜炎球菌、百日咳杆菌、流行性感冒病毒等)、飞沫核传播(如白喉杆菌、结核杆菌等)及尘埃传播(如结核杆菌、炭疽杆菌等)。经空气传播的传染病的流行特征:①传播速度较快,传染源周围的易感者发病率高,尤以儿童多见;②居住拥挤和人口密度大的地区高发;③冬春季节高发;④在未经免疫预防的人群中,发病呈现周期性。

2. 经水传播(water-borne transmission) 一些肠道传染病和寄生虫病,如伤寒、霍乱、痢疾、甲型病毒性肝炎、血吸虫病、钩端螺旋体病等均可经水传播,包括饮用水被污染和接触疫水感染两种形式。

(1)经饮用水传播:饮用被病原体污染的水,或用污染的水洗涤蔬菜、瓜果及餐具,病原体即可经口进入人体。经饮用水传播的传染病的流行特征:①有饮用同一水源史,病例分布与供水范围一致;②除母乳喂养的婴儿外,发病无年龄、性别及职业的差异;③水源经常被污染的地方,可长期不断地出现新病例;④停止使用污染水源或采取水源净化、消毒措施后,暴发或流行即可平息。

(2)经疫水传播:在接触疫水时,病原体可经皮肤、黏膜进入人体。如血吸虫病、钩端螺旋体病等。其流行特征为:①患者有接触疫水史;②发病有地区、季节和职业分布差异;③大量易感者进入疫区,可引起暴发或流行;④对疫水采取措施或加强个人防护可控制疾病传播。

3. 经食物传播(food-borne transmission) 多数肠道传染病、某些寄生虫病和少数呼吸道传染病可经此途径传播。作为传播媒介的食物,一类是本身存在病原体,如患结核病的牛所产的奶,感染绦虫的牛、猪的肉类;另一类是食物被污染。经食物传播的传染病的流行特征:①患者有食用同一食物史,不食者不发病;②患者的潜伏期短,大量病原体污染食物可致疾病暴发或流行;③停止供应污染的食物后暴发和流行即可平息;④如果食物被多次污染,暴发或流行可持续较长的时间。

4. 接触传播(contact transmission) 包括直接接触传播和间接接触传播。

(1)直接接触传播(direct contact transmission):指传染源与易感者直接接触而不经任何外界因素所造成的传播,如狂犬病、性传播疾病等。

(2)间接接触传播(indirect contact transmission):指易感者接触了被病原体污染的日常生活用品所造成的传播。多种肠道传染病,某些呼吸道传染病,如白喉、结核病等都可通过这种方式传播。

经间接接触传播的传染病的流行特征为:①一般呈现散发;②无明显季节性;③个人卫生习惯不良和卫生条件较差的地区发病较多;④加强传染源管理和消毒措施可减少病例的发生。

5. 经媒介节肢动物传播(arthropod-borne transmission) 又称虫媒传播(vector-borne transmission),是以节肢动物(医学昆虫、蜱等)作为传播媒介而造成的传播。该传播方式有两种。

(1)机械性传播(mechanical transmission):某些节肢动物通过接触、反吐、粪便等排出其携带的病原体,进而污染食物或餐具,使接触者感染,如伤寒、细菌性痢疾等。

（2）生物学传播（biological transmission）：生物学传播有两个特点，一是由吸血节肢动物叮咬引起，另一个是病原体必须在节肢动物体内经过一段时间（外潜伏期）的发育、繁殖或完成其生活周期中的某阶段后，才具有传染性，如登革热、疟疾等。

经媒介节肢动物传播的传染病的流行特征为：①有一定的地区性，病例与传播媒介的分布一致；②有明显的季节性，病例消长与传播媒介的活动季节一致；③某些传染病具有职业分布特征，如森林脑炎常见于伐木工人和野外作业者；④有一定的年龄差异，老疫区儿童病例较多，新疫区年龄差异不明显。

6. 经土壤传播（soil-borne transmission）　经土壤传播的疾病主要是肠道寄生虫以及能形成芽胞的细菌所致的感染，如蛔虫、破伤风等。经土壤传播疾病的意义取决于病原体在土壤中的存活时间、个体与土壤的接触机会及个人卫生习惯和劳动条件等。

7. 医源性传播（iatrogenic transmission）　在医疗和预防工作中，由于未能严格执行规章制度和操作规程，人为地引起某些传染病的传播，称为医源性传播。医源性传播可分为两类：①易感者在接受治疗或检查时由污染的医疗器械导致的传播；②输血、药品或生物制剂被污染而导致的传播，如患者由于输血而罹患乙型病毒性肝炎、AIDS等。

上述传播途径均是病原体在外环境中借助于传播媒介而实现人与人之间相互传播，又统称为水平传播。

8. 垂直传播（vertical transmission）　是指病原体由母体传给子代的传播，又称母婴传播。主要有以下几种传播方式。

（1）经胎盘传播：受感染孕妇的病原体（如风疹病毒、乙型肝炎病毒、人类免疫缺陷病毒、梅毒螺旋体等）经胎盘血液传给胎儿，引起宫内感染。

（2）上行性传播：病原体（如葡萄球菌、大肠埃希菌、单纯疱疹病毒、白色念珠菌等）从孕妇阴道通过子宫颈口到达绒毛膜或胎盘，引起宫内感染。

（3）分娩时传播：分娩过程中，胎儿通过严重污染的产道时受到的感染，如淋病奈瑟菌、人乳头瘤病毒、人类免疫缺陷病毒、沙眼衣原体、解脲支原体、梅毒螺旋体等均可通过这种方式传播。

（三）易感人群

易感人群（susceptible population）是指有可能发生传染病感染的人群。人群作为一个整体对传染病的易感程度称人群易感性（herd susceptibility）。人群易感性的高低取决于全部人口中易感人口（非免疫人口）所占的比例。当人群中免疫个体数量足够多时，可形成"免疫屏障"，传染源接触易感者的概率减小，从而可阻断或中止传染病的流行。

1. 使人群易感性升高的主要因素　①新生儿增加；②易感人口迁入；③免疫人口免疫力的自然消退；④免疫人口死亡。

2. 使人群易感性降低的主要因素　①计划免疫是降低人群易感性最重要的积极措施；②传染病流行时，大多数易感者因发病或隐性感染而获得免疫力，也可使人群易感性降低。

二、传染病流行过程的影响因素

传染病在人群中的流行过程依赖于传染源、传播途径和易感人群三个环节的连接和延续。影响流行过程的因素有自然因素与社会因素，其中社会因素更为重要。

1. 自然因素　包括地理、气候、土壤、动植物等。地理因素和气候因素对传染病流行过程的影响较为显著，对三个环节的影响主要表现为：①影响动物传染源的生长、繁殖和活动，使自然疫源性疾病、某些寄生虫病呈现地区分布和时间分布的特点；②影响媒介昆虫分布、季节消长和活动能力以及病原体在媒介昆虫体内的发育、繁殖，从而影响到媒介昆虫传播传染病的流行特征；③影响人体受感染的机会及机体抵抗力，使传染病呈现季节性分布的特点。近年来全球气候变暖、气温上升，形成了新的降雨格局,改变了蚊蝇孳生场所,促进了媒介昆虫的生长、繁殖并增强了其体内病原体的致病力;使原属温带、亚热带的部分地区呈现出亚热带和热带的气候特点,导致局限于热带和亚热带的传染病蔓延到温带。

2. 社会因素　包括社会制度及人类的一切活动,如居住环境、生活条件、文化水平、卫生习惯、医疗卫生状况、人口迁移、社会动荡、风俗习惯、宗教信仰等。

社会因素既可以阻止传染病的发生、蔓延,也可以促进流行过程及扩大传染病的流行。例如,严格执行国境卫生检疫,可以防止检疫传染病由国外传入;加强对传染源的隔离和治疗,可以消除其传染性,控制传染病的传播;通过改善饮用水质量、加强食品卫生监督、消毒和杀虫措施,可以切断传播途径;通过预防接种提高人群免疫力,可以控制传染病的流行。近年来,新发或再发传染病的流行,不同程度地受到了社会因素的影响。例如,城市化和人口爆炸、战争和动乱与饥荒,使居住环境拥挤、卫生条件恶劣;缺乏安全的饮用水和食物、贫穷和营养不良等,导致传染病易于流行;滥用抗生素和杀虫剂使病原体的耐药性及媒介昆虫的抗药性增强,导致结核病、疟疾、登革热等传染病的重新流行;生态环境的恶化及森林砍伐改变了媒介昆虫和动物宿主的栖息习性;航空运输和旅游业的发展也有助于传染病的全球性蔓延和传播。

三、疫源地

疫源地(epidemic focus)是指传染源及其排出的病原体向四周播散所能波及的范围,即可能发生新的感染或新病例的范围。疫源地是构成流行过程的基本单位,疫源地一旦被消灭,流行过程即中断。

1. 疫源地形成的条件　形成疫源地的条件是传染源的存在和病原体的持续传播。疫源地范围的大小,主要取决于传染源的活动范围和存在时间、传播途径的特点、周围人群的易感状态以及环境条件。

2. 疫源地消灭的条件　疫源地消灭必须具备三个条件:①传染源被移走(如隔离、死亡)或消除了排出病原体的状态;②传染源播散在外环境的病原体被彻底消除(消毒、杀虫);③经过该病的最长潜伏期,易感接触者未出现新感染者或新病例。当同时具备这三个条件时,针对疫源地的各种防疫措施即可结束。

第二节　传染病的预防和控制

一、预防和控制策略

新中国成立以来,我国对传染病防治一直实行预防为主的方针,坚持防治结合、分类管理、依靠科学、全社会参与。在传染病防治过程中,创新医防协同、医防融合机制,健全公共卫生体系,提高重大疫情早发现能力,加强重大疫情防控救治体系和应急能力建设,有效遏制重大传染性疾病传播;深入开展健康中国行动和爱国卫生运动,倡导文明健康生活方式。

1. 预防为主与社会预防　我国多年来传染病预防策略可以概括如下:预防为主,群策群力,因地制宜,发展三级预防保健网,采取综合性防制措施。面对新时期传染病流行的特点,传染病防制必须由以医疗卫生单位为主体的医学预防向社会预防转变,政府、社会各界、全体人民都有义务和责任做好传染病的防制工作。

2. 建立传染病监测系统和预警制度　传染病监测是疾病监测的一种。监测内容包括传染病发病、死亡,病原体型别、特性,媒介昆虫和动物宿主的种类、分布以及携带病原体的状况,人群免疫水平及人口学资料等。必要时还应开展对流行因素和流行规律的研究,并评价预防措施效果。

国家建立传染病预警制度。国务院卫生行政部门和省、自治区、直辖市人民政府根据传染病发生、流行趋势的预测,及时发出传染病预警并予以公布。县级以上地方人民政府应当制定传染病预防、控制预案,报上一级人民政府备案。

3. 传染病的全球化控制 国际频繁的交流与贸易,便利与快捷的交通运输,使传染病的全球化流行趋势更加明显,实施传染病全球化控制策略势在必行。继 WHO 实施强化天花免疫计划在全球消灭了天花之后,1988 年 WHO 启动了全球消灭脊髓灰质炎行动,2001 年 WHO 又发起了全球"终止结核病"合作伙伴系列活动。此外,针对 AIDS、疟疾、麻风病的全球性策略也在开展。在 2003 年 SARS 和 2020—2023 年 COVID-19 大流行期间,全世界的密切合作,对人类战胜 SARS 和取得抗击 COVID-19 胜利起到了至关重要的作用。

二、预防和控制措施

传染病的预防控制措施是在尚未出现疫情之前或传染病发生后,针对可能受病原体威胁的人群或针对可能存在病原体的环境、媒介昆虫和动物等采取的预防措施。

(一) 经常性的预防措施

1. 开展健康教育 通过健康教育使人们改变不良卫生习惯和行为与生活方式,从而有效地切断传染病的传播途径。

2. 改善卫生条件 改善居民的居住条件,加强粪便、垃圾、污物的管理和无害化处理,保护水源和提供安全饮用水,防止食品污染和保证食品安全等,有助于预防传染病的发生和传播。

3. 强化人群免疫 预防接种是提高人群特异性免疫水平、保护易感人群的有效措施,通过人群的大规模预防接种可以降低许多传染病的发病率和控制流行。

4. 实行国境卫生检疫 国境卫生检疫是指为了防止传染病由国外传入或者由国内传出,在国际通航的港口、机场、陆地边境和国界江河口岸设立国境卫生检疫机关,对进出国境的人员、交通工具、货物、行李和邮件等实施医学检查和必要的卫生处理的综合性措施。《中华人民共和国国境卫生检疫法》规定,鼠疫、霍乱、黄热病以及国务院确定和公布的其他传染病为检疫传染病。我国规定检疫的传染病及其检疫期限为:鼠疫 6 天、霍乱 5 天、黄热病 6 天。此外流行性感冒、疟疾、脊髓灰质炎、斑疹伤寒、回归热和天花为监测传染病。

5. 国内交通检疫 依据《国内交通卫生检疫条例》,发生传染病疫情的疫区为了发现检疫传染病,防止疫情在国内蔓延和扩散,对出入检疫传染病疫区和在非检疫传染病疫区的国内列车、船舶、航空器和其他车辆交通工具进行检疫,称为国内交通检疫。检疫病种主要是鼠疫、霍乱及国务院确定并公布的其他传染病。

6. 疫情报告与疫情管理 疫情报告又称传染病报告,是国家的法定制度及传染病监测系统之一,又是传染病管理的重要内容及控制和消除传染病的重要措施。目前,我国现有法定传染病 41 种,其中甲类 2 种、乙类 28 种、丙类 11 种。

甲类传染病:鼠疫、霍乱。

乙类传染病:传染性非典型肺炎、AIDS、病毒性肝炎、脊髓灰质炎、人感染高致病性禽流感、麻疹、流行性出血热、狂犬病、流行性乙型脑炎、登革热、炭疽、细菌性和阿米巴性痢疾、肺结核、伤寒和副伤寒、流行性脑脊髓膜炎、百日咳、白喉、新生儿破伤风、猩红热、布鲁菌病、淋病、梅毒、钩端螺旋体病、血吸虫病、疟疾、人感染 H7N9 禽流感、新型冠状病毒感染、猴痘。

丙类传染病:流行性感冒(含甲型 H1N1 流感)、流行性腮腺炎、风疹、急性出血性结膜炎、麻风病、流行性和地方性斑疹伤寒、黑热病、棘球蚴病、丝虫病,除霍乱、细菌性和阿米巴性痢疾、伤寒和副伤寒以外的其他感染性腹泻病、手足口病。

我国规定各级各类医疗机构、疾病预防控制机构、采供血机构均为责任报告单位;其执行职务的人员和乡村医师、个体开业医师均为责任疫情报告人;必须按照传染病防治法的规定进行疫情报告。责任报告单位和责任疫情报告人发现甲类传染病和乙类传染病中的肺炭疽、传染性非典型肺炎(SARS)等按照甲类管理的患者或疑似病例时,或发现其他传染病和不明原因疾病暴发时,应于 2 小时内将传染病报告卡通过网络报告。对其他乙类、丙类传染病患者,疑似病例和规定报告的传染病病原携带者在诊断后,应于 24 小时内进行网络报告。不具备网络直报条件的医疗机构及时向属地乡镇卫生院、城市社区卫生服务中心或县级疾病预防控制机构报告,并于 24 小时内寄送出传染病报告卡至代报单位。

(二)针对传染源的措施

1. 患者 针对患者的措施是早发现、早诊断、早报告、早隔离、早治疗。患者或疑似患者应按照有关规定实行分级管理。

(1)患者的隔离与治疗:隔离是指将患者收留在指定的处所,限制其活动并进行治疗,直到消除传染病传播的风险。甲类传染病患者和乙类传染病中的 SARS、肺炭疽、人感染高致病性禽流感患者必须实施医院隔离;根据病情,乙类传染病患者可在医院或家中隔离,一般应隔离至临床或实验室证明患者痊愈为止,但对传染源作用不大的肾病综合征出血热、钩端螺旋体病、布鲁菌病等患者可不必隔离;丙类传染病中瘤型麻风患者必须经临床和微生物学检查证实痊愈后方可恢复工作、学习。

(2)疑似患者的管理:甲类传染病疑似患者必须在指定场所进行隔离观察和治疗,乙类传染病疑似患者可在医疗机构指导下隔离观察。隔离观察又称留验,是指将疑似患者或接触者收留在指定的场所进行诊察和检验。

2. 病原携带者 对病原携带者要做好登记,并按照有关规定进行管理和随访。例如,在饮食、服务行业及托幼机构工作的病原携带者必须暂时调离工作岗位,久治不愈的伤寒或病毒性肝炎的病原携带者不得从事有传播给他人危险的职业,AIDS、乙型和丙型病毒性肝炎、疟疾的病原携带者严禁做献血员等。

3. 接触者 凡接触过传染源并可能受感染者都应接受检疫,并且依据病种及接触者的免疫状态采取不同措施。①甲类传染病接触者应留验;②乙类和丙类传染病接触者应施行医学观察,接触者可正常工作、学习,但要接受体检、病原学检查和必要的卫生处理;③对于潜伏期较长的传染病接触者,可进行应急接种;④某些有特效防治药物的传染病,其接触者可用药物预防。如用青霉素或磺胺药物预防猩红热;乙胺嘧啶或氯喹预防疟疾等。

4. 动物传染源 根据受感染的动物对人类的危害程度采取不同的措施。危害大的病畜或野生动物(如疯牛病、炭疽)予以捕杀、焚烧或深埋;危害不大且有经济价值的动物可隔离治疗。此外,还要做好家畜及宠物的预防接种和检疫工作。

(三)针对传播途径的措施

不同的传染病因传播途径各异,所采取的切断传播途径的措施也各不相同。肠道传染病通过粪便排出的病原体污染环境,重点措施是加强粪便管理,对患者的排泄物及污染的饮用水、物品、环境进行消毒;呼吸道传染病主要是通过飞沫和空气传播,重点措施是加强通风、空气消毒及个人防护;虫媒传染病的有效防制措施是杀虫。

1. 消毒(disinfection) 是用化学、物理、生物等方法杀灭或消除外界环境中的致病性微生物的一种措施。常用的消毒方法主要有物理消毒法和化学消毒法。消毒又分为预防性消毒和疫源地消毒。

(1)预防性消毒(preventive disinfection):是在没有发现明确传染源时,对可能受到病原微生物污染的场所和物品实行的消毒,例如空气消毒、饮用水消毒、乳制品消毒、采血与供血器具及医疗器械消毒。

(2)疫源地消毒(disinfection of epidemic focus):是对存在或曾经存在传染源的场所和物品等进

行的消毒,其目的是杀灭传染源排出的病原体。依传染源的状态又分为随时消毒和终末消毒。①随时消毒(current disinfection):是在传染源尚存在于疫源地时,对其排泄物、分泌物及其污染的物品进行的消毒;②终末消毒(terminal disinfection):是指传染源痊愈、死亡或离开后,对疫源地进行的一次彻底消毒,目的是完全消除传染源播散在外环境中的病原体。一般来说,致病性微生物对外环境抵抗力较强的疾病,才需要进行终末消毒。如:霍乱、病毒性肝炎、伤寒、痢疾等消化道传染病;肺鼠疫、肺结核、白喉、猩红热等呼吸道传染病;炭疽、鼠疫等动物传染病。致病性微生物在外环境中存活时间较短的疾病,如麻疹、流行性感冒、水痘等,不需要进行终末消毒。

2. 杀虫 杀虫是使用杀虫剂杀灭有害昆虫,特别是传播病原体的媒介节肢动物。常用杀虫方法有物理法、化学法、生物法及环境防制。

(四) 针对易感人群的措施

1. 免疫预防 传染病的免疫预防包括主动免疫和被动免疫。计划免疫属于主动免疫;传染病流行时为易感者注射保护性抗体属于被动免疫。

2. 药物预防 药物预防在特殊条件下可作为应急措施。但药物预防的作用时间短、效果不巩固、易产生耐药性,故其应用有较大的局限性,一般情况下不提倡使用药物预防。

3. 个人防护 在某些传染病的流行季节,对易感者可采取一定的防护措施(戴手套、鞋套、口罩,使用蚊帐等),防止其受到感染;接触传染病的医务人员和实验室工作人员,应严格执行操作规程,配备和使用个人防护用品。

(五) 传染病暴发、流行时的紧急措施

根据《中华人民共和国传染病防治法》,在有传染病暴发、流行时,县级以上地方人民政府应立即组织力量,按照传染病预防、控制预案进行防制,切断传播途径。必要时,报经上一级地方政府决定可采取下列紧急措施并予以公告:

1. 限制或者停止集市、影剧院演出或者其他人群聚集的活动。

2. 停工、停业、停课。

3. 封闭或者封存被传染病病原体污染的公共饮用水源、食品以及相关物品。

4. 控制或者扑杀染疫野生动物、家畜、家禽。

5. 封闭可能造成传染病扩散的场所。

在采取以上紧急措施的同时,应立即组织开展传染病暴发调查,并实施有效措施控制疫情。包括隔离传染源、治疗患者尤其是抢救危重患者、检验及分离病原体;切断在暴发调查过程中发现的传播途径,控制危险因素,如封闭可疑水源、饮用水消毒、禁食可疑食物、捕杀动物传染源、应急接种等。当具备以下条件时,可由原决定机关宣布解除紧急措施。

1. 患者情况 甲类传染病患者、病原携带者全部治愈;乙类传染病患者、病原携带者得到有效的隔离治疗;患者尸体得到严格的消毒处理。

2. 污染源及媒介 污染的物品及环境已经过消毒等卫生处理;有关病媒昆虫、染疫动物基本消除。

3. 疫情控制时间 暴发、流行的传染病,经过最长潜伏期后未发现新患者,疫情得到有效控制。

三、计划免疫

计划免疫(planned immunization)是指根据疫情监测和人群免疫状况分析,按照科学的免疫程序,有计划地使用疫苗对特定人群进行预防接种,以提高人群免疫水平,达到控制乃至最终消灭传染病的目的。预防接种(vaccination)是指将人工制备的抗原或抗体接种到机体,使其产生或获得对传染病的特异性免疫力,以提高个体或群体的免疫水平,从而保护易感人群,预防传染病的发生。预防接种类型主要有人工主动免疫、人工被动免疫和被动主动免疫。

1. 人工主动免疫(artificial active immunization)　是指将免疫原物质接种人体,使人体产生特异性免疫。疫苗(vaccine)是常用的免疫原物质,它是指病原微生物或其代谢产物经处理后,使其失去毒性但保留抗原性,用于预防接种的生物制品。其中细菌或螺旋体制作的疫苗也称为菌苗。

2. 人工被动免疫(artificial passive immunization)　是指将含有抗体的血清或其制剂接种人体,使人体立即获得抗体而受到保护。这种免疫方式见效快,但维持时间较短,主要用于紧急预防或免疫治疗。

3. 被动主动免疫(passive and active immunization)　是指将含有抗体的血清或其制剂接种人体的同时,将免疫原物质亦接种人体,使人体迅速获得特异性抗体的同时,产生持久的免疫力。例如,HBsAg 和 HBeAg 双阳性产妇所生的新生儿,在出生时同时注射乙型肝炎免疫球蛋白和乙型肝炎疫苗以阻断乙肝病毒的母婴传播。

我国计划免疫工作的主要内容是儿童基础免疫。2007 年 12 月时卫生部印发了《扩大国家免疫规划实施方案》。该方案规定:①在现行全国范围内使用的乙肝疫苗、卡介苗、脊髓灰质炎疫苗、百白破疫苗、麻疹疫苗、白破疫苗等 6 种国家免疫规划疫苗基础上,以无细胞百白破疫苗替代以往的百白破疫苗,将甲肝疫苗、流脑疫苗、乙脑疫苗、麻腮风疫苗纳入国家免疫规划,对适龄儿童进行常规接种。②在重点地区对重点人群进行出血热疫苗接种;发生炭疽、钩端螺旋体病疫情或发生洪涝灾害可能导致钩端螺旋体病暴发流行时,对重点人群进行炭疽疫苗和钩体疫苗应急接种。通过接种上述疫苗,预防乙型病毒性肝炎、结核病、脊髓灰质炎、百日咳、白喉、破伤风、麻疹、甲型病毒性肝炎、流行性脑脊髓膜炎、流行性乙型脑炎、风疹、流行性腮腺炎、流行性出血热、炭疽和钩端螺旋体病等 15 种传染病。我国国家免疫规划疫苗儿童免疫程序如表 10-1。

表 10-1　我国国家免疫规划疫苗儿童免疫程序表(2021 年版)

可预防疾病	疫苗种类		接种年龄														
	名称	缩写	出生时	1月	2月	3月	4月	5月	6月	8月	9月	18月	2岁	3岁	4岁	5岁	6岁
乙型病毒性肝炎	乙肝疫苗	HepB	1	2					3								
结核病[①]	卡介苗	BCG	1														
脊髓灰质炎	脊灰灭活疫苗	IPV			1	2											
	脊灰减毒活疫苗	bOPV					3								4		
百日咳、白喉、破伤风	百白破疫苗	DTaP				1	2	3				4					
	白破疫苗	DT															5
麻疹、风疹、流行性腮腺炎	麻腮风疫苗	MMR								1		2					
流行性乙型脑炎[②]	乙脑减毒活疫苗	JE-L								1			2				
	乙脑灭活疫苗	JE-I								1,2			3				4
流行性脑脊髓膜炎	A群流脑多糖疫苗	MPSV-A							1		2						
	A群C群流脑多糖疫苗	MPSV-AC												3			4
甲型病毒性肝炎[③]	甲肝减毒活疫苗	HepA-L										1					
	甲肝灭活疫苗	HepA-I										1	2				

注:①主要指结核性脑膜炎、粟粒性肺结核等。②选择乙脑减毒活疫苗接种时,采用两剂次接种程序;选择乙脑灭活疫苗接种时,采用四剂次接种程序;乙脑灭活疫苗第 1、2 剂间隔 7~10 天。③选择甲肝减毒活疫苗接种时,采用一剂次接种程序;选择甲肝灭活疫苗接种时,采用两剂次接种程序。

四、预防接种效果评价

预防接种效果评价包括接种不良反应发生率评价、免疫学效果评价和流行病学效果评价三部分。

(一)疫苗接种反应评价

疫苗接种反应一般是指接种后的不良反应,疫苗接种后的不良反应分一般反应、异常反应和疫苗特有的合并症三大类。

1. 一般反应 是在免疫接种过程后发生的,有局部炎症反应(红、肿、热、痛),可能同时伴有发热、头晕、恶心、腹泻等全身反应。

2. 异常反应 接种疫苗的异常反应,有非特异性反应、变态反应、精神性反应、与免疫缺陷有关的反应。

3. 疫苗接种反应评价方法与指标 收集记录疫苗接种后反应病例报告和该疫苗接种人数,计算、比较分析不同性别、年龄的反应发生率并做出评价。

(二)疫苗的免疫学效果评价

免疫学效果可以通过测定接种后人群抗体阳转率、抗体平均滴度和抗体持续时间来评价。如脊髓灰质炎中和抗体≥1∶4 或有 4 倍及以上增高;麻疹血凝抑制抗体≥1∶2 或有 4 倍及以上增高等。

$$抗体阳转率 = \frac{抗体阳转人数}{疫苗接种人数} \times 100\% \qquad (公式 10-1)$$

(三)流行病学效果评价

疫苗的流行病学效果评价是利用随机对照双盲试验比较接种组和对照组人群经过一个疫苗预防疾病的流行周期(一般为 1 年)观察登记两组疫苗目标疾病的发病情况,比较两组的发病率,并计算疫苗保护率和效果指数。

$$疫苗保护率 = \frac{对照组发病率 - 接种组发病率}{对照组发病率} \times 100\% \qquad (公式 10-2)$$

$$疫苗效果指数 = \frac{对照组发病率}{接种组发病率} \qquad (公式 10-3)$$

第三节 发展趋势与展望

虽然我国传染病总的发病率和死亡水平长期维持在较低水平,但我们必须警惕新发传染病的流行,自 20 世纪 70 年代以来,全球约出现了 40 多种新发传染病,已经成为全球性重大公共卫生问题。传染病的预防与控制还任重道远,在坚持预防为主、群策群力、因地制宜、三级预防的基础上,加强传染病的监测与预警以及全球化控制对人类战胜传染病将起到至关重要的作用。目前传染病预警方式主要包括基于医疗机构临床和实验室诊断数据的监测预警、基于症状监测的预警和基于时空分析的监测预警。随着信息技术的不断发展与应用,传染病诊疗和监测技术手段不断提升,与大数据有关的传染病早期预警研究与实践已逐渐成为热点。实现预警数据的多元化与集成化,预警模型引入机器学习、人工智能等新技术,建立传染病智慧化预警多点触发机制和多渠道监测预警平台,实现从数据到规律再到可执行策略,为传染病防控工作提供有力支持。在"健康中国 2030"规划纲要的引领下,以人民健康为中心,全民健康信息化工程为保障,实现传染病防控智能化、精准化和科学化。

(丁国永)

第十一章
突发公共卫生事件流行病学

案例

2003 年 4 月 23 日,河北省某市卫生局接到某医院报告,该院同时发现 6 例类似传染性非典型肺炎(SARS)患者,病情比较严重,其中 5 人是该院的医务人员,1 人是 5 人中某人的家属。此时,SARS 疫情已经由广东省向全国扩散,该院感到问题严重,请求卫生局帮助解决问题。该市紧邻北京,交通便利,3 月下旬,随着北京市 SARS 疫情加重,大量北京务工人员及亲友返回该市。该市卫生局立即组织专家进行会诊,确定 6 人全部为 SARS 病例,同时还发现,该院在 1 周前收治的 1 名肺炎患者也是 SARS 病例。

思考题

1. 如果将此事交给你去办理,首先应该做什么?
2. 根据案例提供的信息,可以得出什么初步结论?
3. 针对这种情况,流行病学人员进一步需要做什么?

案例解析

国务院颁布实施的《突发公共卫生事件应急条例》标志着我国对突发公共卫生事件的管理法制化和科学化。按此规定,各级各类医疗卫生机构的工作人员,包括个体医师都是法定责任报告人。由于突发公共卫生事件具有不可预见性、进展快、影响广、危害大等特点,因此了解突发公共卫生事件的基本内容和知识,对及时控制突发公共卫生事件的发生、发展具有重要意义。突发公共卫生事件流行病学是指流行病学方法在突发公共卫生事件调查处置中的应用,包括判定事件性质、分析事件发生的原因和危险因素、识别高危人群、采取相应的控制措施以及评价控制效果等。

课件:第十一章
突发公共卫生
事件流行病学

第一节　突发公共卫生事件概述

一、突发公共卫生事件的概念

突发公共卫生事件(emergency public health events)是指突然发生、造成或可能造成社会公众健康严重损害的重大传染病疫情、群体性不明原因疾病、重大食物中毒和职业中毒,以及其他严重影响公众健康的事件。

根据突发公共卫生事件的成因和性质,可将突发公共卫生事件分为:重大传染病疫情、群体性不明原因疾病、重大食物中毒和职业中毒、新发传染性疾病、群体性预防接种反应和群体性药物反应、重大环境污染事故、核事故和放射事故、生物、化学、核辐射恐怖事件、自然灾害(如水灾、旱灾、地震、火灾和泥石流等)导致的人员伤亡和疾病流行以及其他影响公众健康的事件。

在实际工作中,如何界定突发公共卫生事件的发生,多数学者认为符合下列情况即可界定。

1. 范围为一个社区(城市的居委会、农村的自然村)或以上。
2. 伤亡人数较多或可能危及居民生命安全和造成居民财产损失。

3. 如不采取有效控制措施,事态可能进一步扩大。

4. 需要政府协调多个部门参与,统一调配社会整体资源。

5. 必须动员公众群策、群防、群控,需要启动应急措施或预案。

二、突发公共卫生事件的主要特征

1. 突发性 突发公共卫生事件多为突然发生,很难事先知道事件发生的时间和地点;但其发生与转归具有一定的规律性。

2. 群体性 突发公共卫生事件往往关系到个体、社区(系统或部门)和社会等各种主体,其影响和涉及的主体具有群体性和社会性。随着经济全球化,某些突发公共卫生事件不仅跨多个地区和国家,而且其影响也是广泛的、全球性的。

3. 表现呈多样性 引起公共卫生事件的因素多种多样,譬如生物因素、自然灾害、食品药品安全事件、事故灾难等,因此表现形式呈现多样性。譬如以理化源为例,全球已经登记的化学物种超过4 000万种,仅有数千种明确其毒理效应。

4. 准备和预防的困难性 由于突发公共卫生事件的突然性,很难以最优的方法进行准备。在事故发生之前,准确判断所需要的技术手段、设备、物资和经费是不太可能的。事件产生的原因、进展速度、波及范围、发展趋势和危害程度等各方面都难以准确预测和把握其态势。

5. 危害的严重性 突发公共卫生事件可对公众健康和生命安全、社会经济发展、生态环境等造成不同程度的危害。其危害可表现为直接危害和间接危害。直接危害一般为事件直接导致的即时性损害;间接危害一般为事件的继发性损害或危害。例如,事件引发公众恐慌、焦虑情绪等,对社会、政治、经济等产生的影响。

6. 处置和结局的复杂性 突发公共卫生事件无论是事件本身或是所造成的伤害,在不同情境中的表现形式各有特色,无法照章办事,处置也难用同样的模式来框定。

7. 国际性 伴随着全球化进程的加快,突发公共卫生事件的发生具有一定的国际互动性。首先,一些重大传染病可以通过交通、旅游、商贸等渠道远距离传播,如新型冠状病毒感染(COVID-19)。其次,由于突发公共卫生事件极易成为媒体和公众的关注焦点,政府应对突发公共卫生事件的能力、时效和策略反映了政府对民众的关心程度,因此突发公共卫生事件的处理是否得当影响政府的国际声誉。

三、突发公共卫生事件的分级

根据突发公共卫生事件的性质、危害程度、涉及范围,突发公共卫生事件可划分为特别重大(Ⅰ级)、重大(Ⅱ级)、较大(Ⅲ级)和一般(Ⅳ级)四级。

1. 特别重大突发公共卫生事件(Ⅰ级) 有下列情形之一的为特别重大突发公共卫生事件:①肺鼠疫、肺炭疽在大、中城市发生,疫情有扩散趋势,或肺鼠疫、肺炭疽疫情波及2个以上的省份,并有进一步扩散趋势。②发生SARS、人感染高致病性禽流感病例,并有扩散趋势。③涉及多个省份的群体性不明原因疾病,并有扩散趋势。④发生新传染病,或我国尚未发现的传染病发生或传入,并有扩散趋势,或发现我国已消灭的传染病重新流行。⑤发生烈性病菌株、毒株、致病因子等丢失事件。⑥周边以及与我国通航的国家和地区发生特大传染病疫情,并出现输入性病例,严重危及我国公共卫生安全的事件。⑦国务院卫生行政部门认定的其他特别重大突发公共卫生事件。

2. 重大突发公共卫生事件(Ⅱ级) 有下列情形之一的为重大突发公共卫生事件:①在一个县(市)行政区域内,一个平均潜伏期内(6天)发生5例以上肺鼠疫、肺炭疽病例,或者相关联的疫情波及2个以上县(市)。②发生SARS、人感染高致病性禽流感疑似病例。③腺鼠疫发生流行,在一个市(地)行政区域内,一个平均潜伏期内多个地点连续发病20例以上,或流行范围波及2个以上市(地)。

④霍乱在一个市(地)行政区域内流行,1 周内发病 30 例以上,或波及 2 个以上市(地),有扩散趋势。⑤乙类、丙类传染病波及 2 个以上县(市),1 周内发病水平超过前 5 年同期平均发病水平 2 倍以上。⑥我国尚未发现的传染病发生或传入,尚未造成扩散。⑦发生群体性不明原因疾病,扩散到县(市)以外的地区。⑧发生重大医源性感染事件。⑨预防接种或群体性预防性服药出现人员死亡。⑩一次食物中毒人数超过 100 人并出现死亡病例,或出现 10 例以上死亡病例。⑪一次发生急性职业中毒 50 人以上,或死亡 5 人以上。⑫境内外隐匿运输、邮寄烈性生物病原体、生物毒素造成我国境内人员感染或死亡的。⑬省级以上人民政府卫生行政部门认定的其他重大突发公共卫生事件。

3. 较大突发公共卫生事件(Ⅲ级) 有下列情形之一的为较大突发公共卫生事件:①发生肺鼠疫、肺炭疽病例,一个平均潜伏期内病例数未超过 5 例,流行范围在一个县(市)行政区域以内。②腺鼠疫发生流行,在一个县(市)行政区域内,一个平均潜伏期内连续发病 10 例以上,或波及 2 个以上县(市)。③霍乱在一个县(市)行政区域内发生,1 周内发病 10～29 例或波及 2 个以上县(市),或市(地)级以上城市的市区首次发生。④1 周内在一个县(市)行政区内乙、丙类传染病发病水平超过前 5 年同期平均发病水平 1 倍以上。⑤在一个县(市)行政区域内发现群体性不明原因疾病。⑥一次食物中毒人数超过 100 人,或出现死亡病例。⑦预防接种或群体性预防性服药出现群体心因性反应或不良反应。⑧一次发生急性职业中毒 10～49 人,或死亡 4 人以下。⑨市(地)级以上人民政府卫生行政部门认定的其他较大突发公共卫生事件。

4. 一般突发公共卫生事件(Ⅳ级) 有下列情形之一的为一般突发公共卫生事件:①腺鼠疫在一个县(市)行政区域内发生,一个平均潜伏期内病例数未超过 10 例。②霍乱在一个县(市)行政区域内发生,1 周内发病 9 例以下。③一次食物中毒人数 30～99 人,未出现死亡病例。④一次发生急性职业中毒 9 人以下,未出现死亡病例。⑤县级以上人民政府卫生行政部门认定的其他一般突发公共卫生事件。

四、突发公共卫生事件的分期

1. 潜伏期 即突发公共卫生事件发生前的前兆期或酝酿期,也是预警期。在危机事件发生之前,危机征兆已经出现的时期。此时是突发公共卫生事件的预防和应急准备的关键时期,此期应积极制定预案,建立健全各种突发公共卫生事件的预防策略和措施,防止可避免的事件发生。动员应急人员待命,并实时发布预警消息,协助群众做好应急准备。

2. 暴发期 即事件发生期,突发性事件已经发生。不同性质的突发公共卫生事件,持续时间长短不一,如一次聚餐导致的食物中毒一般会持续几天,而传染病暴发则能持续数月之久。此时危机管理的主要任务是及时控制危机事件并防止其蔓延,其关键在于具备快速反应能力。

3. 处理期 即事件控制期,此时危机事件进入相持阶段,仍然有可能向坏的方向发展,危机管理的主要任务是保持应急措施的有效性并尽快恢复正常秩序。

4. 恢复期 即事件平息期,此时危机事件得到有效解决。这个时期的工作重点是尽快让事件发生或波及地区恢复正常秩序,包括做好受害人群躯体伤害的康复工作、评估受害人群的心理健康情况、针对可能产生的"创伤后应激障碍"进行预防和处理。

五、突发公共卫生事件的风险评估

突发公共卫生事件发生后,要及时组织流行病学、临床医学、生物学、心理学和管理学等学科的专业人员进行风险评估。风险评估是指为了决策需要,以科学方法对不确定性事件或结果进行科学判断的过程。

1. 突发公共卫生事件风险评估的内容 包括识别评估对象面临的各种突发公共卫生事件的风险,评估突发公共卫生事件发生的风险概率和可能带来的危害,确定当地政府、社会和群众承受风险的能力,确定突发公共卫生事件预防和控制的优先等级,提出突发公共卫生事件的应对策略。

2. 突发公共卫生事件风险评估的过程 依据国家标准化管理委员会发布的风险管理标准,风险评估包括风险识别、风险分析和风险评价三个过程。风险识别是指发现、列举和描述风险要素的过程,要素包括来源或危险源、事件、后果和概率;常用的风险识别方法有现场调查法、风险损失清单法、因果图法、事故树法和幕景分析法等。风险分析是指在风险识别的基础上,对损失概率和损失程度进行量化分析的过程,主要有定性分析、半定量分析、定量分析以及上述方法的组合。风险评价是指在风险识别和风险分析的基础上,将风险与给定的风险准则相比较,以确定风险严重程度并做出决策,其方法主要有风险矩阵法、风险度评价、核查表评价和直方图评价等。

第二节　突发公共卫生事件的现场处置

一、医疗救护

遵循突发公共卫生事件发生发展的客观规律,结合实际情况和预防控制工作的需要,坚持控制优先,实验室和流行病学调查相结合的原则,采取边调查、边处理、边抢救、边核实的方式,以有效控制事件,减少危害的影响,维护社会稳定。

二、流行病学调查

1. 开展流行病学调查的意义

(1) 查明原因:只有开展流行病学调查,才能明确病因或者寻找病因线索或危险因素,获取更多的有关宿主、病因和环境因素之间的信息。

(2) 控制疾病进一步发展,终止暴发或流行:运用流行病学的调查方法及逻辑分析,对突发公共卫生事件进行调查研究,有助于控制疾病进一步发展,终止暴发或流行。

(3) 提高疾病的监测能力:利用流行病学的疾病检测技术,建立突发公共卫生事件的监测网,对突发公共卫生事件实施连续监测,有助于提高疾病的监测能力。

2. 暴发调查 突发公共卫生事件后,只有规范的应用流行病学方法,才能查明原因,及时、有效地采取处置措施,防止疾病的流行与危害的扩大。一般先用描述性流行病学研究掌握疾病的"三间"分布、确定高危人群和提供病因线索以建立病因假设,再用分析性流行病学方法(病例对照研究和前瞻性队列研究)检验假设,研究疾病自然史和评价干预的效果。

(1) 准备和组织:周密的准备和组织可以保证暴发调查工作事半功倍,可以从以下几个方面着手准备。①首先明确调查的范围,将调查范围划分为几个区域,并确定重点调查的区域。②由资深卫生工作者基于对暴发的初步假设确定参与调查的人员,一般包括流行病学家、临床医师、病原生物学家、行政官员、环境卫生工作者、毒理学家、护理人员等。③技术支持,包括专业书籍、应急预案、应急处置技术方案、检测方案和调查表等。④物资准备与后勤保障,必须短时间内备齐防护设备、消毒器械及药剂、标本采集运送装置、摄像录音设备、交通和通信工具、救护装备、生活用品和常用药物等。⑤实验室支持,提前联系权威实验室,安排好标本采集和运送,有条件时携带便携式或者移动实验室设备。

(2) 核实诊断:调查队伍奔赴现场后,首先到收治患者的医疗机构了解情况,对流行过程做出简单描述,同时根据病例检查、查阅病史及实验室检验结果进行核实诊断。

(3) 确定暴发的存在:卫生工作者接到暴发信息后,必须仔细核实信息的真实性,排除疫情被人为地扩大或缩小的可能性。如果经确认,信息不真实,应立即向公众澄清事实;一旦确定暴发属实,尽快对暴发的总体态势进行初步分析,分析疾病的性质和严重程度,紧急做好暴发的控制准备和组织工作。

（4）病例定义：即确定发现病例的统一标准，使发现的病例具有可比性，并符合突发公共卫生事件调查的要求，病例定义一般可以分为疑似病例、临床诊断病例和实验室确诊病例。现场调查中的病例定义应该包括流行病学信息（时间、空间和人群分布）、临床信息（症状、体征、体格检查、临床检查和治疗效果等）和实验室检查信息（抗原抗体检测、核酸检测和病例分离培养等）。定义病例时最好运用简单和客观的方法，譬如 CT 影像诊断、细胞计数、血便等。调查早期使用更敏感的病例定义，中期使用较特异的病例定义，后期采用监测使用的病例定义。

（5）病例发现与核实：通过多重途径，如询问医师、查阅门诊日志、电话调查、入户调查、血清学调查和全员核酸监测等，发现潜在的病例。发现病例，应该积极进行救治和隔离，并保护和密切观察病例密切接触者。发现病例之后还要进行个案调查，调查暴发的来龙去脉，了解病例是如何被传染的，是否为输入病例等。

（6）描述疾病的"三间"分布：多数疾病都有其独特的流行病学特征。在暴发调查中，通过描述疾病的时间、空间和人群分布特征，可能发现高危人群及防治重点，为疾病防治提供依据，同时有助于建立病因假说。通过时间分布，尤其是将特定时间内的病例数与同期的预期病例数比较，可以判断是否为暴发。地区分布可以提示疾病时间发生的范围，为假设建立提供线索。人群分布，如根据年龄、性别、职业、受教育程度、经济状态和生活习惯等计算的罹患率和死亡率等，可以比较不同人群的流行病学分布特征，有助于提出与危险因素相关的宿主特征。

（7）建立假设和验证假设：假设必须建立在分析性流行病学研究之前，假设应该包括传染来源、传播方式和危险因素、高危人群及剂量反应关系等；建立假设后，通过病例对照研究、队列研究和实验性研究来验证假设。假设要符合病因推断的标准，如关联的强度、时间顺序、剂量反应关系、可重复性、符合生物医学解释等。如果假设被验证是错误的，则需要修改和完善假设，再次进行验证。

（8）完善现场调查：采用多种方法调查高危人群，如采用大规模人群核酸筛查或抗原监测，以期发现更多病例，并力求发现准确、真实的受累人群。对于新发或不明原因疾病，要进一步了解其自然史、病源和传播方式；对于已知疾病，要掌握其更多特征，如危险因素分析、诊断方法评价和控制措施效果评估等。

（9）实施控制措施：根据调查的结果提出有针对性的措施，以排除暴露源，减少人群暴露机会或防止进一步暴露，及时保护高危人群，同时考虑防止类似事件再次发生的措施和方法。

（10）应急反应中止，总结报告：突发公共卫生事件应急反应终止的条件是：突发公共卫生事件隐患或相关危险因素消除后，或最后 1 例传染病病例发生后经过最长潜伏期无新的病例出现。调查过程中和调查结束后，应该尽快将调查过程整理成书面资料，记录好暴发经过，调查步骤、处置措施及其效果。依据《突发公共卫生事件管理信息系统》要求，报告突发公共卫生事件，一般应该包括初次报告、进程报告和结案报告。

三、公共卫生管理

1. 突发传染病疫情的现场控制措施　积极组织救治患者，隔离传染源，追踪密切接触者，根据需要分别进行隔离、留验、医学观察和健康随访；根据疫情规模和危害程度，确定疫点、划分疫区；采取消毒、杀菌、杀虫、灭蚊、灭蝇、灭鼠等卫生处理方法，切断传播途径；根据疾病的特点，采取预防接种或预防服药、宣传教育等方法保护易感人群。

2. 食物中毒事故的现场控制措施　组织有关医疗机构紧急救治患者；调查可疑暴露者并进行医学观察；进行现场卫生学处理；对导致或者可能导致食物中毒事故的食品应依法采取相应控制措施；调查被污染食物的流向，并向可能受影响地区的卫生行政部门通报。

3. 急性化学中毒的应急处理　协助开展现场人员疏散；组织人员检伤分类；开展现场中毒患者急救和医学观察；进行人群健康危害的卫生学评价；提出控制毒物危害措施的建议；开展公众健康教育

及心理干预。

4. 电离辐射损伤的应急处理 判定和救治伤员;初步估计人员辐射剂量,对伤员进行分类处理;指导公众做好个人防护,必要时在专家指导下协助解决电离辐射事件造成的社会心理学问题。

5. 群体性不明原因疾病的应急处理 应及时报告;现场处置坚持调查和控制并举的原则;信息互通,及时发布;尽快查清事件的原因。若很难在短时间内查明原因的,应尽快查明传播途径及主要危险因素并立即采取针对性的控制措施,以防疫情蔓延。

四、稳定群众情绪

突发公共卫生事件被控制后,应在当地人民政府领导下,及时组织有关人员对当地卫生状况进行全面评价,包括事件发生经过、现场调查处理概况、患者救治情况、卫生学评价、居民健康状况评价、所采取措施的效果评价、应急处理过程中存在的问题、取得的经验及改进建议等。对在处置突发公共卫生事件中有重大贡献的单位和个人,应给予奖励和表彰;对因参与应急处理工作而致病、致残、死亡的人员,应按照国家有关规定,给予相应的补助和抚恤;对参加突发事件应急处理的一线专业技术人员,给予适当补助和保健津贴。

五、突发公共卫生事件应急反应终止

突发公共卫生事件应急反应的终止需要符合以下条件:突发公共卫生事件隐患或相关危险因素消除,或末例传染病病例发生后经过最长潜伏期无新的病例出现。

特别重大突发公共卫生事件由国务院卫生行政部门组织相关专家进行分析论证,提出终止应急反应的建议,报国务院或全国突发公共卫生事件应急指挥部批准后实施。特别重大以下突发公共卫生事件由地方各级人民政府卫生行政部门组织专家进行分析论证,提出终止应急反应的建议,报本级人民政府批准后实施,并向上一级人民政府报告。上级人民政府卫生行政部门根据下级人民政府卫生行政部门的请求,及时组织专家对突发公共卫生事件应急反应的终止分析论证并提供技术指导和支持。

第三节 发展趋势与展望

突发公共卫生事件,尤其是新发突发传染病的大流行,使得突发公共卫生事件应对成为国际性问题,需要全球共同努力加以解决。各国应该尽快完善突发性公共卫生事件应急处理体系、疫情预警体系、应急响应体系和应急管理体系,建立灵敏、快速的信息收集、信息传递、信息处理、信息识别、信息发布系统,努力提高快速指挥决策和处置能力。面对全球公共卫生安全及重大疫情带来的巨大挑战,我国始终秉持人类卫生健康共同体理念,通过多边合作、政策协调、联防联控等举措与世界各国深化合作,共同维护世界公共卫生安全。在抗击疫情的全球行动和维护世界公共卫生安全过程中,我国充分展现了负责任的大国担当,向国际社会提供了中国理念、中国样本和中国倡议,以实际行动维护全球公共卫生安全。

(王友信)

第十二章

医院感染流行病学

案例

2003 年 11 月,宿州市某甲医院与上海某科技贸易有限公司违法、违规,签订了一份合作开展白内障超声乳化的手术协议。2005 年 12 月 11 日,上海某乙医院医师徐某在该公司安排下来到宿州市某甲医院,对 10 名白内障患者进行了超声乳化手术。术后,这 10 名患者均出现了严重的感染。12 日下午 3 时,宿州市某甲医院将这 10 名患者转送至上海某丙眼耳鼻喉专科医院进行救治。13 日经该院病原学检测,证实为"绿脓杆菌"(铜绿假单胞菌)感染。随后,医院对其中的 9 名患者进行了单侧眼球摘除术,另 1 例进行了玻璃体切割术。在宿州"眼球事件"发生后,时省卫生厅派出多批调查组赶赴宿州,对事件进行调查。

思考题

1. 医院感染流行过程的三个环节是什么?
2. 案例中出现医院感染可能的原因有哪些?
3. 如何进行医院感染的预防与控制?
4. 案例中的调查应收集哪些资料? 如何开展?

案例解析

随着现代医学科学技术的蓬勃发展,再加上新病原体的不断涌现,医院感染已成为全球性重要问题。在目前情况下,对院内感染加强控制尤为重要,对于基层医院则更为突出。因此,各级各类医疗卫生机构和卫生健康系统必须深刻认识到医院感染防控工作的重要性,全力保障人民群众的生命安全和身体健康。

课件:第十二章
医院感染流行
病学

第一节　医院感染概述

一、医院感染的概念

医院感染(nosocomial infection),又称为医院内获得性感染(hospital acquired infection),是指住院患者在医院内获得的感染,包括在住院期间发生的感染和在医院内获得出院后发生的感染,但不包括入院前已开始或者入院时已处于潜伏期的感染。

广义上来讲,任何人员在医院范围内活动所获得的感染性疾病均属于医院感染。其影响对象包括住院患者、医院工作人员、门诊患者、陪护人员、探视人员等。其中医务人员作为一个特殊群体,他们在接触各种不同性质和类型的病原微生物及其产生的分泌物、排泄物及污染物品的过程中是可能被感染的。在某些医疗服务相关机构中,例如老年人护理中心、家庭护理中心和疗养院等,由于存在医疗或护理行为,也可能发生与医院感染类似的感染事件。

狭义而言,医院感染指的是患者在入院时并未存在感染,但在住院期间因病原体侵袭而导致的感染性疾病,以及在出院后不久发生在医院内获得的感染。通常指在住院期间长达 48 小时后,发生的感染情况。

二、医院感染的分类

医院感染可根据获得病原体来源的不同分为内源性感染和外源性感染。

1. 内源性感染 内源性感染也称自身感染,患者自身的正常微生物群落是导致内源性感染的病原体。在人体的皮肤、口咽部、呼吸道、肠道和泌尿生殖道中,存在着一群正常的微生物群落,它们与宿主形成了一种相互依存、相互制约的生态系统,这些微生物在正常情况并不会对宿主造成任何致病的影响。但是在治疗过程中,由于机体免疫力下降、抗菌药物的使用以及治疗手段对机体造成的损伤,可能会引起微生物群落的紊乱或原有生态平衡的紊乱,从而导致微生物群落的移位或数量改变,最终导致感染的发生。

2. 外源性感染 外源性感染是指在日常诊疗活动中,通过医务人员与患者之间或患者与患者间的直接接触传播,或通过污染的物品、诊疗器械、医务人员的手、污染的环境而引起的感染,同时也可能通过吸入污染的空气或飞沫而发生的呼吸道感染。由于这些因素的存在,使医院内成为一个特殊的传染场所。在我国一些地区由于经济发展水平不高以及人们对卫生知识了解不够,导致许多医疗机构存在着严重的“三废”排放及环境污染问题,造成医院内大量细菌滋生,引发了众多感染性疾病。现代消毒、灭菌、隔离、屏障防护和无菌技术等措施的应用,可有效预防和控制此类感染。

三、医院感染的现状

近年来,随着精密仪器的不断涌现、介入性诊断和治疗方法的广泛应用、化疗放疗和抗菌药物的广泛使用、器官移植等项目的不断推进和新型病毒的涌现,医院感染面临着一系列全新的挑战。与此同时,住院患者数量的逐年增加,使得医院内获得性感染性疾病的发病率明显升高,主要体现在医院感染病原体的变化和易感人群的变化。

(一) 医院感染病原体的变化

1. 耐药菌株尤其是多重耐药菌株的感染呈上升趋势 2021年全国细菌耐药监测网报告显示,我国国家卫生计生委对医院细菌耐药性进行了监测,甲氧西林耐药金黄色葡萄球菌在全国检出率达到29.4%;甲氧西林耐药凝固酶阴性葡萄球菌的检出率高达74.5%;大肠埃希菌对第三代头孢菌素(头孢曲松或头孢噻肟)的耐药率已达50.0%,对喹诺酮类药物(如左氧氟沙星或环丙沙星)的耐药率高达50.6%。多重耐药菌株不断增加,且主要集中在呼吸道感染和尿路感染等非发酵菌科疾病上。

2. 真菌感染增加 真菌感染所占比例呈逐年上升态势,这一趋势与抗菌药物的过度使用和不合理使用密切相关。

3. 新病原体的出现 由于人们对新病原体缺乏认识和了解,而且人群又缺乏特异性免疫力,因此很容易导致医院感染的发生。新冠肺炎疫情期间,全国发生多起医院感染事件。如2020年4月6日,陈某因发热转诊到哈尔滨医科大学附属第一医院就医,却并未直接转入到发热门诊隔离病房,而是转送至哈尔滨医科大学附属第一医院呼吸内科就诊,住院两天后才在发热门诊隔离,致使院内交叉感染,由此引发了1人传染超80人的“超级传播事件”。又如2021年1月1日,河北省石家庄市藁城人民医院未对陪护人员进行严格管理,造成8人院内感染新冠肺炎。

(二) 易感人群的变化

1. 机体抵抗力受损的患者成为医院感染的主要人群 医院感染的主要人群是那些机体免疫力低下、免疫功能不全、大量使用免疫抑制剂或者患有慢性肝肾疾病的人群,以及婴幼儿、低体重儿、高龄老年人等。

2. 内源性感染人群增加 随着医疗技术的不断进步、侵入性医疗器械和抗菌药物的广泛使用,内源性感染的发生率逐年上升。

3. 接受侵入性治疗的患者是医院感染的高危人群 接受侵入性治疗的患者,其相应部位的感染率显著高于普通患者。如在进行呼吸机使用、泌尿道插管和中心动静脉插管等操作的患者中,肺部感染、尿道感染和血液感染的发生率显著高于未进行这些操作的患者。

四、医院感染暴发

医院感染暴发(outbreaks of infection in hospital)是指在医疗机构或其科室的患者中,短时间内发生 3 例以上同种同源感染病例的现象。在当地医疗机构发生符合医院感染暴发特征的事件后,疾病预防控制机构有责任立即展开流行病学调查,以确保及时掌握相关信息。流行病学调查包括病例报告和流行病学资料收集两部分。一旦疾病预防控制机构的工作人员到达现场,必须立即制定一份详尽的流行病学调查计划,并按照计划有序地展开调查工作。根据医院感染暴发的流行规律和可能出现的后果制订合理可行的处置方案,采取必要的应急干预措施。以下是详细的操作步骤。

1. 确诊疑似病例　对怀疑患有同类感染的病例进行确诊,证实流行或暴发。

2. 按应急预案进行应急准备　按应急准备方案,落实有关设施和物资,组织有关人员进行应急准备及响应预案培训。

3. 现场调查

(1)制定疾病的诊断标准。

(2)查找感染源。

(3)分析引起感染的因素。

4. 调查资料的整理与分析　对收集的调查资料进行分类整理,排除无效信息,分析感染暴发的源头及扩散的路径和缘由。

5. 提出假设和验证假设　根据对调查资料的分析结果,提出可能的假设,并做进一步验证。

6. 采取控制措施,积极治疗患者　对其他可能的感染患者要做到早发现、早诊断、早隔离、早治疗,做好消毒隔离工作。

7. 评价控制措施的效果　若 1 周内不继续发生新发同类感染病例,或发病率恢复到医院感染暴发前的平均水平,说明已采取的控制措施有效。若医院感染新发感染病例持续发生,应分析控制措施无效的原因,评估可能导致感染暴发的其他危险因素,并调整控制措施,如暂时关闭发生暴发的部门或区域,停止接收新入院患者;对现住院患者应采取针对性防控措施。情况特别严重的,应自行采取或报其主管卫生计生行政部门后采取停止接诊的措施。

8. 总结　在完成调查处理后,应及时总结经验教训,制定未来的预防措施。

第二节　医院感染的流行病学特点

一、医院感染流行过程的三个环节

(一) 感染源

感染源是指病原体生存、繁殖、储存并能主动或被动排出的场所或有机体。患者、带菌者或自身感染者、感染的医务人员、污染的医疗器械、污染的血液及血液制品、环境储源和动物感染源均为医院感染的主要来源,其中动物感染源的发生率相对较低。

(二) 传播途径

传播途径是医院感染的病原体从感染源排出,到其在新的易感者体内定植或感染之前在外界环境中所经历的全部过程。医院感染常见的传播途径有:接触传播、空气传播、飞沫传播和医源性传播。

1. 接触传播　在医院感染的传播途径中,接触传播是最为普遍的一种。由于医务人员与患者密切接触,因此可通过被污染的医疗器械、器具、物品、敷料及环境导致传播。根据病原体从感染源排出到侵入易感者之前是否在外界逗留，可将其分为直接接触传播（如多重耐药菌感染、皮肤感染等）和间接接触传播（经医护人员的手进行传播是最为普遍的）。

2. 空气传播　病原体从传染源排出后，通过空气进入到新的易感染宿主体内，从而使其他的人群被感染。如肺结核、水痘等。

3. 飞沫传播　是指在咳嗽、打喷嚏或交谈时，病原体被排出体外，从而引发患者感染的一种传播方式。由于飞沫在大气中的悬浮时间较短，因此其传播距离通常不超过 1.5 m。例如流行性感冒、新型冠状病毒肺炎和流行性脑脊髓膜炎等。

4. 医源性传播　是指在医疗工作中，由于未能严格执行规章制度和操作规程，而人为地造成某些疾病的传播。如易感者在接受治疗、检查时由污染的器械而导致疾病的传播。又如由于生物制品或药品受到污染而造成传播。

（三）易感人群

医院感染的易感宿主是指对某种疾病或某种传染病缺乏免疫力的人，医院感染常见的易感人群主要包括以下四个方面。

1. 所患的原发病降低了机体的免疫功能的人群，如糖尿病、肝硬化患者。

2. 接受免疫抑制治疗的人群，如放射治疗的癌症患者。

3. 接受了抗菌药物治疗，导致体内微生态失衡的人群。

4. 侵入性操作破坏了皮肤和黏膜屏障的人群。

二、医院感染的人群分布

1. 年龄分布　医院感染在不同年龄段的人群中呈现出显著的差异，其中老年人和婴幼儿属于高危群体。由于他们生理机能较弱，对药物的反应也与青壮年患者不同。随着年龄的增长，老年人各器官的原有功能降低，导致机体免疫水平逐渐下降，从而引发各种慢性疾病，这些疾病难以治愈，医院感染的症状通常不典型且容易被掩盖。而婴幼儿由于自身各种器官和免疫功能的发育尚未成熟，其抵御外界侵袭的能力相对较弱，因此更容易遭受医院感染的侵袭。

2. 性别分布　多数调查显示，医院感染与性别无关，但某些部位的感染尚存在一定差异，如女性的泌尿道感染要显著高于男性，这主要与其特殊的解剖结构有关。

3. 基础疾病分布　患有不同基础疾病的患者，其医院感染的发病率也不同。一般来说，恶性肿瘤患者、血液造血系统疾病的患者医院感染的发病率较高。

4. 危险因素分布　患者若暴露于各种介入性诊疗操作、化疗、长期使用免疫抑制药和抗菌药物等危险因素下，其发生医院感染的风险将显著上升。如进行气管插管、留置导管、接受手术治疗的患者。

三、医院感染的地区分布

医院感染的发生在不同国家、不同等级医院、不同科室之间均存在一定差别。

1. 由于经济水平和医疗技术的差异，不同国家的医院感染发病率不同　通常情况下，发展中国家的医院感染发生率高于发达国家。

2. 在同一国家内，不同级别的医疗机构所面临的医院感染风险存在差异　随着医院等级的提高和病床数量的增加，医院感染的发生率也随之增加。这一特征的显现或许源于那些接受高级别医院治疗的患者，其病情通常较为严重，且存在多种危险因素和具有侵袭性的操作，因此更容易引发医院感染。

3. 患者的基础疾病严重程度、免疫状态、住院时间长短以及侵入性操作等多种因素，会导致不同科室间医院感染发生率存在差异　在 ICU、新生儿病房、危重患者抢救室等科室中，医院感染的发生率较高。

四、医院感染的时间分布

由于医院所处的特殊环境,导致医院感染在全年都有可能发生,而且不存在明显的周期性变化。医院感染的季节性分布取决于病原体的特性。例如,冬季和春季是医院内呼吸道疾病感染的高发期,与社会人群的流行季节类似。而某些革兰阴性杆菌感染,常出现于夏季和秋季。

五、医院感染的病原学特点

医院感染的病原菌已由单一病原菌转为多种致病菌共存,而且不同种类菌之间相互作用也日益增加。目前,导致医院感染的病原体主要是细菌,其中革兰阴性杆菌仍然占据着主导地位,而真菌、病毒以及支原体等也是重要的病原体。其主要特点为:

1. 医院感染病原体来源广泛　其中内源性感染的病原体来自患者自身皮肤、口咽部及胃肠道等部位的正常菌群,而外源性感染的病原体来自外环境。

2. 医院感染病原体以条件致病菌为主　占 90%~95%。健康人的正常微生物群与宿主之间以及微生物群与宿主之间处于一个动态的平衡状态,如果这个平衡状态被打破,将产生各种感染性疾病。

3. 病原体在外部环境中表现出独特的适应性　这种适应性是导致医院感染的重要因素之一。如金黄色葡萄球菌可以通过皮肤或黏膜进入人体,造成局部感染。

4. 医院内的耐药菌检出率显著高于社区　目前,医院感染的病原体大多高度耐药,平均耐药率超过 50%,并还在不断增加。

5. 随着时间的推移,引起医院感染的优势菌株也在不断的发生变化　在 20 世纪 30 年代初,医院感染的病原体主要为革兰阳性球菌,这是当时最为常见的病原体。在 20 世纪 50 年代之后,医院感染的病原体发生了转变,主要表现为对药物产生耐药性的金黄色葡萄球菌,并且其致病力相当强大。自 20 世纪 60 年代初开始,革兰阴性杆菌和真菌的占比逐渐攀升。自 20 世纪 90 年代以来,革兰阳性球菌在耐药性方面的占比已经出现了回升的趋势。

6. 医院感染病原体有地区差异　在不同的地区,或者同一地区的不同医院,导致医院感染的常见病原体会有很大的差异。

第三节　医院感染的预防和控制

一、医院感染管理的发展

医院感染管理(nosocomial infection management)是指针对在医疗、护理过程中不断出现的医院感染情况,运用有关的理论和方法,总结医院感染发生规律,并为减少医院感染而进行的有组织、有计划的预防、诊断和控制活动。

(一) 国外医院感染管理发展史

随着医学科学的出现和不断推进,人们对于医院感染的预防和控制的认知也在不断拓展和深化。随着细菌的发现和抗生素的广泛应用,医院感染管理的发展历程可以划分为四个不同的发展阶段。

1. 细菌学时代以前　在 19 世纪前,一般认为创伤后伤口感染在所难免,外科手术感染率近100%,病死率达 70%。因为当时医院的环境条件十分恶劣,而且人们对医院感染的病原体缺乏了解,缺乏有效的消毒和隔离措施,导致传染病频繁暴发和流行,医院感染十分严重。

2. 细菌学时代　随着细菌学时代的到来,人们对医院感染的认知逐渐加深,从而推动了医院感染防控管理向更高层次迈进。随着社会经济发展和科学技术进步,人类对于预防疾病,提高生活质量的需求不断增长,使得现代护理模式发生根本性转变。许多学者从不同角度探讨了造成切口感染率高的原因,如在手术操作、器械清洗等方面都有大量研究。英国的外科医师李斯特(Lister J)创立了李氏外科消毒法,详细阐述了细菌与感染之间的紧密联系,同时也率先提出了消毒的理念。此后,许多国家都相继采用这种新的消毒方法进行手术治疗,使切口感染率明显降低。随着外科手术技术的不断进步,越来越多的外科医师开始探索预防手术后感染的方法,从而推动了无菌技术和消毒技术的不断创新和发展。

在 1853 年,南丁格尔这位现代护理学的奠基人,仅用了半年的时间,成功将前线医院的伤员病死率从 42% 降至 2.7%。这是世界上第一个成功地把现代护理学应用于临床治疗和康复之中的典范。南丁格尔主张加强医院的建设、卫生和管理,以提高患者的护理水平。因此,她在医院进行了护理改革,对多个方面进行了整顿,并建立了医院感染管理制度,这些制度包括预防体系、诊断治疗和监护病房三个部分。

3. 抗生素时代　随着微生物的探索和医学微生物学的不断深入,人们开始致力于开发各种微生物药物,并将其应用于临床实践中,即所谓的"抗生素"。抗生素是一种能杀灭或抑制某些致病微生物生长繁殖所必需的化学制剂,在人类历史上曾经有过重大作用。此后又出现了红霉素、四环素等许多疗效较高的新型抗菌素。然而,由于抗生素的长期过度使用,导致细菌产生了耐药性,因此即使在使用药物后仍然存在感染的风险,并且这种感染难以被消除。

4. 现代医院感染管理时代　在 20 世纪 70 年代之后,随着医院感染多种危险因素的增加,医院感染的风险显著提高。为有效降低医院感染发生率,各国均在不断探索更加合理可行的措施。在 20 世纪 90 年代,为了全面控制医院感染的发生,美国、法国、英国、德国等发达国家相继建立了自己的医院感染监测系统。加强医院感染监控,降低医院感染率,已成为世界各国关注的焦点之一。

(二)中国医院感染管理发展史

我国医院感染管理工作起步较晚,可以将其分为以下四个阶段。

1. 起步阶段(1981~1993 年)　在 20 世纪 80 年代,我国开始对医院感染管理进行探索。自 1986 年起,卫生部陆续制定并发布了一系列关于医院感染管理的措施规定和标准,为我国医院感染宏观管理的开端奠定了基础,从而使医院感染管理工作得以快速推进。

2. 逐步规范阶段(1994~2002 年)　在此阶段,国家对医院感染管理工作进行了规范化的制定。在 1994 年,召开了关于医院管理的重大会议,旨在协助卫生行政部门制定与医院感染管理相关的标准和规范,提高医院的管理水平。2001 年,结合美国医院感染诊断标准和我国的实际情况,时国家卫生部发布了《医院感染诊断标准(试行)》,以规范医院感染的诊断和治疗。

3. 快速发展阶段(2003~2011 年)　随着时间的推移,该阶段的法规逐渐完善,我国医院感染的预防和控制也逐渐与国际接轨。在 2003 年,我国暴发了一场严重急性呼吸综合征(SARS)疫情,暴露出医疗机构在医院感染管理方面薄弱的问题,从而引起了社会各界对医院感染管理工作的高度重视,医院感染防控工作进入了快速发展的阶段。随着新颁布的《医院感染管理办法》的实施,各级各类医疗单位都建立了自己的组织机构和规章制度,并配备了专职人员开展相关工作。

4. 系统推进阶段(2012 年至今)　在此阶段,我国医院感染控制工作得到了有条不紊的推进。2013 年 5 月,国家卫生计生委医院管理研究所成立了医院感染质量管理和控制中心,这一举措为全国医院感染管理质控的同质化、科学化、规范化、精细化和信息化开辟了新的道路。我国医院感染防控工作进入了主动的顶层设计和系统的宏观管理阶段,这一阶段的标志性事件是 2015 年 4 月发布的质控指标。这表明我国已经建立起较为完善的医院感染管理体系并开始步入标准化建设的轨道。如何有效落实好新时代对各级各类医疗机构提出的各项要求,确保广大医务人员安全度过这个特殊时期,成为当前摆在我们面前亟待解决的问题。近年来,随着新冠肺炎疫情的暴发和常态化管理的实施,医院感染防控的敏感性和重要性逐渐凸显。自 2019 年底新冠肺炎疫情暴发以来,国务院应对新型冠状病毒肺炎疫情联防联控机制综合组通过压实医院院内感染预防与控制管理责任,加强人员配备和物资储备,严格落实标准预防,建立医院院内感染预防与控制基础防线,强化支持保障,切实提高了各医疗单位预防和控制包括新冠肺炎在内的各类院内感染事件的能力。

二、医院感染监测

医院感染监测(nosocomial infection surveillance)是指长期、系统、连续地收集和分析医院感染在一定人群中的发生、分布及其影响因素,以便采取控制措施降低医院感染的发生率,并将监测结果报送和反馈给有关部门和科室,为医院感染的预防、控制和管理提供科学依据。

(一) 医院感染监测的常用指标

1. 医院感染发生率　是指一定时期内,在所有入院患者中发生医院感染新病例的频率。其计算公式为:

$$医院感染发生率 = \frac{同期住院患者发生医院感染新病例数}{观察期内住院患者总数} \times 100\% \qquad (公式 12-1)$$

由于医院感染常有一个患者发生多次或多种感染的情况,因此也可用医院感染例次发生率来表示,即指在一定时期内,同期住院患者中新发生医院感染例次的频率。其计算公式为:

$$医院感染例次发生率 = \frac{同期住院患者发生医院感染新例次数}{观察期内住院患者总数} \times 100\% \qquad (公式 12-2)$$

2. 医院感染患病率　是指一定时期内医院感染的总病例数占同期住院患者总数的比例,计算公式为:

$$医院感染患病率 = \frac{同期住院患者发生医院感染总例数}{观察期内住院患者总数} \times 100\% \qquad (公式 12-3)$$

3. 医院感染续发率　指与原发病例有效接触后一个最长潜伏期内,在接触者中续发病例数与接触者总数的比值,计算公式为:

$$医院感染续发率 = \frac{续发病例数}{原发病例接触者人数} \times 100\% \qquad (公式 12-4)$$

4. 医院感染漏报率　指应当报告而未报告的医院感染病例数占同期应报告医院感染病例总数的比例:

$$医院感染漏报率 = \frac{应当报告而未报告的医院感染病例数}{同期应报告医院感染病例总数} \times 100\% \qquad (公式 12-5)$$

(二) 医院感染监测的种类

中华人民共和国卫生行业标准 WS/T312-2009 中详细规定了医院感染监测的规范要求。这些规范要求是在总结我国多年来开展医院感染工作经验基础上制定而成的,适用于各级各类医院对患者进行院内交叉感染及相关危险因素控制的监督监测工作。根据监测范围的不同,医院感染监测可分为全院范围内的综合性监测和针对特定目标的目标性监测。院内综合性监测是指对所有科室进行定期或不定期地连续检测,并及时报告结果,以便了解各部门在控制院内感染工作中取得的成效。住院病人和医务人员均为全院综合性监测的监测对象,以确保监测数据的全面性和准确性。目标性监测是针对高危人群、高发感染部位等开展的医院感染及其危险因素的监测,如新生儿病房医院感染监测和细菌耐药性监测等。

三、医院感染的预防与控制措施

（一）医院感染控制的一级预防

在医院中，一级预防是一项至关重要的措施，可以从根本上预防医院感染的发生，覆盖整个人群。一级预防的目标在于预防和降低医院内感染的发生率，以确保患者的健康和安全。一级预防的实施需要从多个方面入手，包括以下四个方面。

1. 严格执行规范，不断改善设施　对医院基础环境设施及相关医疗物品的应用和管理进行不断改善，对不同专业领域的医务人员分别制定相应的岗位目标，使他们能够在工作中明确职责，掌握重点，从而更好地做好本职工作。

2. 强化知识培训，提高认知能力　为全院管理人员、医护人员和后勤保障人员提供分层次的医院感染知识培训和考核，以提升他们的认知能力和知识水平。加强对医务人员职业暴露风险的评估、监测、处置以及自我保护的技能培训与考核。在住院期间进行宣教，使患者掌握正确有效的自我保护方法。

3. 突出健康教育，增强普遍防范意识　以普及医院感染的防护知识为目标，强调健康教育的重要性，提高全民的预防意识。重点讲解各种侵入性操作引起院内感染率高，医务人员手污染情况严重的问题。通过各种形式向全院职工宣传医院感染防控的重要性。教育的范围应涵盖患者的隔离、探视要求、洗手原则以及饮食卫生等方面的知识。协助病患及其亲属提升预防意识，塑造良好的依从性行为，与医护人员紧密配合，共同致力于医院感染预防工作。

4. 坚持综合监测，提出决策依据　定期对医院感染控制工作进行评估，制定的评估标准应强调预防措施的实施和防治效果，并根据所获得的数据进行分析和查找，以发现医院感染控制中存在的问题，为医院感染管理提供咨询意见和改进建议。

（二）医院感染控制的二级预防

二级预防的重点防治人群是医院感染相关危险因素暴露的高危人群，目的是做好重点人群感染源的控制和监测。落实医院感染控制的二级预防措施主要有如下四个方面。

1. 实时信息查询，督导措施实施　专职人员进行实时信息查询，有针对性地开展前瞻性医院感染调查，并实时动态地督导感染控制，检查并协助科室制订预防方案，从而积极消除医院感染隐患及危险因素。

2. 增强医院感染意识，提高预防和诊治水平　提升医护人员对医院感染的认知水平，加强预防和治疗技能，使其熟知医院感染的诊断标准和相关危险因素的预防和治疗准则，以便及时发现和治疗相关部位的感染。定期进行全院或各科室医院感染监测，并建立相应数据库，以便随时了解医院内各类疾病的感染率及其变化情况，为制定有效的控制措施提供依据。

3. 医院感染相关因素的确定及预防　对于高危患者，机体内部的多种因素无法干预，因此预防医院感染的关键在于消除相关危险因素，严格执行无菌操作，以避免交叉感染等风险，从而实现早期发现、早期诊断和早期治疗。

4. 合理应用抗生素，防止细菌产生耐药　对临床医师加强抗菌药物知识培训，规范抗生素的选用与用药，减少不合理用药情况发生。

（三）医院感染控制的三级预防

三级预防是对明确诊断为医院感染的患者所采取的综合治疗方案，以降低病死率、防止医院感染的流行和暴发流行。三级预防的具体措施如下。

1. 参与临床会诊，追踪协助诊治　专职人员参与临床会诊并提供追踪协助，以控制感染。在医疗过程中应随时了解并注意监测各类患者标本送检情况，发现问题及时报告有关部门，以便采取有效对策，确保院内感染管理目标的实现。

2. 切断传播媒介,防止交叉感染　　在治疗重症感染患者时,需高度重视病房中潜在的交叉感染传播媒介,需要采取措施切断其传播媒介,以防止交叉感染的发生。对已发生医院感染或疑似病例进行流行病学调查并提出针对性防治策略,以减少患者住院期间因院内感染而产生的经济支出及心理创伤。

3. 评估医院感染流行态势,启动医疗行政干预　　在对全院进行全面调查研究后,确定感染发生的主要因素,提出相应的控制措施,为有效地实施医疗行政干预措施提供依据。医疗行政干预措施,包括召集院内外专家进行会诊和治疗,成立专门的治疗或抢救小组等。在制定感染控制干预评价标准时,应强调预防措施的有效实施,同时注重其实际效果和长期可持续性。

第四节　发展趋势与展望

如今,医院感染防控技术出现了一些新的理念与方法,如应用信息化技术对监测资料进行大数据分析、遵循高质量证据提升防控工作成效,以及利用人工智能技术助力医院感染防控,这些新技术不仅大大提高了预防和控制医院感染的效率,也使医院感染的预测预警成为可能。但新病原体、多重耐药菌感染的不断增多,侵入性诊疗技术的广泛应用,抗菌药物的使用导致微生物的耐药性等因素,都使得医院感染防控工作更加艰巨,医院感染预防控制工作不可一蹴而就,而是需要患者、医院以及政府三个方面的协同合作。患者应当积极了解与医院感染有关的信息和知识,在就医过程中学会自我保护和预防,避免受到感染;医院应当充分发挥各级院感质控中心作用,切实落实医院感染预防与控制的举措,加强培训教育,提高医院感染专职人员能力建设,提高全体医务人员防控医院感染的知识和依从性,保障患者生命安全、提高临床医疗质量;政府应当重视医院感染防控管理,不断建立健全相关法律法规,积极制定相关政策,从而为我国医院感染预防工作的开展提供一定的保障。

（朱正保）

第十三章
公共卫生监测

案例

　　流行性感冒（流感）是由流感病毒引起的一种常见呼吸道传染病,近年来全球每年会造成超过560万重症住院病例,并导致40万例死亡。世界卫生组织已将其列为实行全球公共卫生监测的首要传染病。监测是预防和控制流感的关键策略。我国现有的流感监测系统主要包括:①国家法定报告传染病:流感是我国丙类法定报告传染病,临床诊断和实验室确诊流感病例需通过"传染病报告信息管理系统"进行报告;②基于哨点医院门急诊的流感样病例即发热（体温≥38℃）、伴咳嗽或咽痛之一者和病原学监测:覆盖我国所有地级市的554家国家级流感监测哨点医院通过"中国流感监测信息系统"报告门急诊的流感样病例与就诊病例总数;③由哨点医院采集流感样病例的咽拭子标本,送至408家流感监测网络实验室进行流感病毒实验室检测。有研究显示,2017—2018年度三种流感监测数据反映的流感流行趋势大体一致,但具有不同的时效性。在北方,流感样病例占就诊病例的百分比预警流行高峰的能力欠佳,分别比流感报告病例数和流感病毒检出率滞后6周和9周。在南方,最早的预警指标是流感样病例占就诊病例百分比。

思考题

1. 什么是公共卫生监测?
2. 流感监测包含的内容,分别属于哪种类型的公共卫生监测?
3. 开展公共卫生监测的目的是什么?
4. 评价公共卫生监测系统的指标有哪些?
5. 根据上述监测数据,请简要分析三种流感监测数据的局限性以及时效性产生区别的原因。

案例解析

　　公共卫生监测是现代疾病预防控制工作中最重要的内容之一,是制定公共卫生政策和疾病预防控制策略与措施的科学依据与基础。国家高度重视公共卫生监测体系,大幅提高我国重大疫情防控能力,有效遏制了重大传染性疾病的传播。随着社会的发展,人类疾病谱与医学模式相应发生了改变,公共卫生监测的内容也不断被扩展丰富充实,监测的方法和技术也越来越完善,互联网、区块链、物联网、人工智能、云计算、大数据等在医疗卫生领域中的应用,已经为建立跨部门、跨机构的智慧化公共卫生监测体系创造了有利的技术条件。

课件:第十三章
公共卫生监测

第一节　公共卫生监测概述

一、基本概念

（一）定义

　　公共卫生监测（public health surveillance）是指长期、连续、系统地收集与人群健康有关的公共卫生资料,经过科学分析后获得有价值的、重要的公共卫生信息,并及时反馈给需要这些信息的人员或机构,用以指导制定、实施和评价疾病和公共卫生事件预防控制措施和策略的过程。简单地说,公共卫生监测就是长期、连续、系统地收集、分析、解释、反馈及利用公共卫生信息的过程。

公共卫生监测起源于对传染病发病和死亡的监测活动，因此早期多用"疾病监测（disease surveillance）"这一概念。随着人们对健康需求的不断增长以及公共卫生事业的不断发展，监测内容逐渐从单纯的传染病监测扩展到慢性非传染性疾病、伤害、行为危险因素等公共卫生各领域的监测，从单纯的生物医学角度发展到涵盖生物、心理、社会等多个领域，其内涵更加丰富。所以，当今的监测不仅是传染病的问题，更是整个公共卫生的问题，故称之为公共卫生监测。

（二）相关术语

1. 被动监测与主动监测

（1）被动监测（passive surveillance）：是指由责任报告人按照既定的报告规范和程序向上级机构常规上报监测数据和资料，上级单位被动接受报告，如法定传染病监测系统、突发公共卫生事件报告系统、以医院为基础的药物不良反应报告系统等。

（2）主动监测（active surveillance）：是根据公共卫生和疾病预防控制工作特殊需要，由上级单位专门组织调查收集资料。我国的免疫接种率监测、为修正传染病报告监测数据所开展的传染病漏报调查以及对某些重点疾病（如不明原因发热）、对某些行为因素（如吸烟、吸毒）的监测，多属于主动监测范畴。

2. 常规报告与哨点监测

（1）常规报告（routine report）：又称常规监测，指针对卫生行政部门所规定的疾病或健康相关问题进行常规监测报告。如我国的法定传染病报告系统就属于常规报告，目的在于了解人群中这些疾病的变化规律及长期趋势。

（2）哨点监测（sentinel surveillance）：是为了更清楚地掌握某些疾病的时间变化趋势以及相应的影响因素，根据被监测疾病的流行特点，选择若干有代表性的地区或人群，依据标准化的工作程序开展监测。如艾滋病的哨点监测，选择有代表性的地区和艾滋病相关高危人群，按照统一的监测方案，连续开展定点、定时的艾滋病病毒抗体检测，同时收集监测人群与艾滋病传播相关的高危行为信息，来获得不同地区、不同人群艾滋病病毒感染状况和行为危险因素及变化趋势的资料。此外，针对流感样病例的监测，主要以若干被选定的医院门诊作为监测哨点，每周上报流感样病例。

3. 静态人群和动态人群　静态人群（fixed population）是指在监测过程中无人口迁出和迁入的人群；公共卫生监测中，如果一个人口众多的地区中仅有少量人口出生、死亡、迁出和迁入时，也可视为静态人群。在监测过程中人口频繁地迁出、迁入，则称为动态人群（dynamic population）。计算疾病频率指标时，静态人群采用平均人口数作为分母，动态人群则采用观察总人时数作为分母。

二、公共卫生监测的目的

公共卫生监测的信息来源于多个方面，包括人口特征资料与疾病信息、医疗卫生数据、环境监测数据、动物相关数据等，这些信息数据可以反映某地区某一特定疾病或公共卫生问题的现状，预测发生某种健康事件的可能性及其规模，为探寻事件发生的原因和影响因素提供线索，为制订相应控制措施提供依据，为评价控制措施是否有效得当提供证据。

（一）了解人群中健康相关事件的发生现状，确定主要的公共卫生问题

通过连续系统的公共卫生监测，对监测资料加以分析，可以全面了解影响人类健康的主要疾病或卫生问题的发生情况、分布特征以及变化趋势，确定当前的主要公共卫生问题，从而有针对性地开展预防工作。例如，WHO通过全球结核病监测数据发现，2021年全球新增45万耐多药结核病患者，比2020年增加3.1％。这再度使得结核病成为世界性的主要公共卫生问题之一，也促使各国对耐药性结核病采取相应的干预策略与措施。

（二）发现健康相关事件分布中的异常情况

及时调查原因并采取措施，可以有效遏制不良健康事件的发展与蔓延。例如，2009 年，全球流感监测显示新一轮流感在全球肆虐，并确定为新型甲型 H1N1 流感病毒所致，便迅速在全球范围采取了一系列的防控措施和发布最高级别预警警报，研制出相应的甲型 H1N1 流感疫苗，最终有效地控制了疫情的进一步蔓延。

（三）研究疾病的影响因素，预测健康相关事件发展趋势

确定高危人群，预测健康相关事件的发展趋势，有助于对疾病的预防控制，并预估相应的卫生服务需求，制定新的防控方案。例如，艾滋病的行为监测数据显示，90％以上的艾滋病是经性传播，男男同性性接触行为是艾滋病病毒感染的高危行为因素。因此，在 2019 年的《遏制艾滋病传播实施方案》中，将男男同性性接触者作为高危人群，开展了暴露前预防试点等一系列的健康教育和行为干预活动。

（四）评价干预措施的效果，制定科学、有效的公共卫生策略和措施

公共卫生监测可以通过连续的观察，比较采取干预措施前后疾病和相关事件的动态变化，判断疾病或病原体的传播是否已被阻断，从而评价干预策略及措施的效果。例如，始建于 1995 年的全国碘缺乏病防治监测系统，通过对碘盐和碘缺乏病的监测，一方面证实碘盐的供给对减少和消除碘缺乏病有了显著效果。同时，还可评价不同地区干预措施的执行情况；另一方面为进一步合理调整碘盐含量及供给范围提供了科学依据。

三、公共卫生监测的发展概况

最早的监测起源，可以追溯到 16 世纪的英国，伦敦市议会在 1532 年开始系统、持续地收集传染病中的死亡人数，这些数据的收集工作持续了 100 多年，直到伦敦市的公务人员向教区执事报告葬礼的数量和每周的死亡清单，这些数据才被用于公共卫生监测。人口统计学创始人 John Graunt（1620—1674 年）就利用当时教堂的死亡登记数据来分析伦敦地区居民的健康状况。19 世纪，英国的流行病学及医学统计学创始人 William Farr（1807—1883 年）首创了人口和死亡的常规资料收集与分析方法，并将结果反馈给政府与群众。1968 年，WHO 在第 21 届世界卫生大会上明确了监测在公共卫生中的重要地位，将监测的概念扩大到包括传染病在内的所有卫生事件。20 世纪 80 年代后期，计算机网络应用极大地推动了公共卫生监测的发展，现在，地理信息系统、遥感技术、"互联网＋"和移动医疗 APP 已广泛应用于公共卫生监测中。

我国在 1950 年建立了法定传染病报告登记制度，1980 年建立了以传染病为主的全国疾病监测系统，目前我国已建成全球最大的疾病和健康危险因素监测网络。随着疾病谱和病因谱的改变，我国又相继建立了妇幼卫生监测系统、出生缺陷监测系统、艾滋病病毒哨点监测系统等。2003 年非典型肺炎事件后，国家在 2004 年将突发公共卫生事件纳入监测范围，建立了法定传染病网络直报信息平台，健全了公共卫生监测预警体系，提高了重大疫情早发现能力和监测效率，多次有效地遏制了重大传染性疾病传播，保障了人民群众的生命安全。

第二节　公共卫生监测的种类与内容

随着社会的发展，公共卫生监测的种类与内容不断丰富。目前，监测的种类主要包括疾病监测、症状监测、行为危险因素监测以及其他公共卫生监测。

一、疾病监测

1. 传染病监测　传染病监测是公共卫生监测的起源，也是疾病监测最重要的内容，是预防和控制传染病的重要措施。2005 年,世界卫生大会审议通过《国际卫生条例》。根据此条例,WHO 规定了 4 种在任何情况下都必须通报的疾病,分别是天花、由野毒株引起的脊髓灰质炎、新亚型病毒引起的人流感和严重急性呼吸道综合征(SARS);同时还规定了其他需要全球预警和应对的传染性疾病,例如霍乱、肺鼠疫、黄热病、病毒性出血热(埃博拉热、拉沙热、马尔堡热)、西尼罗热、登革热、裂谷热和脑膜炎球菌病等。

我国传染病监测的主要内容有:①人口学资料;②传染病发病和死亡及其分布;③病原体的血清型和基因型、毒力、耐药性及其变异情况;④人群免疫水平的测定;⑤动物宿主和媒介昆虫的种类、分布、病原体携带状况等;⑥传播动力学及其影响因素调查;⑦防治措施效果的评价;⑧疫情预测;⑨专题调查(如暴发调查,漏报调查等)。卫生行政部门可增加传染病监测报告病种和内容。

在我国领土范围内,凡是发现法定传染病病例,所有责任报告人都应当向当地疾病预防控制机构报告。《传染病信息报告管理规范(2016 版)》规定各级各类医疗机构、疾病预防控制机构、采供血机构均为责任报告单位;其执行职务的人员和乡村医师、个体开业医师均为责任疫情报告人。责任报告人应及时对传染病患者或疑似患者进行诊断,诊断分为疑似病例、临床诊断病例、实验室确诊病例、病原携带者(包括霍乱、脊髓灰质炎以及国家卫健委规定的其他传染病)和阳性检测结果者(仅采供血机构填写)五类。首诊医师在诊疗过程中发现传染病患者、疑似病例和规定报告的病原携带者后应按照要求规范填写《中华人民共和国传染病报告卡》或电子传染病报告卡;现场调查发现的传染病病例,由属地疾病预防控制机构的调查人员填写报告卡;采供血机构发现艾滋病病毒两次初筛阳性检测结果也应填写报告卡;责任报告单位和责任疫情报告人发现甲类传染病、乙类传染病的肺炭疽、严重急性呼吸综合征的传染病患者或疑似患者时,或发现其他传染病和不明原因疾病暴发时,应于 2 小时内将传染病报告卡通过网络报告;对其他乙、丙类传染病患者、疑似患者和规定报告的病原携带者,责任报告单位应于病例诊断后 24 小时内进行网络报告。2004 年,我国针对 SARS 流行过程中暴露出的疾病监测系统的问题,建立了国家、省(自治区、直辖市)、市、县、乡一体化的网络直报系统,显著提高了疫情监测报告的及时性与准确性。

2. 慢性非传染性疾病监测　随着疾病谱的改变,监测范围已扩大到慢性非传染性疾病(简称慢性病),监测内容根据各国及各地区的主要卫生问题的不同而异,主要包括癌症、心脑血管疾病、糖尿病、精神病、伤害、职业病、出生缺陷等,监测的目的是为了了解非传染性疾病及其相关危险因素的发生、发展情况,进而采取相应的公共卫生干预措施。

目前,我国部分地区已开展了对癌症、心脑血管疾病、出生缺陷、伤害等非传染性疾病的监测。1986 年"全国出生缺陷监测网"开展了以医院为基础的出生缺陷监测,目前主要监测 23 种出生缺陷。2014 年 9 月,时卫生计生委颁布《中国居民慢性病与营养监测工作方案(试行)》,监测我国居民主要慢性病患病及相关影响因素的现况和变化趋势,建立慢性病与营养相关数据共享平台与机制,为政府制定和调整慢性病防控、营养改善及相关政策,评价防控工作效果提供科学依据。2020 年,我国参与肿瘤登记工作的区县达到 1 152 个,各级参与肿瘤登记的机构达到 49 102 家,覆盖人口 5.98 亿,实现了全国各省级行政区肿瘤登记工作全覆盖。

3. 死因监测　死因监测是通过长期、连续地收集人群死亡资料,分析与研究人群的死亡率和死因分布,反映监测人群健康水平,确定不同时期主要死因及疾病防治重点。我国于 1989 年和 1992 年分别建立了"全国孕产妇死亡监测网"和"全国 5 岁以下儿童死亡监测网"。其中《死亡医学证明书》是死因报告和统计分析的重要凭证,正确的死因判断是死因监测的基础。我国在 161 个监测点的全国疾病监测系统进行死亡监测的基础上,2008 年开始实行全死因的网上直报,现已整合并扩至 605 个监测点,建立具有省级代表性的全国死因监测系统,监测数据以每年定期出版《中国死因监测数据集》的形式发布。

4. 医院感染监测　据全国医院感染监控网统计,我国 2020 年医院感染发生率在 2% 左右,医院感染依然是一个重要的公共卫生问题。2009年,时卫生部发布《医院感染监测规范》(WS/T312—2009),指出我国的医院感染监测包括全院综合性监测、目标性监测、细菌耐药性监测以及抗菌药物使用监测等内容;同时要求医院建立有效的医院感染监测与通报制度,及时诊断医院感染病例,分析发生医院感染的危险因素,采取针对性的预防控制措施;培养医院感染控制专职人员和临床医务人员识别医院感染暴发的意识与能力,根据医院感染的不同情况,采取不同的有效措施,最终达到控制医院感染的目的。

二、症状监测

症状监测(syndromic surveillance)是通过长期、连续、系统地收集特定临床症候群人群或与疾病相关现象的发生频率,从而对某类疾病的发生或流行进行早期探查、预警和做出快速反应的监测方法。症状监测尤其适用于一些新发疾病,其病因未明,临床上尚无明确诊断方法判断的病例。常用的症状监测主要有流感症状监测、发热监测、腹泻监测等。症状监测不依赖特定诊断,是强调非特异症状为基础的监测,所监测的内容,不仅有临床症状(呼吸道症状、胃肠道症状、皮肤症状、神经系统症状等),还包括与疾病相关的许多现象。例如,医院急诊室或门诊就医情况、药店非处方药(如维生素C、感冒中成药、止泻药等)的销售情况、医疗相关用品(如医用口罩、卫生纸巾等)的销售情况、学校和单位的缺勤情况、动物患病或死亡情况、生物媒介变化情况等。

由于症状本身并不具有特异性,不同疾病可出现相似的症状,这可能导致过高估计某种疾病的疫情。但是,由于各种症状的出现先于疾病的确诊,通过症状监测可提高监测系统的敏感性,尤其在应对食源性疾病、生物恐怖等突发公共卫生事件中,症状监测发挥了重要作用,受到了越来越多的重视。

三、行为危险因素监测

随着疾病模式的改变,慢性病、伤害和性传播疾病逐渐成为影响人类健康的主要卫生问题,这些疾病与个人的不健康生活行为密切相关。因此,促进行为的改变成为预防控制这些疾病的主要策略。2004年,中国疾病预防控制中心慢病中心在全国疾病监测系统内建立了慢性病及其危险因素监测项目,2018年组织实施了中国慢性病及其危险因素监测第6次调查,不断完善监测内容、监测方法和电子化信息收集与管理平台,获得了具备国家并兼顾省级代表性的成年人慢性病危险因素资料。此外,我国在其他疾病监测中也会包含行为监测的内容,例如,艾滋病监测中关注特定人群的吸毒行为;道路交通伤害监测关注酒驾、汽车安全带的使用、安全头盔使用等。

四、药物不良反应的监测

药物不良反应(adverse drug reaction,ADR)是指正常剂量的合格药物用于预防、诊断、治疗疾病或调节生理功能时,出现的有害的和与用药目的无关的反应。药物不良反应监测工作是药品上市后安全监管的重要支撑。1989年,我国成立了国家药品不良反应监测中心;1998年正式加入WHO国际药物监测合作计划;2004年,制定了《药品不良反应报告和监测管理办法》,将ADR报告和监测纳入了法制化轨道。2011年修订版中规定了针对个例药品不良反应事件、药品群体不良事件、境外严重药品不良反应及药品重点监测等方面报告与监测的具体要求与方法。我国各药品生产、经营企业和医疗机构获知或者发现可能与用药有关的不良反应,应当通过国家药品不良反应监测信息网络按照规定的流程进行报告(http://www.adrs.org.cn/)。目前,全国已有超过35万个医疗机构、药品生产经营企业注册为药品不良反应监测网络用户;全国98%的县有药品不良反应报告;正式加入国家药品不良反应监测哨点联盟的医疗机构已超过70家,标志着我国药品不良反应监测哨点建设工作迈上了新台阶。国家对药物上市后的不良反应监测工作的高度重视,切实保障了公众的用药安全性和有效性,守护了我国人民的健康。

五、其他公共卫生监测

其他公共卫生监测包括环境污染监测、食品卫生监测、学校卫生监测、计划生育药具使用及不良反应监测等。这些监测科目分属于不同学科,又常常同时包含多个学科的内容。为了解决不同的卫生问题,可以有选择地开展各种内容的公共卫生监测。

第三节　公共卫生监测的方法与步骤

一、公共卫生监测的方法

开展监测工作需要专门的监测机构及有组织、有计划的监测体系,可以分别或同时采用以下监测方式。

1. 以人群为基础的监测　指以社会人群为现场来监测特定疾病的变化情况。以人群为基础的监测,不仅可以是覆盖整个目标人群的常规报告监测,也可以是监测点或哨点监测。具有良好代表性的监测点监测,可以获得比较准确、可靠、及时的资料,其耗费更低,效率更高。许多行为危险因素监测均是以人群为基础的监测。

2. 以医院为基础的监测　指以医院为现场进行监测,主要是对医院内感染、病原体耐药和出生缺陷等进行监测。例如,医院感染监测系统、出生缺陷监测系统和药物不良反应监测均属于以医院为基础的监测。

3. 以实验室为基础的监测　指主要以利用实验室方法对病原体或其他致病因素开展监测。例如,WHO 和我国的流感实验室监测系统,其中开展的常规流感病毒分离和分型鉴定工作,即为以实验室为基础的监测。

4. 以高危人群为对象的哨点监测　例如,我国的艾滋病哨点监测,根据流行特点,由设在全国各地的上千个监测哨点对高危人群进行定点、定时、定量的艾滋病抗体检测,由此可以大致了解我国艾滋病的感染状况和变化趋势。

另外,在监测工作中,需要注意的是,许多疾病的发生涉及个人隐私,一些疾病的患者或感染者会遭受社会歧视,对这些疾病开展监测时一定要遵守保密制度,不仅可以维护监测对象的尊严和权益,而且可以增强社会公众对监测活动的信任感和参与意识。

二、公共卫生监测的基本程序

1. 系统收集相关资料　根据不同监测的特定目的,按照统一标准、方法及规范的工作程序,系统全面收集相关监测资料。监测资料主要包括人口学资料、人群疾病发病或死亡资料、实验室检测的病原学和血清学资料、危险因素调查资料、干预措施记录资料、专题调查报告及其他有关资料等。

2. 资料的管理和分析　资料管理是对收集到的原始数据认真仔细的核查,了解资料来源和收集方法,保证资料数据的真实完整。再选用正确的统计学方法把各种监测数据转化为有关指标并做出合理正确的解释,揭示出所监测公共卫生问题的分布特征、变化规律及影响因素等。

3. 监测信息的交流与反馈　监测信息的交流反馈与共享是将监测和干预连接起来的桥梁,监测信息必须及时反馈给所有应该了解此信息的单位或个人,以便迅速对发现的问题做出反应。信息反馈分为纵向和横向两个方面,纵向包括向上反馈给卫生行政部门及其领导,向下反馈给下级监测机构及其工作人员；横向是反馈给有关的医疗卫生机构及其专家、社区和居民。针对不同对象，应以不同的方式反馈不同的内容。

4. 监测信息的利用　充分利用监测信息及其价值，及时制定公共卫生策略，并采取有效的措施是公共卫生监测的最终目的。通过获得的监测信息可以用来描述公共卫生问题的分布特征、预测流行趋势、确定高危人群、评价干预效果，为开展公共卫生活动提供科学依据。

三、公共卫生监测系统的评价

为提高监测系统的有效性，更好地为公众健康服务，需要对监测系统进行定期评价，以便进一步改进和完善监测系统。主要通过以下指标进行评价。

1. 完整性（completeness）　指监测系统所包含的监测内容或指标的多样性，包括报告哨点与监测形式的完整性、病例报告的完整性以及监测数据的完整性。

2. 敏感性（sensitivity）　指监测系统发现和确认公共卫生问题的能力。敏感性主要包括两个方面：①监测系统报告的监测病例占实际病例的比例；②监测系统判断疾病或其他公共卫生事件暴发或流行的能力。

3. 特异性（specificity）　指监测系统排除非公共卫生问题的能力，以避免或减少发生预警误报。

4. 及时性（timeliness）　指从某公共卫生事件发生到监测系统发现并反馈给有关部门的时间间隔，反映了监测系统的信息上报和反馈速度。及时性对急性传染病暴发和突发公共卫生事件尤为重要，这将直接影响到干预的效果与效率。

5. 代表性（representativeness）　指监测系统发现的公共卫生问题能在多大程度上代表目标人群的实际发生情况。缺乏代表性的监测信息可能导致卫生决策的失误和卫生资源的浪费。

6. 简单性（simplicity）　指监测系统的资料收集、监测方法和系统运作简便易行，具有较高的工作效率，省时且节约卫生资源。

7. 灵活性（flexibility）　指监测系统能针对新的公共卫生问题，对操作程序或技术要求进行及时的调整或改变的能力，以适应新需要。

8. 阳性预测值（positive predictive value）　指监测系统报告的病例中，真正的病例所占的比例。阳性预测值很低时，假阳性病例就会相应增加，对假阳性病例的调查以及对非暴发或流行疫情的干预，将会造成卫生资源的浪费，有时还可能引起恐慌。

9. 可接受性（acceptability）　指监测系统的各个环节的工作人员对监测工作的参与意愿程度，包括报告单位参与率、监测机构报告率、监测人员的工作量和可承受度。

除上述评价指标外，还可对监测系统的职能进行评价，可参考 2006 年 WHO 出版的《传染病监测系统评价指南》（Communicable Disease Surveillance and Response Systems, Guide to Monitoring and Evaluating. WHO，2006）。

第四节　发展趋势与展望

随着经济全球化的发展，跨国人员的流动频繁，随之而来的是疾病的传播愈发迅速。2005 年修订的《国际卫生条例》提出了全球公共卫生情报分享的新模式，强调国际合作的重要性。建立以 WHO 为主导、各成员国共同参与、以维护全球健康为核心理念的全球公共卫生监测体系是顺应新时期国际社会发展的需要。

另外，网络信息技术的发展和应用极大地推动了公共卫生监测手段的革新，除了传统的监测方法以外，国际社会愈加重视监测信息来源的多元化。特别是如今，互联网、区块链、物联网、人工智能、云计算、大数据已经为公共卫生监测赋能,"互联网＋大数据＋基于事件"的监测优势越发明显,成为传统监测体系的重要补充。此外,电子信息材料技术和空间信息技术的发展促进了可穿戴设备和地理信息系统在公共卫生监测中的应用。在未来,将会有更多更加成熟的智能远程新技术应用到公共卫生监测当中,需要我们充分把握先进理念和技术,推动公共卫生监测领域的创新与发展。

拓展阅读

（杨昊旻）

第十四章
临床流行病学

案例

鼻咽癌(nasopharyngeal carcinoma，NPC)是一种发生于鼻咽部黏膜上皮的恶性肿瘤,是我国常见的恶性肿瘤之一。研究发现,黄种人为鼻咽癌高发人群。据统计,2018年全球大约13万例新发鼻咽癌病例中,我国有超过6万例。

NPC分为不易转移型和易转移型,对电离辐射和化疗高度敏感,放疗可获得良好的局部控制,但远处转移是主要的挑战和治疗失败的主要原因。转移性NPC(mNPC)患者预后很差,中位总生存期(OS)大约20个月。化疗是mNPC治疗的基础,目前的标准方案包括使用顺铂加氟尿嘧啶(PF)、顺铂加吉西他滨(GP)、顺铂加紫杉烷(TP)和顺铂加紫杉烷加氟尿嘧啶(TPF)。然而,这些化疗方案的临床疗效并不总是令人满意。在一部分患者中观察到不良结果,可能是化疗耐药和治疗相关的毒性作用,使患者虚弱并阻碍他们坚持治疗计划。为了探索毒性小、抗肿瘤活性好、长期疗效优异的治疗方案,我国临床科研工作者,根据化疗药物特点,扬长避短,尝试改良原有治疗方案,并对几种治疗方案的预后进行比较,寻找治疗mNPC患者的有利治疗方案(详见在线数字资源),最大限度减少疾病造成的危害,筑牢三级预防的最后一道防线,这一努力将为实现健康中国战略目标贡献巨大力量。

拓展阅读

思考题

1. 欲对接受改良治疗方案治疗的mNPC患者的预后进行研究,可选择哪些研究设计方案,首选设计方案是什么?
2. 如何选择研究对象?
3. 如何确定测量指标?
4. 资料的收集包括哪些方面? 资料的整理要注意什么? 可以做哪些结果分析?
5. 预后研究可从哪些方面进行质量控制?
6. 应从哪些方面进行预后研究的评价?

案例解析

临床流行病学(clinical epidemiology)是流行病学的分支学科,也是临床医学的基础学科,是将流行病学的原理和方法应用到临床领域,解决临床问题的一门学科,其思想萌发于18世纪,学科形成于20世纪中叶。临床流行病学的应用与发展,使人类对疾病的发生、发展及其转归的规律有了更深刻的认识,为现代医学的临床诊疗效果提供了更多科学证据支持,也为循证医学提供了重要的方法学保证。临床流行病学已成为临床医学中不可或缺的学科。作为比较年轻的学科,临床流行病学研究方法在不断完善,应用领域也在不断扩展,已成为现代医学的重要基础学科。

课件:第十四章
临床流行病学

第一节　临床流行病学概述

一、临床流行病学的产生

临床流行病学(clinical epidemiology)的产生,是流行病学学科发展和临床研究需求共同推动的结果。从 20 世纪 40~50 年代起,流行病学从研究传染病扩大为研究所有疾病和健康问题,创造了对慢性非传染性疾病的研究方法,例如英国的 Richard Doll 和 Austin Bradford Hill 设计的吸烟与肺癌关系的病例对照研究和队列研究,美国的弗明汉心脏研究(Framingham Heart Study);研究方法由传统的调查分析扩展为定量与定性相结合、宏观与微观相结合,分析方法不断完善,分析手段更加先进,如相对危险度、比值比等影响深远的测量指标的提出,分层分析法的使用等;研究从“流行”发展为“分布”,动静态结合,由三环节两因素扩展到社会行为因素;流行病学的分支学科不断涌现使其应用范围越来越广。

随着流行病学分析方法的长足发展,许多临床医师在临床医学研究中开始关注严格的设计、测量与评价(design, measurement and evaluation, DME),与流行病学家一道,促成了随机对照试验(randomized control trials, RCTs)的诞生。由于 RCT 在人群中建立了评估因果关系最可靠的方式,因而成为评估医学干预效果的“金标准”,并被誉为临床流行病学的旗舰。从此,临床流行病学作为一门独立的学科应运而生。

二、临床流行病学的定义

美国耶鲁大学教授 John Paul 于 1938 年首先提出临床流行病学的概念,认为传统的流行病学是研究人群中疾病的分布和影响因素,而临床流行病学则是为临床医师和临床研究者服务的重要方法学,以患者为研究对象开展研究。

20 世纪 70 年代后期,David L. Sackett、Robert H. Fletcher 和 Alvan R. Feinstein 等学者共同创建了现代临床流行病学。加拿大临床流行病学家 David L Sackett 教授认为“临床流行病学是临床医学的一门艺术”,“是临床医学的基础科学”。美国学者 Robert H. Fletcher 则认为临床流行病学是将流行病学的原理和方法应用到临床,以解决临床上遇到的问题。因此,临床流行病学是一门科学地观察和解释临床问题的方法学。

我国临床流行病学家王家良教授给出的定义是:临床流行病学是在临床医学领域中,引入现代流行病学与统计学等有关理论,创新临床科研的严格设计、测量和评价的临床科研方法学,用宏观的群体观点及相关的定量化指标,从患者的个体诊治扩大到相应特定患病群体的研究,探讨疾病的病因、诊断、治疗和预后的整体性规律,力求排除或防止偏倚因素的干扰,确保研究结果的真实性、重要性和适用性,以创造临床研究的最佳证据,并用于指导防病治病的循证医学实践。

临床流行病学的不同发展阶段出现了不同的定义,基本可归纳为:临床流行病学是在临床医学研究中,以患者群体为研究对象,应用现代流行病学原理和方法,观察、分析和解释临床医学中的诊断、筛检、治疗、预后以及病因等医学问题,为临床决策提供科学依据的一门方法学。其核心内容是临床科研的设计、测量和评价。该学科可深化对疾病发生、发展及其转归的认识,提高临床的诊疗水平。

三、我国临床流行病学的引入

我国于 1980 年经时卫生部派遣专家到英国剑桥大学参加美国洛克菲勒基金会主办的“临床流行病学”培训班学习,由此我国引进了临床流行病学的概念。在 1983 年,我国时上海医科大学、华西医科大学和广州中医学院建立了三个国家级“设计、测量与评价(DME)”培训中心,为临床学生开设了临床流行病学课程,以培养高质量医学专业人才,并推动更多的医学院校建立 DME 教研室或开展教学等工作。

四、临床流行病学的研究内容和方法

(一) 研究内容

从流行病学的角度来看,临床流行病学可以应用在临床科学研究的任何方面。

1. 诊断试验评价　随着医学科学技术的发展和进步,新的疾病诊断方法和技术不断出现。同一种疾病的多种临床诊断方法的真实性和可靠性如何,需要进行研究和评价,筛选出灵敏度高、特异度高、可靠性好的临床诊断方法,以指导临床实践,提高诊断水平。具体评价方法及评价指标详见本书第七章。

2. 临床疗效评价　对于任何一种新药物或治疗方法在临床应用之前,必须经过正规、严格的临床试验研究,以评价其疗效和安全性。未经严格临床试验验证的新药或疗法,不仅达不到预期效果,而且可能给患者带来不良后果。因此,临床疗效评价是临床流行病学研究中的一项重要内容。具体方法详见本书第六章。

3. 疾病预后研究　预后是指疾病发生后,对将来发展为各种不同结局的预测或事前估计。预后研究是关于疾病各种结局的发生概率及其影响因素的研究。充分了解疾病的预后及预后因素,有助于临床医师选择恰当的治疗方案,以达到最理想的预后效果。

4. 临床决策分析　决策是为达到某一目标,从多个备选方案中选定最佳方案。为了提高临床决策的科学性,要以各种概率数量为依据,对临床疾病现象做出定量的统计分析,使复杂的临床问题数量化,从而利用概率论的思想方法帮助我们选出最佳治疗方案,以提高临床决策的水平,更好地指导临床实践。对现有临床科学证据进行系统、科学的评价,分析其可推广性和应用性,也可以作为临床决策的科学证据。

5. 临床经济学评价　无论社会、集体还是个人,医疗费用都是不得不考虑的问题。应用经济学的原理和方法,通过成本-效果分析、成本-效用分析和成本-效益分析来进行临床经济学评价,用最小的成本投入解决最大的疾病防治问题,这也是临床决策的依据之一。

6. 病因和危险因素研究　病因探讨研究是临床流行病学的重要内容。将流行病学病因研究方法中的临床观察、描述性研究、队列研究、病例对照研究和实验性研究等多种方法综合应用于疾病病因及危险因素的探索,对于阐述疾病与病因之间的因果关系具有重要作用。

(二) 研究方法

临床流行病学通过提供严谨、系统的科学方法,创造性地建立了临床医学研究的设计、测量和评价的方法学,以应用于复杂的临床医学研究实践。这种方法学是临床科研工作者开展临床流行病学研究的强有力的科学工具,对于保证科研质量具有重要作用。

1. 设计

设计(design)是指临床研究方案和观察方法的设计,是临床科研实施前最重要的内容。研究设计的优劣直接决定科研的成败,只有在严格设计的前提下,才能不断提高临床科研水平。临床科研首先要有明确的研究目的,根据研究目的的需要提出科研假设,确定验证或检验该假设的研究对象和研究方法。临床科研设计一般包括以下内容。

(1) 明确研究目的:研究目的是设计的核心依据。研究目的可以来源于临床实践中遇到的问题,也可以是文献阅读过程中获得的科研启示。目的是研究设计的基础,在保证科学性、创新性和可行性等基础上,提出具体、明确的研究目的。

(2) 确定研究方法:根据不同的研究目的和不同性质的研究课题来选择相应的研究方法。比如,开展疾病病因及危险因素研究时,可以选择观察性研究,包括描述性的横断面研究、分析性的队列研究和病例对照研究;开展防治性研究时,除了上面提到的观察性研究方法,还可以开展随机对照实验(randomized controlled trial,RCT)。在研究设计阶段,选择合适的研究方法不仅要考虑到方法学本身的科学限制,还需考虑到研究方案的可行性及科研经费等其他问题。

(3)确定研究对象:研究对象包括总体和样本两部分。研究总体是根据研究目的确定的研究对象的全体,而样本则是从研究对象的全体中选择出的有代表性的一部分。实际工作中,为确保研究结论的可靠性,应根据课题设计的具体要求,确定研究对象的选择标准,在确保随机化原则的情况下纳入足够数量的研究对象。

(4)确定研究对象的分组:分析性研究和实验性研究(如随机对照实验)中一定要设置合理且具有可比性的对照组,有比较才能说明问题。随机对照实验一定要遵守随机化的原则。例如,在随机化临床试验中,按随机化分配方式,将研究对象随机分配到试验组和对照组,使每个研究对象都有同等的机会被分配到各组去,以平衡试验组和对照组各种已知和未知的混杂因素,从而提高两组的可比性,避免造成偏倚。

(5)确定研究指标:研究指标是根据研究目的确定的。在进行临床科研过程中,观察研究因素在研究对象身上所产生的效应来反映疗效和因果关系,选择客观、定量和具有可操作性的观察指标应在设计阶段就必须明确。例如,开展疾病预后研究时常用的指标有并发症发病率、致残率和康复率等指标。

(6)确定资料收集与分析方法:临床研究的对象是患者,在资料收集中常会受到人的主观因素影响,因此,资料收集的方法应客观与准确,有时会采用盲法来进行资料的收集。临床资料的复杂性要求研究分析人员选择正确且恰当的统计学方法进行资料分析,这也是十分重要的环节。

(7)质量控制措施:任何一项研究都有可能受到已知的或未知的各种偏倚的干扰,研究者在设计阶段就应该制定具有针对性的措施来控制各种偏倚对研究结果的影响,保证研究结果的真实性。质量控制应该贯穿于临床研究的始终。

2. 测量

测量就是在临床流行病学研究中对各种临床现象进行测量,可以采用定量的和定性的测量方法。但是,无论什么方法,都要求有较好的灵敏度和特异度。测量指标的判断标准和临床意义都要有明确的规定,测量质量要确保科学性和可靠性。

在临床流行病学资料分析时,需要正确地测量频率指标和效应指标。前者主要包括如发病率、患病率、死亡率和病死率描述指标等;后者则包括如绝对危险度(率差)、相对危险度(率比)和归因危险度、剂量-反应关系分析指标等。

3. 评价(evaluation)

临床流行病学的评价是指运用流行病学的基本原理和方法,结合专业和临床实际,科学地评价各种临床数据、实验室数据、临床研究的结论,以检验临床研究的结果是否真实可靠、临床意义和价值如何以及研究结果能否用于临床实践。

(1)研究结果真实性(validity)的评价:运用临床流行病学方法对设计方案、各项诊断方法的准确性、研究对象的来源及其代表性和依从性、对照设置是否恰当、盲法使用情况、偏倚控制措施、统计分析是否恰当等进行评价,以检验其真实性和可靠性。

(2)临床重要性(clinical importance)的评价:所有临床研究结果(包括诊断试验、病因研究、预防和治疗措施效果、预后估计及影响因素分析、证据性研究等)都要进行临床重要性评价。还要分析研究结果的实用价值,推广条件。如果研究结果只有统计学意义而无临床意义,则研究就没有实用价值。

(3)研究结果适用性的评价:研究结果在应用于临床实践时,还要考虑其适用性。研究证据无论多完美,如果与患者条件不相符也不能盲目使用。如治疗性研究结果在适用性评价的时候应该考虑:自己患者的情况是否与研究中的患者相似? 治疗措施在你的医院能否实施? 治疗措施对患者的潜在利弊如何？患者对治疗措施的价值取向和意愿如何？

　　研究证据要应用到实际工作中，要同时符合以下三个条件：①研究结果真实可靠，这是首要条件；②在研究结果真实的基础上，考虑其在临床应用的价值有多大；③最后考虑其是否适合我们面对的具体患者或环境。

　　应用临床流行病学对危害人民健康的重大疾病研究出高质量的证据，更好地指导医疗实践和防治，将已有的错误临床实践剔除，避免临床实践中引入新的错误的证据，这将对促进临床医学的发展和保障人民健康有着非常重要的意义。接下来以疾病预后研究为例，介绍临床流行病学研究方法。

第二节　疾病预后的研究与评价

　　患者及其家属经常问医师这样的问题：该病有无危险性，治疗过程中是否痛苦，能否治愈，有无并发症，复发的可能性有多大，治疗后是否存有后遗症以及能否影响今后的工作和生活，治疗后的可能存活时间等。这些问题就是疾病的发展进程及其结局问题。医师该如何回答呢？这就需要临床医师关注这些问题，了解已有证据，对所诊治疾病的预后有一个比较明确的估计，并结合患者的实际病情，采取一种适合该患者的治疗选择，以达到最理想的预后效果，给予患者和家属最科学的答复。必要时医师可去做相应的疾病预后研究。

　　进行疾病的预后研究的意义，对于临床医师来说，主要有以下几点：①可全面了解疾病的自然史、临床病程和预后，有助于医师作出更加合理的治疗决策；②研究影响疾病预后的各种因素，可在一定程度上改变疾病的结局；③通过某些疾病的预后研究可正确评价疾病防治措施的效果；④有助于临床医师客观地判断疾病的预后。因此，疾病预后研究具有重要的临床意义。

一、预后及预后因素

（一）预后

　　预后（prognosis）是指疾病发生后，对将来发展为各种不同结局，如痊愈、复发、恶化、伤残、出现并发症和死亡等，进行预测或事前估计，通常以概率表示，如治愈率、复发率、伤残率、n 年生存率等。预后研究是关于疾病各种结局的发生概率及其影响因素的研究。

（二）预后因素

　　凡是影响疾病结局的因素都可称为预后因素（prognostic factors），若患者具有这些因素，其病程发展过程中出现某种结局的概率就可能会增大。充分了解疾病的预后因素有助于临床医师对患者进行有效的干预，包括筛检、及时诊断、积极治疗和改变患者不健康的行为等，从而改善患者的预后。影响疾病预后的因素很多，主要归纳为以下几个方面。

　　1. 患者的身体素质　患者的身体素质体现在年龄、性别、营养状况、免疫功能、心理状态等多个方面。对于同一种疾病，由于患者身体素质不同，可能有完全不同的预后。例如，对于同一种疾病肺结核，如患者营养状况较差，免疫功能低下，就会比营养状况良好、免疫功能正常的患者预后差。

　　2. 疾病本身的特点　不同疾病本身的特点不同，预后也会不同。如某些自限性疾病（病毒性上呼吸道感染），即使不治疗也可以自愈，预后良好；而其他病毒感染性疾病如艾滋病、丙型肝炎等，即使积极治疗，预后也相对较差。有些疾病的预后与其病理类型有关，如霍奇金病，淋巴细胞为主型预后最好，5 年生存率为 94.3%；而淋巴细胞削减型预后最差，5 年生存率仅为 27.4%。

　　3. 患者的病情　同一种疾病，患者病情有轻重之分，通常病情轻者，预后较好，病情重者，预后较差。例如肿瘤的预后好坏与肿瘤大小、肿瘤部位、组织学分型、浸润深度、是否转移等因素有关；感染性疾病的预后，受宿主机体状况影响，还与病原体的数量、毒力、侵袭力、入侵门户等影响因素有关。

　　4. 疾病的诊疗情况　对大多数疾病来说，如果早期能得到正确诊断和合理的治疗，会有比较好的预后。如多数恶性肿瘤,早期获得诊断和正确的治疗,通常预后良好;反之,可能已发生多处转移,则治疗效果较差,预后也差。

5. 医疗条件 医疗条件的好坏,直接影响疾病的预后。对于同一种疾病,如败血症,在基层医院治疗可能会由于抗生素选择不合理,导致治疗效果差;而在一些有条件做细菌培养和药物敏感试验的大型医院,会相对合理地选用抗生素,治疗效果就好,预后也较好。

6. 依从性 依从性(compliance)是指医护人员、患者对医嘱的执行程度,可以分为完全依从性、部分依从性及拒绝医嘱。一个好的临床治疗方案若要达到好的治疗效果,一定是以患者和医护人员的配合为前提。如,治疗高血压的药物种类较多,如果临床医师花费很长时间和很多精力为患者选择了一种合适的降压药物,但患者不能坚持每天服用,也无法得到良好的治疗效果。

7. 家庭、社会因素 患者的家庭因素、社会因素也会影响疾病的预后,如医疗制度、社会保障制度、家庭经济状况等。经济困难的患者求医时往往由于延误,表现为病情较重,导致预后不良;不同的文化程度导致患者对疾病的认识、对疾病的态度不同,对预后也有影响。

(三) 预后因素与危险因素

注意区分预后因素与危险因素,二者在应用和意义方面不同。危险因素(risk factor)是指能使疾病发生概率增加的因素,其中一个或多个因素不存在时,疾病发病概率就会下降。危险因素常常用于病因学研究中,多指从健康到疾病过程中起作用的因素。而预后因素则是从患病到结局过程中起作用的因素,也就是患者具有某种或某些影响因素,其病情发展过程中出现某种结局的概率可能会改变。

多数情况下,同一疾病的危险因素及预后因素不同。例如男性、吸烟史、血清胆固醇水平高是急性心肌梗死发作的危险因素,与预后无关;心前壁梗死、充血性心力衰竭、窦性心律不齐是影响急性心肌梗死的预后因素。

有时某一因素既是某病的危险因素,又是该病的预后因素。例如年龄是急性心肌梗死的危险因素,即随着年龄的增长,急性心肌梗死患病的危险性增加;同时年龄也是急性心肌梗死的预后因素,即年龄越大,急性心肌梗死患者的预后也越不好。

有时同一因素在某病发生及预后的作用上是相互矛盾的。如血压的高低对于急性心肌梗死的发病和预后,影响相反,即高血压是罹患急性心肌梗死的危险因素,但处于急性心肌梗死期间的患者,血压低是一个不良的征兆,预后较差。

二、疾病自然史及临床病程

在进行疾病的预后研究之前,有必要了解疾病本身的自然史和临床病程。

疾病自然史(natural history of disease)是指在没有任何医学干预的情况下,疾病发生、发展和转归的全过程。该过程包括生物学发病期、亚临床期、临床期和结局发生期。

1. 生物学发病期(biologic onset) 是指病原体或致病因素作用于人体引起有关脏器的生物学反应,造成病理生理学改变,但很难用一般临床检查手段发现。

2. 亚临床期(subclinical stage) 是指病变的脏器损害加重,出现了临床前期的改变,患者没有明显的临床症状,自觉"健康",但在此期间如采用某些特殊检查或灵敏度高的诊断手段,即可发现疾病已经存在,从而被早期诊断,早期治疗。

3. 临床期(clinical stage) 是指患者病变器官损害加重,出现形态学的改变和功能障碍,临床上出现了较为典型的症状、体征和实验室检查的异常,从而被临床医师诊断和治疗。

4. 结局发生期(outcome period) 是指疾病经历了前述的过程,发展到终末阶段出现的事件,如痊愈、伤残或死亡等。

不同的疾病,其自然史长短不一,如急性传染性疾病会在较短时期内出现结局;而某些慢性非传染性疾病的自然史较长,可达数十年之久,如心脑血管疾病、糖尿病、慢性阻塞性肺疾病等。

临床病程(clinical course)是指疾病的临床期,即从出现症状和体征,一直到最后结局所经历的全过程。在临床实践中,临床医师往往会更多地关注疾病的临床病程。临床病程与疾病预后关系密切,病程可因临床医师采取不同的干预措施而发生改变,从而影响疾病的预后。病程早期就采取积极的医疗干预措施,往往可以改善患者的预后。清楚地掌握和了解各种疾病的临床病程特点对预后的判定有重要意义。

三、预后研究的设计与实施

(一) 预后研究常用的设计方法

预后因素与预后的关系,也属于因果关系,探讨因果关系的常用研究设计方案均可用来进行疾病预后研究。如描述性研究、队列研究、病例对照研究、随机对照试验等。具体可根据研究目的和可行性原则选用不同的研究设计方案。预后研究中常用方法如下。

1. 队列研究(cohort study) 是疾病预后研究的最优设计方案,也是首选设计方案。

可以选择一组诊断明确的某疾病患者,以接受 A 治疗措施的患者为暴露组,接受 B 治疗措施的患者为非暴露组,要求两组研究对象临床基线资料可比性好,对其进行同步随访观察,随访两组队列的预后结局(缓解、治愈、药物反应、复发、致残、病死等)。此设计一方面可以计算结局事件发生率,对预后进行测量评价,另一方面可以探讨不同治疗方案及其他可能的预后因素对预后的影响。

队列研究属于观察性研究,此处需注意,上述患者的治疗方案("暴露"与否)是自己选择的,而不是研究者强加给他们的,是在自然状态下产生的。

2. 纵向研究(longitudinal study) 是对某期间内确定的某组患者经过一定时期的随访,观察不同时期各种频率指标(如生存率、病死率、致残率、复发率等)的发生情况。该方法不设对照组,属于描述性研究。

3. 随机对照试验(randomized control trials,RCTs) RCTs 与队列研究都是前瞻性研究,都需要设立对照组,但 RCTs 中干预措施采用了随机分配和盲法,有效防止了混杂因素的干扰及主观因素所致的偏倚,该设计比队列研究更科学,结论更可信。

例如,拟研究 A、B 两种疗法对疾病结局(如生存)的影响,首先选择符合诊断标准的合格患者,并按年龄、病期、病理类型等因素进行分层随机分成两组,然后由医生根据随机的原则决定哪一组用 A 疗法,哪一组用 B 疗法,分别观察两组的生存率,比较哪种疗法预后更好。

在预后研究中,由于受某些条件的限制,随机对照试验并非首选方法,而是在一定条件下才可以选用,但它是论证强度较高的方法。

4. 病例对照研究(case-control study) 预后研究中,也可用病例对照研究设计,通过回顾性调查,探讨预后结局事件与预后因素的关系。

设计时,可以将同类患者依据某结局事件的有无进行分组(例如,死亡者为"病例组",痊愈者为"对照组";也可用生存时间较短的患者作为"病例组",以生存时间较长的患者作为"对照组")。然后比较两组患者过去某期间所接受的治疗措施及人口学特征等方面的差异,以找出影响预后的因素。

总之,凡是可以探讨因果关联的研究方案,均可以用于疾病预后的研究,只是要酌情选择,在此不一一列举。

(二) 研究对象的选择

预后研究的研究对象为临床患者,选择的研究对象要代表目标疾病的患者人群。为了研究的可行性,通常应从医院就诊或住院的患者中选择。由于不同级别医院收治的患者疾病严重程度不同(例如,大医院及专科医院收治的多为重症、伴有并发症的患者,中、小医院收治的患者多为轻型患者),而疾病的严重程度直接影响预后,因此,不同等级医院来源的病例,预后研究结果可能不同。所以,在研究设计中要明确研究对象来源(来自哪一级医疗机构的患者,来自门诊患者还是住院患者)。如果能在不同级别的多家医院选择研究对象,可增加样本的代表性,结论外推性更好。

另外,所有研究对象均为按照统一诊断标准确诊的患者。纳入研究对象时,应根据研究目的,制定明确的纳入标准和排除标准,并严格按照标准选择并纳入研究对象。

(三)样本含量估算

样本含量可以用公式计算。当然,不同设计类型,样本量估算公式不同,可分别参照相关研究设计的章节。本章以最常用的队列研究设计为例给出公式,如下。

如果结局变量为定性资料,可以用两组率比较的样本量估算公式。如果结局变量为定量资料,则用两样本均数比较的样本量估算公式。

1. 两组率比较的样本量估算公式

$$n = \frac{(Z_\alpha\sqrt{2\overline{pq}} + Z_\beta\sqrt{p_0 q_0 + p_1 q_1})^2}{(p_1 - p_0)^2} \qquad (公式 9-17)$$

公式中 p_1 与 p_0 分别代表暴露组与对照组的预期发病率,$\overline{p}$ 为两组率的平均值,$q = 1 - p$,Z_α 和 Z_β 为标准正态分布下,α 值和 β 值所对应的面积,可查表获得。

2. 两组均数比较的样本量估算公式

$$n = 2 \times \left[\frac{(Z_\alpha + Z_\beta) \cdot S}{\delta}\right]^2 \qquad (公式 9-18)$$

公式中 S 为暴露组与对照组样本量总体标准差的估计值,δ 为两均数的预期差值,Z_α 和 Z_β 的意义同上。

注意,样本量计算后还要考虑失访率或无应答率,根据预计的失访率或无应答率适当增加样本量。一般至少按 10% 的失访率增加样本量。

(四)测量指标的确定

1. 暴露因素(即预后因素)的确定 在研究中要考虑如何选择、定义和测量预后因素。预后因素纷繁复杂,选择尽量全面,以利于对研究结果作深入分析。预后因素要有明确的定义,尽量采用客观、定量的指标。预后因素的暴露方式、暴露水平、暴露的时间可同时测量,用来估计累积暴露剂量。暴露的测量应采用敏感、精确、简单和可靠的方法。

2. 结局指标的确定 预后结局确定首先要客观、具体,尽可能采用国际、国内公认标准(如果采用自行修改或定义的标准时,要说明依据)。有时,疾病预后结局无法采用客观指标,而是需要经过医生进行一定的临床分析后才能作出主观判断(如不稳定型心绞痛、冠心病等),此时要注意尽量使用盲法,避免主观因素所致偏倚。

其次,预后结局指标的确定要全面。尤其是当疾病的发生没有特异性临床表现时,要想判定研究结局,需临床医生根据多方面因素做出全面评价。如轻型冠心病的判断,要同时观察血压、心电图、心脏大小等指标及心绞痛病史。

(五)资料的收集、整理及结果分析

1. 资料收集 预后研究需要收集的资料包括几个方面:①患者一般情况(包括社会人口学特征、临床特征等,可用于判断研究对象的代表性、混杂因素的控制及随访联络等情况);②暴露因素(预后因素);③结局(各种预后相关的结局,如痊愈、死亡、好转、残疾等);④潜在的混杂因素等。

2. 资料整理 收集的数据经过仔细核查纠错,录入数据库,按一定顺序规则存储,以便进一步统计分析和有效利用。目前功能强大、使用较多的数据录入软件为 Epidata 软件。

整理原始数据的过程需要注意以下几点：①根据经验和常识判断数据真伪，及时进行核实，保证数据的真实性；②审查每项指标是否按规定收集；③检查是否有填写错误或逻辑性错误，保证数据准确性；④各项必要指标是否收集齐全。

3. 结果分析　对预后资料，除了进行各种预后结局频率的描述外，还可以进行预后分析，主要包括以下三个方面。

(1) 描述生存过程：可以采用生存分析的方法进行描述。

(2) 比较生存过程：对两个或多个生存过程进行比较，多采用 Log-rank 检验。

(3) 探讨预后的影响因素：可以采用多因素分析，包括多元线性回归、Logistic 回归和 Cox 回归等方法。

（六）常见偏倚及其控制

有关疾病预后研究中常见的偏倚，此处作简要阐述。

1. 失访偏倚　它是临床预后研究中最为常见的偏倚。是指某些被选定的研究对象可因种种原因脱离观察，使得研究者无法继续随访以获得其完整资料。造成失访的原因很多，如研究对象搬迁、死于其他原因、因药物效果不好或药物不良反应等而退出研究队列等。最好将队列失访率控制在 10% 之内，一般认为此水平对最终结果不会有较大影响；如果失访率大于 10%，需要引起注意；如果失访率较高（失访率大于 20%），会严重影响研究结果的真实性，在进行数据分析及作出结论时要特别慎重。

2. 零点偏倚　也称零时刻不当偏倚。零时刻是指观察疾病的起始时刻。所有被观察对象虽然患病的时间不同，但对每一个对象观察的起始时刻都应当是该疾病发展的同一阶段，否则会影响预后研究结果的真实性，即产生零时刻不当偏倚。

3. 集合偏倚　集合偏倚是一种选择偏倚。由于各医院的性质不同，各医院所收治患者的病情严重程度、病程长短和临床类型可能不同，不同地区就诊患者的经济收入也可能不同。医疗条件良好的三级医院或专科医院经常会收治某些危重或疑难患者，这些患者由于自身病情的原因，预后往往较差，在与基层医院的患者进行比较时，容易产生该类偏倚。在将同一种疾病的患者集合成队列进行随访，随访结束时即可发现预后的差异是由上述因素造成的而非研究因素所致。

4. 存活队列偏倚　从各医院收集的病例组成队列进行预后研究，由于收集的队列不一定全部为起始队列（inception cohort），可供研究的病例都是从该病病程中某一时点进入队列，且都是存活的病例，故称存活队列偏倚（survival cohort bias）。由于研究者未收集未入院失访病例的信息，可能会造成对预后判断的不正确。存活队列偏倚本质上是集合偏倚的一种特殊类型。

5. 迁移性偏倚　是指随访观察期间由于患者从原队列移至另一个队列或观察组，且数量足够多时引起的偏倚。在预后研究中，不可避免地会发生一些研究对象退出原队列，进入另一队列。两队列或观察组迁移出研究对象的数目是非随机不均衡的，这样就会破坏原来设计的队列或观察组的结构均衡性，降低两者的可比性，从而影响预后研究结果的真实性。迁移性偏倚也是选择偏倚的一种形式。

6. 测量偏倚　在进行疾病的预后研究时，由于实验仪器校正不准确、试剂不符合要求、操作人员的操作误差，以及调查表的设计有缺陷、记录不完整、调查员的询问方式或态度等均可导致测量偏倚。有些疾病结局（如死亡、脑血管意外或某些肿瘤）诊断十分明确，不容易出错，但诸如特殊死因、亚临床疾病、不良反应等疾病结局，如果没有明确的判断标准，就容易出错，从而影响预后研究的结论。

7. 混杂偏倚　当某些非研究因素在预后研究的比较组间缺乏可比性时，且这些因素与所研究的预后因素和预后都有关时，可能会出现混杂偏倚。

有关各种偏倚的控制可根据偏倚的具体来源采取相应的方法。此处简单介绍几种偏倚的控制：①控制失访偏倚，可以考虑设计阶段选择符合条件且依从性好的研究对象；实施阶段严格按照随访制定的原则和方法，与研究对象保持良好沟通，尽可能减少失访，尽量将失访率控制在 10% 以下。②控制零点偏倚,要注意起始点的标准明确、统一,且每一个研究对象都要使用同一起始点进行追踪和观察以及预后结局的比较。③控制集合偏倚,主要是提高研究对象的代表性,选择病例时尽量采用不同地区不同级别医院的病例,如果有可能,在此基础上,最好招募特定时间所有符合条件的病例,或者该时段病例的随机样本。对于混杂偏倚的控制,可采用随机化、限制、匹配、分层分析、标准化法、多因素分析等方法。

四、疾病预后常用的结局指标

1. 病死率(case-fatality rate) 是指在一定时期内,某病的患者中,因该病死亡的患者所占的比例。病死率是衡量疾病预后的重要指标,具体内容详见本书"第二章"。

2. 治愈率(cure rate) 是指治愈的某病患者人数占接受治疗的该病患者总数的比例。治愈率常作为病程短而不易引起死亡的疾病的预后测量指标。

$$治愈率 = \frac{患某病治愈的患者人数}{患该病接受治疗的患者总人数} \times 100\% \qquad (公式14-1)$$

3. 缓解率(remission rate) 是指给予某种治疗后,进入疾病临床症状消失期的病例数占总治疗例数的百分比。缓解率可分为完全缓解率、部分缓解率和自发缓解率。该指标常用于病程长且死亡风险低的疾病,如许多慢性非传染性疾病。

$$缓解率 = \frac{治疗后进入临床症状消失期的患者人数}{接受该治疗的患者总人数} \times 100\% \qquad (公式14-2)$$

4. 复发率(recurrence rate) 是指疾病经过一定的缓解或痊愈后又重复发作的患者人数占缓解或病愈患者总数的百分比。该指标也常用于病程长且死亡风险低的疾病。

$$复发率 = \frac{复发的患者例数}{接受该治疗后缓解或病愈的患者总数} \times 100\% \qquad (公式14-3)$$

5. 致残率(disability rate) 是指对患者进行观察,出现肢体及器官功能障碍者与被观察患者总数之比。该指标也常用于病程长且死亡风险低的疾病。

$$致残率 = \frac{出现残疾的患者}{接受观察的患者总数} \times k \qquad (公式14-4)$$

$k = 100\%$ 或 $1\,000\%_0 \cdots$

6. 生存率(survival rate) 又称存活率,是指接受某种治疗措施的患者或某病患者中,经若干年随访(通常为1、3、5年)后,尚存活的患者数所占的比例。该指标反映了疾病对生命的危害程度,常用于评价某种治疗的疗效如何,多用于慢性病。

$$生存率 = \frac{随访满 n 年尚存活的病例数}{随访满 n 年的病例总数} \times 100\% \qquad (公式14-5)$$

五、预后研究的分析方法——生存分析

所谓生存,是指研究事件未发生的状态。研究事件可以是死亡、发病、事故或其他。临床研究中,研究时间一般是固定的,但研究对象是逐一进入研究的,一些研究对象在研究结束前可能已经发生了

研究结局事件(如死亡),而另外一部分研究对象则可能由于各种原因,不知其确切的生存时间。这些个体的观察值是不完全数据,称为截尾值(censored value),记为 t^+。在收集数据时由于时间有限或其他很多因素的限制,截尾值是很常见的。产生截尾数据大致有三方面原因:①研究终止前,研究对象因迁移等原因失访或死于其他疾病而退出观察;②研究终止时,研究对象仍然未出现研究的结局事件;③研究未结束,出于某种特殊原因停止观察。由此可见,产生截尾数据是生存资料的主要特点。除此之外,时间数据的分布和一般统计数据的分布也有所不同,常呈指数分布或偏度较大的正偏态分布。因此,需要用特殊的统计方法来分析此类数据。

在临床研究中,患者接受治疗后的生存时间、结局以及影响生存分布的因素是最常见的分析问题,需要应用生存分析(survival analysis)的方法来解决。生存分析法是将结局事件的出现与否和到达终点所经历的时间结合起来分析的一类统计分析方法,常用的方法包括:①用直接法、Kaplan-Meier 法和寿命表法估计生存率;②用 log-rank test 进行生存率的比较;③用 Cox 比例风险回归模型进行影响预后因素的分析。具体统计分析方法详见统计学教材。

六、影响疾病预后因素的分析方法

在疾病预后研究中,探讨影响疾病预后的因素有助于医生作出更加合理的治疗决策、改善预后,并正确估计预后,因此对指导临床工作有重要的价值。目前多元线性回归、Logistic 回归、Cox 模型均是成熟的统计分析模型,可以用于疾病预后因素的分析。下面将简要介绍他们在临床预后研究方面的应用,具体分析方法见相关统计学书籍。

1. 多元线性回归

对预后变量(因变量)是连续型的正态分布变量,并存有多个自变量的资料,多元线性回归(multiple linear regression)是预后因素分析最常用的方法。多元线性回归要求因变量与各自变量之间具有线性关系,各例观测值相互独立,因变量具有相同的方差,并且服从正态分布。

2. Logistic 回归模型

对预后变量(因变量)是分类变量,且自变量与因变量不呈线性关系时,不能满足多元线性回归模型适用的条件。如,当病人预后分类为有反应及无反应两类时,如治愈与未愈、生存与死亡、发病与未发病等。这类资料由于 Y 是二项分类,因此用多元线性回归分析是不合适的。此时,常用多元Logistic 回归模型(logistic regression model)进行预后因素分析。

Logistic 回归是一种适用于二分类或多分类因变量与某些影响因素之间关系的一种多因素回归分析方法,进而从多个因素中筛选出危险因素和保护因素,分析出各因素与预后变量之间的定量关系。建立 logistic 回归模型时,要求研究对象之间彼此独立,即个体间具有独立性。

3. Cox 回归

对病人治疗效果的评价有时需要用时间长短来衡量,于是临床中有一类随访资料,涉及多个变量(如年龄、性别、治疗方式、病人体质、病情轻重及免疫状态等)对生存时间的影响。由于因变量(生存时间 t)往往不服从正态分布,有时甚至不知道分布类型,无法采用多元线性回归等其他模型进行分析。

1972 年,英国生物统计学家 D. R. Cox 提出了一种半参数分析方法,称为比例风险模型(proportional hazard model),简称 Cox 回归模型(Cox regression model)。Cox 模型对生存时间的分布形式没有严格的要求,它可以允许存在"截尾"(censoring)数据。Cox 模型是将生存时间和影响因素之间的关系以回归和数量的方式来表达,主要解决多因素对生存时间的影响。

七、预后研究的评价原则

疾病预后研究的质量如何,得出的研究结论是否真实可靠,需要依照一定的原则和标准进行评价。国际上通常采用加拿大 McMaster 大学临床流行病学和医学统计学教研室提出的 6 条标准,后来有的学者做了修改和补充,现分述如下。

(一)研究对象是否具有相同且明确的观察起点

观察疾病的预后应明确研究的起始点,如预后研究的起始点可以是疾病的确诊时间、某一临床期、手术或药物治疗开始的时间等。要注意,在同一研究中,对所有研究对象应采用统一的起始点或零点时间,而不应该存在杂乱的零点时间,并在撰写论文或研究报告时交待清楚。

(二)研究对象的来源是否做了详细描述

所有纳入研究的对象均应符合研究设计的纳入标准、排除标准和诊断标准。研究对象来源于哪一级医院,这些患者有何特征,都要进行详细的叙述。不同级别医院的同种疾病患者的预后往往不同,因为重、危患者往往集中于较大的医院。不同病情的患者预后也不相同,如早、中、晚期癌症的预后是不同的。而来源于不同研究单位的研究对象构成比的不同,也会使研究结果有很大的差异。在选择病例时,最可能产生的偏倚有集合偏倚、倾向性偏倚、转诊偏倚和诊断条件偏倚等。因此,对于可能会影响预后研究的因素均应做详尽描述。

(三)是否随访了全部纳入病例

理论上来讲,只有对纳入研究的全部病例进行全程随访,才能得出真实可靠的结论,但在实际工作中,这很难实现,失访是不可避免的。因此,是否对所有研究对象都随访到研究终点或者研究终止时间,失访率多少,失访原因等都要交待清楚。一般认为,失访率小于 10%时,结果较可靠;失访率介于 10%~20%时,结果可参考;失访率大于 20%时,结果不可靠。

(四)是否采用了客观的预后指标

在预后研究中应尽量采用客观、明确和具体的判断预后的指标或标准,如诊断标准、疗效判定标准等,以避免临床医师或研究人员的主观因素对研究结果造成影响,同时也有利于同行间的理解和交流。

(五)是否采用盲法来判断结局

为了避免诊断怀疑偏倚和预期偏倚对研究结果的影响,在确定疾病预后结局时应采用盲法。所谓诊断怀疑偏倚(diagnostic-suspicious bias)是指研究者竭力去寻找暴露组中存在的被研究的预后因素的证据并早期发现结局事件,而对待对照组则不然。预期偏倚(expectation bias)是指研究者凭主观印象判断预后。当然,如果预后的结局是死亡或病残,可不用盲法判断。

(六)是否控制了混杂因素对结果的影响

在预后研究中可能会存在很多混杂因素,被研究的预后因素往往会受到混杂因素的影响。只有在判断预后时充分给予考虑,才能保证结论的真实性。对混杂因素的校正多采用分层分析法,对于有多个混杂因素的处理则应用多因素分析的方法。

(七)报告预后研究的结果是否完整

预后研究的结果报告中,生存率是最常用到的一个指标。生存率有三种报告方法,包括某一时点的生存率(如 1 年生存率、3 年生存率、5 年生存率等)、中位生存时间和生存曲线。完整地报告预后研究结果应当同时报告上述三个指标,并且应报告预后估计的精确度,即预后结局概率的 95%可信区间。有时预后研究报告的指标是相对危险度,也要列出 95%可信区间。

上述 7 条是涉及预后研究结果的真实性和科学性的评价,除此之外,还须对其实用性和临床意义做出评价。

(八)研究结果的实用性和临床意义如何

研究结果的实用性和临床意义是指研究结果是否直接有助于治疗方案的选择,研究结果是否有助于对患者及其亲属做出解释。

以上 8 条预后研究评价标准,已被学术界广泛接受和采用。下面列出 1994 年 Laupacis 等应"循证医学"工作组的要求,对预后论著进行评价时提出的3条8项指导原则,供预后文献评价时参考。

1. 研究结果可信度

(1) 主要条件:①病例是否经过认真确定,并具有代表性,而且处于病程的相同阶段,通常是病程较早的阶段。②随访时间是否足够长,是否所有研究对象都被随访到,并且随访完整。

(2) 次要条件:①是否叙述了判断结局的客观标准,是否采用了盲法判断结局。②如果研究亚组中有不同预后结果,该结论是否可靠。必须要了解作者是否对重要的预后因素进行了统计学的调整或校正;是否在独立的研究组内进一步证实该结论也可靠。

2. 研究结果的重要性

(1) 是否报告了整个病程的预后结局,而不是某一时点的结局。即不但要了解某一时点的生存率,还要了解生存曲线,观察在任何时点的生存率是否不同。

(2) 预后估计的精确度怎样。即是否报告了预后结局概率的95%可信区间(95% CI),以便让读者判断预后估计的精确度。

3. 研究结果的实用性

(1) 论文中所报告的研究对象和临床实际遇到的病例是否相似,被评价论文中是否将研究对象的情况介绍清楚,这有助于读者了解该研究结论是否具有应用价值。

(2) 研究结果是否有助于对临床治疗作出决策,是否有助于对患者及其亲属进行解释。

第三节 发展趋势与展望

随着社会经济和技术的发展,我国临床研究者将建立更多疾病队列进行预后研究,为改善疾病预后取得更多重要进展。医疗信息化的发展以及计算机技术的广泛应用,医疗大数据实时和连续地记录了潜在的预后因素、健康有关事件以及其他相关信息,丰富了预后研究的数据来源,为解决预后研究提供了新的途径。

影响疾病预后的因素非常复杂,往往是多种因素共同作用所致。全面分析各种因素对预后的影响,对改善预后非常重要。近年来,医学诊疗思路的开拓,多学科研究的新成果用于预后研究,随着组学技术在医学研究中开始大规模应用,产生了大量可以预测疾病进展的分子标志数据信息。运用多因素回归模型分析,评估变量(因素)和结局之间的关系,使许多困扰人们已久的疾病预后有较大的改善。同时,当给出解释变量数值后,可通过建立的回归模型预测个体某种预后发生风险的概率。

(高洪彩)

第十五章
精神卫生流行病学

案例

随着社会经济的快速发展,我国居民生活节奏、工作压力明显加大,存在心理行为问题和精神障碍的人群逐渐增加,而老龄化社会的老年期痴呆和留守儿童亲子教育缺失导致的儿童情感障碍等社会问题也逐渐显现。开展精神卫生科普教育,提升公众心理健康素养,提高公众早期识别精神障碍的能力,促进患者早诊断、早治疗、早康复迫在眉睫。

为了解上海市嘉定区社区普通人群精神卫生知识知晓率、常见精神障碍正确识别率及相关影响因素等特征,从而为制定区域精神卫生服务政策提供科学依据。研究者抽取嘉定区居民进行现场问卷调查,收集相关资料,建立回归模型进行统计分析,结果显示嘉定区居民精神卫生知识知晓率达到较高水平,但对常见精神疾病的识别不足,态度不够包容,居民受教育程度、居住类型及收入水平是精神卫生知识知晓水平的影响因素。如何开展这样的调查研究呢?

拓展阅读

思考题

1. 此类调查研究可采取哪种类型的流行病学研究方法? 精神卫生流行病学常用方法及包含的内容有哪些?

2. 如何选择研究对象?

3. 此类调查研究可采用何种调查方法? 收集哪些资料?

4. 如何计算样本量?

5. 如何对资料进行分析?

6. 如何进行质量控制?

案例解析

世界精神病学协会(World Psychiatric Association,WPA)于1950年成立。该协会的成立旨在推动全世界精神病学和精神健康的进步。1992年WPA发起世界精神卫生日(World Mental Health Day),时间为每年的10月10日。在中国,随着经济发展和社会转型,精神心理问题与社会安全稳定、公众幸福感等问题交织叠加的特点日益凸显。《"健康中国2030"规划纲要》提出加强心理健康服务体系建设和规范化管理。加大全民心理健康科普宣传力度,提升心理健康素养。加强对抑郁症、焦虑症等常见精神障碍和心理行为问题的干预,加大对重点人群心理问题早期发现和及时干预力度。全面推进精神障碍社区康复服务,提高突发事件心理危机的干预能力和水平。到2030年,常见精神障碍防治和心理行为问题识别干预水平显著提高。要达到这些目标,精神卫生流行病学的参与不可或缺。

课件:第十五章
精神卫生流行
病学

第一节　精神卫生流行病学概述

一、精神卫生流行病学的基本概念

精神卫生(mental health)是指维护和增进人群心理健康、预防和治疗精神障碍、促进精神障碍患者康复的活动和措施。精神卫生工作实行预防为主的方针，坚持预防、治疗和康复相结合的原则。

精神障碍(mental disorder)指在各种生物、心理、社会环境等不良因素的影响下，大脑功能失调，导致以人的认知、情感和意志行为等精神活动出现不同程度的障碍为临床表现的一组疾病，如精神分裂症、抑郁症、焦虑症和药物依赖等。精神障碍的诊断标准一般包括症状标准、严重程度标准、病程标准和排除标准四个部分，只有同时满足这四个标准才能诊断为精神障碍。

精神卫生流行病学(mental health epidemiology)是研究精神障碍及与精神健康有关的状态在人群中发生、发展的原因和分布规律，从而制定预防和控制精神障碍，以及保障、促进精神健康的策略和措施，并评价其效果的流行病学分支科学，由传统的流行病学和精神病学、行为科学、社会学、心理学等学科交叉融合而成。

二、精神卫生流行病学的发展史

精神卫生流行病学大致起源于19世纪，根据设计类型和使用工具的不同，将精神卫生流行病学的发展分为四代。

1. 19世纪中期至20世纪中期　这一时期，研究对象通常为接受治疗的人群，研究方法的设计不够系统、完善。

19世纪法国著名精神病医师 Jean-Étienne Dominique Esquirol(1772—1840年)首次使用统计方法对精神疾病进行临床描述。美国首次尝试将精神疾病分类系统化，1918年推出了《精神病院使用统计手册》，旨在帮助精神病院收集分类统一的数据，并用于人口普查，以供政府统计，但这些分类是粗糙的，且常常带有贬义。1949年，世界卫生组织(World Health Organization，WHO)发布了《国际疾病分类》(International Statistical Classification of Diseases，ICD)的第六版，此版本首次包括了有关精神障碍的章节。

2. 20世纪中期至20世纪80年代　这一时期进行了较多的社区普查，并开始使用症状清单或非定式晤谈作为收集资料的方法，研究方法进一步提升。

由美国精神病学协会(American Psychological Association，APA)制定的《美国精神障碍诊断和统计手册》(The diagnostic and statistical manual of mental disorders，DSM)第一版于1951年获得批准，并于1952年出版。1951年在加拿大新斯科舍(Nova Scotia)开展的 Stirling 县研究(Stirling County Study)，对随机选取的1010例社区成年居民进行访谈，根据DSM对所获资料进行诊断，发现20%的调查对象存在精神障碍，这是首次应用系统的诊断分类开展的精神卫生流行病学研究。

同期，我国的流行病学工作者多采用线索调查(即筛查出对象后，直接由精神科医师对其进行诊断)，或者逐户普查，在多个省市开展精神病流行病学调查，如湖南省精神疾病调查(1958—1959年)、四川省精神病发病情况调查(1973—1975年)。

3. 20世纪80年代至20世纪末　这一时期的标志为使用系统的分类和明确的诊断标准。

此阶段，精神卫生流行病学研究在全球范围发展迅速。国外代表性研究包括美国国立精神卫生院(National Institute of Mental Health，NIMH)资助的流行病学责任区(Epidemiological Catchment Area，ECA)研究和美国国家共病调查(National Comorbidity Survey，NCS)。

1987—1989年，我国著名精神病学教授杨德森受中华医学会神经精神科学会的委托，带领我国精神病学界专家学者,主持制定了《中国精神障碍分类与诊断标准》(The Chinese Classification and Diagnosis of Mental Disorders,CCMD)第一版,结束了我国精神疾病诊断无统一标准的历史。国内的调查研究采用精神现状检查(Present State Examination,PSE)第 9 版和诊断交谈表(Diagnostic Interview Schedule,DIS)第 2 版作为诊断评价工具,使用 ICD-9、DSM-Ⅲ和 CCMD 作为诊断标准,并采用复杂抽样技术进行样本选择。代表性的研究有中国台湾省精神障碍患病率调查(1982—1985年),1993 年的中国七个地区精神疾病流行病学调查。

4. 21 世纪初至今　这一时期的主要特点是将研究从精神障碍扩展到了精神健康、精神卫生服务、精神卫生政策、精神障碍的社会文化意义及精神障碍的社会文化反应等广阔领域。

国外代表性研究有美国国家共病复测调查(National Comorbidity Survey Replication,NCS-R)、巴西多中心研究、澳大利亚精神健康普查(The National Survey of Mental Health and Well-Being,NSMHW)和 WHO 开展的世界精神卫生调查[World Mental Health(WMH)Survey]。

国内采用 ICD-10、DSM-Ⅳ 为诊断标准,运用复杂多阶段的抽样技术进行两阶段或多阶段的连续调查,在筛查精神障碍不同风险的基础上,分别由调查员进行定式问卷访谈或精神科医师进行半定式检查。在此阶段,各大省市先后进行过不同规模的区域性精神障碍流行病学调查。2012 年"中国精神障碍疾病负担及卫生服务利用的研究"(简称"中国精神卫生调查",China Mental Health Survey,CMHS)启动。此调查由北京大学第六医院黄悦勤教授主持,全国 44 家单位合作,历时 3 年(2013—2015 年)完成,覆盖 157 个全国疾病监测点,调查完成 32 552 人,共调查 7 个分类 36 个类别精神障碍,首次获得全国成年人精神障碍疾病负担的数据。该调查覆盖面广、设计科学、方法严谨、质量控制严格、样本对全国具有代表性。

第二节　精神障碍的流行现状

在我国,社会经济发展迅速,家庭结构和生活方式等变化巨大,抑郁障碍、焦虑障碍等常见精神障碍患病率呈上升趋势,精神分裂症等严重精神障碍患者的救治问题尚未全面解决,精神卫生问题已成为我国重要公共卫生问题。

一、精神障碍的"三间"分布

精神障碍"三间"分布的描述有助于卫生行政部门制定或调整精神卫生工作的政策和措施、合理配置精神卫生服务资源及预防和控制重点人群的精神障碍。但需注意的是,随着精神卫生流行病学科的发展,诊断标准、调查工具、研究方法均在不断更新,因此比较各时期、各地区报告的各类精神障碍的患病率时应综合考虑多种因素。

1. 患病率指标　精神障碍患病情况调查时,除时点患病率外,常用的患病率指标还有以下几种。终生患病率(lifetime prevalence):指调查对象中,一生中患有所研究疾病者所占的比例,调查症状出现的时间范围为"有生以来";12 月患病率(12-month/past year prevalence):指调查对象中,在过去 12 个月内患有所研究疾病者所占的比例,调查症状出现的时间范围为"过去 12 个月";30 天患病率(30-day prevalence):指调查对象中,在过去 30 天内患有所研究疾病者所占的比例,调查症状出现的时间范围为"过去 30 天"。

2. "三间"分布

(1) 时间分布:重点描述精神障碍患病率如何随时间变化、有无变化规律及其所反映的原因等。总体趋势显示,随着社会变迁和全球疾病谱的改变,各类精神障碍的流行强度增加,受社会环境因素影响大的精神障碍患病率呈上升趋势,而受生物遗传因素影响大的精神障碍的患病率维持相对稳定的水平。

（2）地区分布：地区分布重点描述和分析不同地区精神障碍患病率的差异及其产生的主要原因。可以描述不同国家和地区、同一国家不同地区以及城乡精神障碍患病率的差异。图 15-1 为 2016—2020 年徐州市严重精神障碍的地区分布。

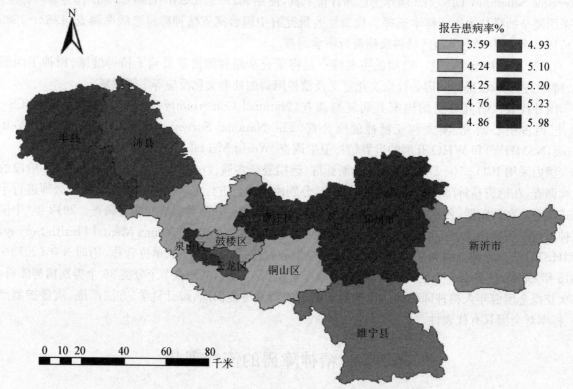

报告患病率%
3.59　4.93
4.24　5.10
4.25　5.20
4.76　5.23
4.86　5.98

图 15-1　2016—2020 年徐州市严重精神障碍地区分布

（庄思琪，2021）

（3）人群分布：重点描述不同特征人群的精神障碍患病率是否存在差异，明确高患病率人群的典型高危因素，有利于重点人群精神障碍的预防和控制。精神障碍患病率的研究首先需要阐明的就是人群分布特征，主要包括不同性别、年龄、民族（种族）、教育程度、职业以及婚姻状况等特征的患病情况的描述与分析。2001—2015 年在 27 个国家或地区进行的 WMH 调查结果显示，男性、年龄较小、未婚、受教育程度低、低收入人群的酒精使用障碍患病率较高（表 15-1）。

表 15-1　DSM-Ⅳ诊断标准下酒精使用障碍和社会人口学特征的关联研究

因素	终生患病率[a]		12 月患病率（终生患病者中）[b]	
	%(SE)	OR(95% CI)	%(SE)	OR(95% CI)
性别				
男	14.1(0.2)	4.6*(4.3～4.9)	25.6(0.6)	1.2*(1.0～1.3)
女	3.4(0.1)	1.0	25.3(1.1)	1.0
年龄组				
18～29	9.1(0.2)	10.4*(9.2～11.7)	41.0(1.2)	3.1*(2.2～4.3)
30～44	9.8(0.2)	6.0*(5.5～6.6)	23.6(0.9)	1.8*(1.3～2.4)
45～59	9.4(0.2)	3.4*(3.1～3.8)	17.5(0.9)	1.7*(1.3～2.3)
60+	4.6(0.2)	1.0	7.8(0.8)	1.0

因素	终生患病率[a]		12 月患病率（终生患病者中）[b]	
	%（SE）	OR（95% CI）	%（SE）	OR（95% CI）
职业状况				
学生	5.9（0.5）	0.8*（0.7～1.0）	40.4（3.7）	1.5*（1.1～2.1）
全职家务者	3.6（0.2）	0.9*（0.8～1.0）	22.4（2.0）	1.0（0.8～1.3）
退休	4.7（0.2）	0.8*（0.7～0.9）	10.7（1.2）	0.9（0.7～1.1）
其他	11.6（0.4）	1.5*（1.4～1.6）	34.3（1.6）	1.4*（1.2～1.6）
在职	10.2（0.2）	1.0	24.9（0.6）	1.0
婚姻状况				
未婚	10.6（0.3）	1.3*（1.2～1.4）	38.4（1.1）	1.9*（1.7～2.2）
离异/分居/丧偶	9.2（0.3）	1.6*（1.5～1.7）	19.5（1.2）	1.1（0.9～1.3）
已婚	7.6（0.1）	1.0	19.7（0.7）	1.0
受教育程度				
文盲	2.4（0.3）	1.2（0.9～1.6）	35.1（6.3）	2.5*（1.3～5.0）
小学肄业	7.1（0.4）	1.7*（1.5～2.0）	22.0（1.9）	1.3（0.9～1.7）
小学	6.4（0.3）	1.7*（1.5～1.9）	25.5（2.1）	1.3（1.0～1.8）
中学肄业	9.9（0.2）	1.7*（1.6～1.9）	27.2（1.2）	1.3*（1.1～1.6）
中学	8.9（0.2）	1.4*（1.2～1.5）	26.4（1.0）	1.2（1.0～1.4）
大学肄业	11.5（0.3）	1.4*（1.3～1.5）	26.5（1.3）	1.3*（1.1～1.6）
大学及以上	7.7（0.3）	1.0	22.5（1.3）	1.0
家庭收入				
低收入	9.9（0.2）	1.2*（1.2～1.3）	27.9（1.1）	1.3*（1.1～1.5）
较低收入	9.5（0.2）	1.1*（1.1～1.2）	25.5（1.2）	1.1（1.0～1.3）
较高收入	9.2（0.2）	1.0（1.0～1.1）	25.1（1.1）	1.1（0.9～1.3）
高收入	10.2（0.3）	1.0	23.8（1.1）	1.0

注：* P＜0.05；[a] 调整变量年龄组、性别、人年和国家；[b] 调整变量患病时长、性别和国家

（改编自：Glantz MD 等，The epidemiology of alcohol use disorders cross-nationally：Findings from the World Mental Health Surveys. 2020）

二、精神障碍的分类

1. **心境障碍**（mood/affective disorders）　心境障碍主要包括抑郁障碍、双相障碍、物质所致心境障碍和躯体疾病所致心境障碍。在国内 18 岁及以上人群中，心境障碍患病率仅次于焦虑障碍，加权后终生患病率为 7.37%，加权后 12 月患病率为 4.06%。各类心境障碍中，抑郁障碍的加权后终生患病率（6.82%）和 12 月患病率（3.59%）最高。

2. **焦虑障碍**（anxiety disorders）　焦虑障碍是指个体焦虑情绪的严重程度和持续时间明显超过了正常发育年龄应有的范围，个体往往高估他们害怕或回避的情境，有关的害怕或焦虑过度或与实际不符。主要包括惊恐障碍、强迫障碍和广泛性焦虑障碍等。在国内 18 岁及以上人群中，焦虑障碍患病率最高，加权后终生患病率为 7.57%，加权后 12 月患病率为 4.98%。

3. **物质使用障碍**（substance-use disorders）　物质使用障碍是指由于使用精神活性物质而导致的精神障碍，主要包括酒精使用障碍（酒精依赖和滥用）、药物依赖和滥用等。在国内 18 岁及以上人

群中,物质使用障碍的患病率在各类精神障碍中排第三,加权后终生患病率为 4.67%,加权后 12 月患病率为 1.94%,这其中酒精滥用的加权后终生患病率(3.07%)和 12 月患病率(1.15%)最高。

4. 间歇性暴发性障碍(impulse-control disorders) 间歇性暴发性障碍是指有多次失去控制的攻击性冲动发作,以致出现严重的狂暴行为或财产的破坏,发作时所表现的攻击程度与任何诱发的心理社会应激因素明显不成比例,且攻击发作不能用其他精神障碍来解释,也不是由于物质或躯体情况的直接生理效应所致。在国内 18 岁及以上人群中,间歇性暴发性障碍加权后终生患病率为 1.54%,加权后 12 月患病率为 1.23%。

5. 进食障碍(eating disorders) 进食障碍是指以进食行为异常,对食物和体重、体形的过度关注为主要临床特征的一组综合征。主要包括神经性厌食和神经性贪食。在国内 18 岁及以上人群中,进食障碍加权后终生患病率为 0.61‰,加权后 12 月患病率为 0.26‰。

6. 精神分裂症及其他精神病性障碍(schizophrenia and other psychotic disorders) 精神分裂症及其他精神病性障碍主要包括精神分裂症、精神分裂症样精神障碍、分裂情感性精神障碍、妄想性精神障碍、短暂精神病性障碍、分享(感应)性精神病性障碍和物质所致精神病性障碍等。在国内 18 岁及以上人群中,精神分裂症及其他精神病性障碍在各精神障碍中患病率相对较低,加权后终生患病率为 0.75%,加权后 30 天患病率为 0.61%。

7. 老年期痴呆(Dementia) 老年期痴呆主要包括阿尔兹海默病性痴呆和血管性痴呆(又称多发梗死性痴呆)。在国内 65 岁及以上人群中,老年期痴呆加权后终生患病率为 5.56%。80 岁及以上患病率为 17.25%。

CMHS 结果显示,获得任何一类精神障碍(不含老年期痴呆)终生患病率为 16.57%(95% CI:12.97%~20.18%),12 月患病率为 9.32%(95% CI:5.37%~13.28%)。表 15-2 为 CMHS 进行的国内精神障碍横断面研究的调查结果。

表 15-2 国内精神障碍加权后终生患病率和 12 月患病率(n=32 552)

类别	终生患病率		12 月患病率	
	频数	%(95% CI)	频数	%(95% CI)
心境障碍	2 096	7.4(6.3~8.4)	1 136	4.1(3.4~4.7)
焦虑障碍	1 675	7.6(6.3~8.8)	1 164	5.0(4.2~5.8)
物质使用障碍	1 104	4.7(4.1~5.3)	387	1.9(1.6~2.3)
间歇性暴发性障碍	391	1.5(1.3~1.9)	290	1.2(0.9~1.5)
进食障碍	13	0.1(0.0~0.1)	5	<0.1(0.00~0.06)
精神分裂症及其他 　精神病性障碍*	40	0.7(0.3~1.2)	27	0.6(0.2~1.1)
老年期痴呆#	157	5.6(3.5—7.6)	—	—
任何一类精神障碍 　(不含老年期痴呆)	4 047	16.6(13.0~20.2)	2 401	9.3(5.4~13.3)

注:* 精神分裂症及其他精神病性障碍计算的是 30 天患病率而非 12 月患病率;# 仅计算 65 岁及以上人群的患病率
(改编自:Huang Y 等,Prevalence of mental disorders in China:a cross-sectional epidemiological study. 2019)

三、精神障碍的疾病负担

2019 年全球疾病负担研究(global burden of diseases,GBD)显示抑郁障碍所致的伤残调整寿命年(disability adjusted life year,DALY)在所有 369 类研究的疾病中位居第 13 位,焦虑障碍在所有疾病中位居第 24 位。然而,较重的疾病负担与相对不足的研究不相匹配,尤其是在中低收入国家。

2019 年国内精神障碍调查结果显示,抑郁障碍的 DALY 占比最高(29.03%),其次是焦虑障碍(17.56%)和精神分裂症(13.70%);男性中 DALY 占比最高的为抑郁障碍(29.03%)、酒精使用障碍(18.23%)和精神分裂症(13.81%);女性中 DALY 占比最高的为抑郁障碍(37.84%)、焦虑障碍(22.03%)和精神分裂症(13.59%),如图 15-2。

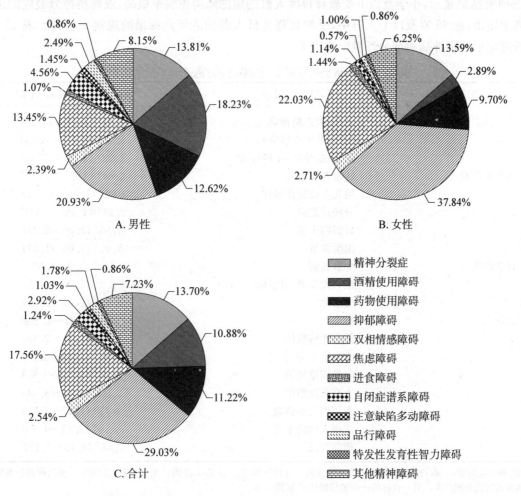

图 15-2 2019 年国内精神障碍的伤残调整寿命年(DALY)占比

改编自:Ma C 等,Burden of Mental and Substance Use Disorders-China, 1990-2019, 2020

第三节 精神障碍的流行因素及防制

一、精神障碍的流行因素

精神障碍大多没有明确的病因与发病机制,是生物、心理、社会环境等多种因素相互作用的结果,即内、外因素在其发病过程中共同起作用。

1. 机体状况 遗传因素、年龄、性别、肥胖、心理等因素可影响精神障碍的发生发展。如趋化因子基因表达失调可与精神分裂症相关;CMHS 研究结果显示,女性心境障碍患病率显著高于男性,而男性物质使用障碍、间歇性暴发性障碍患病率显著高于女性,在 65 岁及以上人群中,老年期痴呆患病率随着年龄增长呈上升趋势;肥胖与精神障碍共病的患病率较高;内向性人格易患抑郁症和物质使用障碍等。

2. 环境因素 生物因素、物理因素、化学因素和社会因素均在精神障碍的发生发展中起重要作用。如性传播的梅毒螺旋体在体内潜伏多年后可进入脑内，导致神经梅毒，出现神经系统的退行性变，如痴呆等；噪声是妊娠期女性抑郁发生的危险因素；维生素 D 摄入缺乏是精神障碍的危险因素；CMHS 研究结果显示，小学及以下受教育程度人群的焦虑障碍患病率最高，农村精神分裂症的患病率显著高于城市，在 65 岁及以上人群中，受教育程度低人群的老年期痴呆的患病率较高。表 15-3 列出了研究显示的精神病的部分环境影响因素。

表 15-3 Meta 分析证据支持的精神病的部分环境危险因素

类型	环境危险因素	RR/OR/IRR(95%CI)
亲代因素	父/母罹患精神病	7.87*(4.14~14.94)
	父/母罹患心境障碍	6.42*(2.20~18.78)
	父亲(受孕时)年龄过大	2.22*(1.46~3.37)[a]
围生期因素	妊娠并发症	2.44#(1.13~5.26)[b]
	胎儿生长发育异常	3.89#(1.40~10.84)[c]
	分娩并发症	2.21#(1.38~3.54)[d]
	妊娠期流感	1.56*(1.05~2.32)
	出生季节	1.07#(1.05~1.08)
社会因素	少数族裔	4.7*(3.3~6.8)[e]
	第一代及第二代移民	2.3&(2.0~2.7)[f]
	城市化	2.37#(2.01~2.81)
后期因素	感染	2.70#(1.34~4.42)[g]
	创伤性脑损伤	1.65#(1.17~2.32)
	维生素 D 缺乏	2.16#(1.32~3.56)
	每日烟草使用	2.18#(1.23~3.85)
	大麻重度滥用	3.90#(2.84~5.34)
	童年创伤和逆境	2.75#(2.17~3.47)
	成年人生活事件	3.19#(2.15~4.75)
	病前智商	4.78#(3.19~7.13)[h]

注：*RR：相对危险度；#OR：比值比；&IRR：发病率比值；[a] 年龄>55岁；[b] 孕龄<37周；[c] 出生体重<2000g；[d] 使用保温箱或复苏器；[e] 非裔黑人对比英国白人；[f] 第一代移民；[g] 刚地弓形体；[h] 智商<70
(改编自：Fusar-Poli P 等，Improving outcomes of first-episode psychosis：an overview. 2017)

二、精神障碍的防制

1. 防制策略研究 精神障碍的防制策略研究主要集中在干预措施和防制效果评价、精神卫生服务模式研究、精神卫生服务资源的数量和配置情况研究、精神卫生服务需求和资源利用状况研究，同时还包括精神障碍防制的方法和理论的研究、精神卫生相关法规与政策的制定等方面。这些研究结果对于卫生行政部门制定精神卫生政策和合理配置精神卫生资源具有重要意义。

2. 三级预防

(1) 一级预防：旨在减少或消除病因，以减少或防止精神障碍的发生。主要措施为：针对有明确病因的精神障碍，采取有效的预防措施，尽可能杜绝疾病的产生；遗传因素相关的精神障碍，积极开展遗传咨询；加强精神卫生知识的普及宣传教育工作，积极开展各年龄阶段的心理卫生咨询及行为指导工作；提倡优育优教，重视家庭教育，营造良好育人环境；加强基础理论研究工作，积极开展精神障碍的病因学研究等，为卫生行政部门防制规划的制定提供可靠参考。

(2) 二级预防：目标是早发现、早诊断、早治疗。早期发现患者并早期诊治对各种精神疾病的病程转归、预防复发及降低慢性率等都起到良好作用。主要措施为:加强精神障碍防治知识宣传,走群众路线,早发现,早诊治;首次治疗时应力争达到完全缓解,恢复中枢神经和自主神经的正常功能活动,减少复发的残留症状;对病情已好转的患者,进行多种形式的心理治疗,以便其能正确处理和对待重返现实生活中的各种心理社会因素;建立患者的长期随访制度,及时解决其各种心理卫生方面的问题;推广在综合性医院设立精神科,提升防治人员医疗技术水平;做好家属和社会相关方面的工作,使患者能得到及时的医疗监护和心理支持。

(3) 三级预防:目标是做好精神残疾者的康复安排,最大限度地促进患者社会功能的恢复,尽可能地减少精神残疾的发生。主要措施为:住院治疗期间,积极开展院内生活自理能力、职业工作能力等的康复训练,尽早转入社区康复;各级政府成立包括卫生、残联、民政、公安等多部门的精神障碍防治康复工作协调组,逐步形成社会化的精神障碍防治康复工作体系;通过社区管理,开展一定的文娱活动,使患者接受一定的医疗措施和再教育;重视和动员家庭成员支持患者的康复活动,明确如何预防复发,尽早识别复发的早期症状,巩固治疗效果,减少残疾的发生;在一定的政策和法规保障下,争取针对性的职业康复程序和设施的完善和投入。

三、测量工具的选择与评价

选择适宜的精神症状测量方法和正确评价测量工具的信度和效度,是保证精神卫生流行病学研究质量的关键。

1. 测量工具的选择　精神卫生流行病学研究的关键是如何对测量人群的精神状态和严重程度做出正确的测量和评价。本学科的特殊之处在于广泛应用心理学理论和测量方法来研究人群的精神障碍和精神卫生状况。测量工具的选择受多方面的影响,如适用对象、使用者、结构、信效度、可行性和文化适应性等。

常用测量工具可分为以下六类:症状评定量表(如症状自评量表,简称 SCL - 90)、筛查工具(如一般健康问卷,简称 GHQ - 12)、精神障碍的诊断工具(如复合性国际诊断交谈表,简称 CIDI)、残障程度和功能水平的评定工具(如 WHO 残疾评定量表Ⅱ,简称 WHO - DAS Ⅱ)、行为评定工具(如 Beck 自杀意念量表)、应激和生活事件评定工具(如 Kessler 心理压力量表,简称 K10)。

2. 测量工具的评价

(1) 信度:信度(reliability)指测量的可靠性或可重复性。信度的评价可以从以下三个方面来实现:量表内部的一致性(internal consistency),是指构成量表的各个条目反映所要测量的心理特征或病理维度的一致性,常用 Cronbach's α 系数;重测一致性(test-retest reliability),是指采用同一测量工具间隔一定时间后再次测量,其前后两次测验结果的一致性;评定者间一致性(inter-rater reliability),是指不同检查者应用同一测量工具对同一被试者测量的结果相同程度,常用 Kappa 值或组内相关系数(intraclass correlation coefficient,ICC)。

(2) 效度:效度(validity)指测量工具的有效性或准确性,即测量工具正确反映所要测量指标的程度。效度的评价可以从以下三个方面进行:①内容效度(content validity),是指测量工具所包含的条目与所要测量内容的一致性,可通过相关领域专家进行评价;②效标效度(criterion validity),又称预测效度,是指所要评价的测量工具的测量结果与公认标准测量结果或效标的一致性,强调实际结果而非内容;③结构效度(construct validity),又称构想效度,是指对测量指标概念或理论真实性的评价,即测量工具真正测量到假设(构想)的理论的程度,常用因子分析。

第四节　发展趋势与展望

我国正处于快速经济转型的重大社会变革期,老龄化出现的老年期痴呆、空巢现象,白领阶层的焦虑、抑郁问题,社会突发事件导致的应激和恐慌情绪问题等都对精神卫生工作提出了新的挑战。加大精神疾病防治机构的经费投入,进一步加强精神障碍的病因学研究,加快专业机构建设,完善社会保障体系,合理分配精神卫生资源,在综合医院普及精神医学知识,设立心理咨询或精神科门诊,加大心理卫生宣传和普及力度,提高人们对生活事件的适应和应对能力,是 21 世纪精神卫生面临的重要课题。

（杨慧君）

实习一
描述性流行病学分析

【目的】 掌握流行病学常用疾病频率测量指标的概念、应用条件和计算方法。

【学时】 3 学时。

【课题一】 某疾病监测点对某社区人群恶性肿瘤的发病与死亡情况进行了监测。该社区共有 10 万人,2020 年 1 月 1 日登记在册的恶性肿瘤患者数为 400 例,其中当天新诊断的恶性肿瘤患者数为 10 例。2020 年全年共新诊断恶性肿瘤患者 300 例,全年因恶性肿瘤死亡 200 例,其中因肺癌死亡 80 例。

问题 1 请计算 2020 年 1 月 1 日该社区人群恶性肿瘤的时点患病率。

问题 2 请计算 2020 年该社区人群恶性肿瘤的发病率、患病率、死亡率、病死率。

问题 3 请结合问题 1 和问题 2,说明发病率和患病率有什么区别和联系,死亡率和病死率有什么区别和联系。

【课题二】 2018 年末,某地一所有 107 名教职员工的小学,在 10 天内有 24 位教职员工突然发生肺炎,与教师密切接触的 237 名学生未发现病例。流行病学调查结果显示,此次暴发为暴露于共同致病因素所致,发病与接触患者无关,与集体分购甘蔗时,接触、吸入甘蔗所附霉尘有关。甘蔗表面分离出以青霉菌、毛霉菌等真菌为优势的菌株,吸入霉尘可能是这次过敏性肺炎暴发的原因。现将购买甘蔗或在分购现场停留与发生过敏性肺炎之间的关系整理成表实习 1-1。

表实习 1-1 购买甘蔗或在分购现场停留与过敏性肺炎发病的关系

是否购买甘蔗	分购时是否在现场	人数	病例数	罹患率/%
是	是	32	18	
是	否	21	4	
否	是	2	2	
否	否	52	0	
合计		107	24	

问题 4 请计算表实习 1-1 中所列四种情况下肺炎的罹患率。

【课题三】 已知 2021 年甲、乙两地某传染病各年龄别死亡人口数及该国人口标准年龄构成,资料见表实习 1-2。

表实习 1-2 2021 年甲、乙两地某传染病死亡人口数

年龄组/岁	人口数		死亡数		标准年龄结构/%
	甲地	乙地	甲地	乙地	
0~	5 620	18 701	160	542	2.3
1~	22 105	74 804	30	86	9.0
5~	52 078	162 699	30	60	19.9
10~	32 596	108 466	26	131	13.4

续 表

年龄组/岁	人口数		死亡数		标准年龄结构/%
	甲地	乙地	甲地	乙地	
25～	33 720	124 362	47	213	12.7
35～	41 588	140 257	124	458	13.4
45～	41 588	117 816	320	973	11.4
55～	52 078	93 505	829	1 557	8.7
65～	65 941	68 259	1 901	2 113	6.1
≥75	27 351	26 181	2 259	2 189	3.1
合计	374 665	935 050	5 726	8 322	100.0

问题 5 如果要比较甲、乙两地该传染病的死亡率,需用什么指标? 请计算。

问题 6 比较标化死亡率与粗死亡率之间的差异。

【课题四】 随着社会经济高速发展和人口老龄化加剧,脑血管病已成为我国居民的首位死因,严重威胁人们的健康。其中,脑卒中是单病种致残率最高的疾病,同时具有高发病率、高死亡率和高复发率等特点,给我国带来沉重的经济和社会负担。研究证实,短暂性脑缺血发作患者未及时治疗,容易发展成脑卒中。研究表明 80% 的脑血管病可防可控,掌握其流行特征尤其重要。为了解某省常住居民脑血管病流行特征,为开展居民脑血管病防控工作提供基础数据,于 2013 年 11 月至 2014 年 2 月在某省 5 个县(区)开展脑血管病流行病学专项调查,共调查 19 417 人。调查对象脑卒中患病情况见表实习 1-3。

表实习 1-3 某省不同特征常住居民脑血管病患病情况

人群特征	调查人数	脑卒中		短暂性脑缺血发作	
		例数	患病率/%	例数	患病率/%
性别					
男	9 760	105		11	
女	9 657	102		39	
城乡					
城镇	8 227	92		7	
农村	11 190	115		43	
年龄(岁)					
<20	4 331	2		0	
20～	6 436	4		0	
40～	5 707	52		23	
60～	2 581	127		26	
≥80	362	22		1	
合计	19 417	207		50	

问题 7 该研究为何种类型流行病学方法? 这种类型流行病学方法的特点有哪些? 主要的用途是什么?

问题 8 请计算表实习 1-3 中脑卒中和短暂性脑缺血发作的患病率。

问题 9　试分别比较不同性别、不同居住地、不同年龄组脑卒中患病率,并对分析结果做出合理的解释。

问题 10　从该研究能得到什么结论? 能否推断因果关联?

（胡耀月）

实习二
病例对照研究

【目的】 掌握病例对照研究设计要点,资料整理与分析方法以及比值比计算方法。

【学时】 3学时。

【课题】 原发性肝癌(hepatocellular carcinoma,HCC)是全球常见恶性肿瘤之一。据报道全球新发肝癌中约54%发生在我国,HCC是目前我国第4位常见恶性肿瘤及第2位肿瘤致死病因,严重威胁我国人民的生命和健康。乙型肝炎病毒感染是HCC重要的危险因素,但不足以解释HCC的全部病因。为进一步探索原HCC的危险因素,基于三家大型医院就诊患者开展了一项病例对照研究,纳入了经肝胆外科确诊的HCC患者作为病例组以及同期就诊的康复科等其他科室非肝癌患者作为对照组。病例组和对照组均详细询问与HCC发病关系密切的多种影响因素及其暴露情况,并填入统一的调查表。调查前,所有调查员均参加了规范化培训。

问题1 选用医院就诊的HCC患者作为调查对象是否具有代表性?应如何选取对照组使其与病例组具有可比性?

病例需符合原发性肝细胞癌诊断标准,排除因药物性肝损伤、酒精性肝损伤、脂肪肝、肝胆结石等明确病因引起的肝癌病例。对照组来自同期就诊的康复科等其他科室患者,且未被诊断为恶性肿瘤及肝胆系统疾病。对照组与病例组按照性别、年龄相差少于3岁、居住地、家庭经济情况进行1:1配对。

问题2 病例组与对照组患者为什么要考虑这些配对条件?是否还应该考虑其他因素?

研究者收集了病例组和对照组患者基本信息(年龄、性别、受教育程度、婚姻状况,如表实习2-1)、吸烟、饮酒、饮食、乙肝感染史、肝病史、乙肝感染家族史、肝癌家族史、肿瘤家族史等信息。其中,研究者将吸烟定义为每日吸1支以上香烟,并持续1年以上;饮酒定义为过去1年至少饮酒1次。

表实习2-1 HCC病例组与对照组基本信息

	病例组		对照组	
	例数	构成比/%	例数	构成比/%
年龄(岁)				
<50	119		115	
≥50	135		139	
性别				
男	217		217	
女	37		37	
受教育程度				
初中及以下	173		181	
高中及以上	81		73	
婚姻状况				
未婚/离异/丧偶	45		38	

	病例组		对照组	
	例数	构成比/%	例数	构成比/%
已婚/同居	209		216	
总计	254		254	

问题 3　请计算表实习 2-1 中病例组与对照组各社会人口学特征的百分比,并说明病例组与对照组是否可比。

研究者将吸烟、饮酒、乙肝病毒感染、家族乙肝病毒感染史、家族肿瘤病史资料整理如表实习 2-2(非 1∶1 配对)。

表实习 2-2　HCC 病例组与对照组各因素比较

	病例组	对照组	χ^2	OR	$OR(95\%CI)$
乙肝病毒感染					
否	56	228			
是	198	26			
吸烟					
否	86	124			
是	168	130			
饮酒					
否	96	161			
是	158	93			
家族乙肝感染史					
否	172	229			
是	82	25			
家族肿瘤病史					
否	152	206			
是	102	46			
合计	254	254			

问题 4　请计算表实习 2-2 中 χ^2、OR 以及 OR 95%CI,并对结果进行解释。

经过 1∶1 配对后,病例组与对照组乙肝病毒感染资料整理如表实习 2-3。

表实习 2-3　HCC 病例组与对照组 HBV 感染史比较(1∶1 配对)

对照组	病例组		合计
	乙肝病毒感染	无乙肝病毒感染	
乙肝病毒感染	8	18	26
无乙肝病毒感染	190	38	228
合计	198	56	254

问题 5　请计算表实习 2-3 中 χ^2、OR,以及 OR 95%CI。计算结果说明了什么问题? 请结合问题 4 和问题 5 说明不同资料应该用哪种分析方法。

研究者进一步将男性病例组和对照组按饮酒与否及饮酒频率进行资料整理如表实习 2-4。

表实习 2-4　HCC 病例组与对照组各因素比较

	病例组	对照组	OR	OR（95％CI）
饮酒频率				
0	28	72		
＜1 次/月	23	44		
1～3 次/月	45	63		
1～4 次/周	51	24		
≥5 次/周	70	14		
合计	217	217		

问题 6　请计算表实习 2-4 中 OR 及 OR（95％ CI），从中可以看出什么趋势？呈何种关系？

问题 7　根据表实习 2-4 计算得到 $\chi^2_{趋势} = 69.99$，自由度＝1，$P < 0.001$，该结果说明了什么？

（胡耀月）

【目的】 掌握队列研究基本原理、资料整理与分析方法及其在探索病因方面的应用。

【学时】 3学时。

【课题一】 胃癌是全世界范围内发病率最高的癌症之一,位居我国癌症新发病例数的第三位。幽门螺杆菌(Hp)作为胃癌发生的危险因素已经得到了普遍公认。在一项关于 Hp 与胃癌的研究中,研究者采用整群随机抽样方法,于某市选取了3 465名35～65岁的研究对象,对其进行了胃镜检查和血清抗体测定。经过5年追踪随访,89名研究对象发生胃癌,资料整理如表实习3-1。

表实习3-1 幽门螺杆菌感染与胃癌的关系

Hp 感染	观察例数	胃癌例数	发病率/%	RR	AR	$AR\%$
阳性	1 237	41				
阴性	2 228	48				

问题1 上述研究属于何种类型的流行病学研究?这种研究方法有什么特点?

问题2 请计算表实习3-1中发病率、RR、AR 及 $AR\%$,说明各指标的含义及意义,并对结果进行解释。

问题3 假设人群幽门螺杆菌感染比例为60%,请计算 $PAR\%$。

问题4 $AR\%$和 $PAR\%$ 有何区别?RR、人群暴露比例和 $PAR\%$ 之间有什么关系?

【课题二】 Framingham 心脏研究通过对无明显心血管病症状居民的长期随访研究,确定了冠心病的主要危险因素。其中,研究者检测了1 045名33～49岁男子的血清胆固醇含量,再按其水平高低分为5个组,随访观察10年后计算各组冠心病的累积发病率,资料整理如表实习3-2。

表实习3-2 33～49岁男子血清胆固醇水平与冠心病研究

血清胆固醇/mmol·L^{-1}	观察人数	患者数	非患者数	RR	95% CI	AR	$AR\%$
2.964～	209	2	207				
5.044～	209	11	198				
5.564～	209	14	195				
6.006～	209	26	183				
6.656～	209	32	177				
合计	1 045	85	960				

问题5 请以2.964～5.043 mmol/L 为参照组,计算表实习3-2中发病率、RR、AR 及 $AR\%$,并对结果进行解释。

问题6 根据问题5的结果可看出什么趋势?

【课题三】 在一项关于成年人非酒精性脂肪肝与2型糖尿病发病关系的前瞻性队列研究中,研究者以 2016 年三所大型医院的 3 156 名健康体检者为研究对象,其中 597 人患有非酒精性脂肪肝,2 559 人未患非酒精性脂肪肝。研究者对研究对象的 2 型糖尿病发病情况进行随访,截至 2022 年,随访期间因死亡、移民、迁居失访 169 例,资料整理如表实习 3-3。

表实习 3-3 非酒精性脂肪肝与 2 型糖尿病研究

| 年份 | 非酒精性脂肪肝组 | | | | | | 未患非酒精性脂肪肝组 | | | | | | RR |
	年初人数	年末人数	失访人数	2型糖尿病发病	人年数	发病密度	年初人数	年末人数	失访人数	2型糖尿病发病	人年数	发病密度	
2016	597	587	10	18			2 559	2 545	14	51			
2017	587	579	8	22			2 545	2 532	13	49			
2018	579	568	11	21			2 532	2 517	15	47			
2019	568	558	10	19			2 517	2 506	11	50			
2020	558	545	13	24			2 506	2 490	16	46			
2021	545	536	9	20			2 490	2 478	12	53			
2022	536	524	12	23			2 478	2 463	15	48			
合计			73	147					96	344			

问题 7 请计算表实习 3-3 中人年数、发病密度和 RR。

问题 8 累积发病率和发病密度有什么区别和联系?两者的应用条件有哪些?

问题 9 非酒精性脂肪肝组和对照组失访率有什么差异?可能对研究结果产生什么影响?

(胡耀月)

【目的】 掌握实验流行病学基本原理、资料整理与分析方法及其在探索病因方面的应用。

【学时】 3 学时。

【课题一】 高血压是我国人群心血管疾病的常见危险因素。目前很多指南对老年高血压患者收缩压目标值的建议存在差异。美国医师协会-美国家庭医师学会指南中收缩压目标值小于 150 mmHg,欧洲心脏病学会-欧洲高血压学会指南中收缩压目标值为 130～139 mmHg,而美国心脏病学会-美国心脏协会指南中收缩压目标值更为严格(<130 mmHg)。研究显示,收缩压目标值小于 130 mmHg 可降低心血管发病和死亡风险,特别是在高危患者中。2021 年 8 月 30 日 NEJM(The New England Journal of Medicine)刊载了一项研究,旨在评估在中国老年高血压患者(60～80 岁)中,强化治疗(收缩压 110～129 mmHg)是否比标准治疗(收缩压 130～149 mmHg)更能有效降低心血管疾病风险。

这项研究采用了多中心随机对照试验设计,在全国 42 个临床中心进行。研究纳入 2017 年 1 月 1 日至 12 月 31 日于各个临床中心就诊的 8511 名 60～80 岁的高血压患者,并排除患有缺血性或出血性中风病史的患者。在每个临床中心,患者按 1∶1 的比例被随机分配到强化治疗组和标准治疗组。研究者和患者都知道分组情况。随机分组完成后第 1、2、3 个月对患者进行随访,此后每 3 个月进行一次随访,直到 48 个月为止。同时,追踪随访患者各类心脑血管疾病发病及死亡情况。患者均配有智能电子血压计,自动收集上传血压数据。

强化治疗组 4243 名老年高血压患者中,126 人未完成指定治疗,102 人失访,24 人终止了指定治疗。而标准治疗组 4268 名老年高血压患者中,166 人未完成指定治疗,132 人失访,34 人终止了指定治疗。

问题 1 本研究属于哪种类型的流行病学研究? 这种类型的流行病学研究基本原则有哪些?

问题 2 本研究盲法怎么考虑?

问题 3 你认为本研究还有哪些不完善的地方?

表实习 4-1　强化治疗组和标准治疗组基线构成比较

	强化治疗组(n=4243)	标准治疗组(n=4268)
年龄		
60～69	3220(75.9%)	3236(75.8%)
70～80	1023(24.1%)	1032(24.2%)
性别		
男	1990(46.9%)	1969(46.1%)
女	2253(53.1%)	2299(53.9%)
受教育程度		
未接受正式教育	217(5.1%)	209(4.9%)
小学	755(17.8%)	766(18.0%)

	强化治疗组($n=4\,243$)	标准治疗组($n=4\,268$)
中学	2 794(65.9%)	2 847(66.7%)
大学及以上	476(11.2%)	444(10.4%)
吸烟		
否	3 039(71.8%)	3 061(71.9%)
已戒	510(12.1%)	506(11.9%)
是	683(16.1%)	688(15.9%)
饮酒		
否	2 902(68.6%)	2 895(68.1%)
已戒	216(5.1%)	232(5.5%)
是	1 114(26.3%)	1 126(26.5%)
体质指数 BMI(均数±标准差)	25.5±3.2	25.6±3.2
空腹血糖/mmol·L^{-1}(均数±标准差)	6.2±1.8	6.2±1.7
总胆固醇/mmol·L^{-1}(均数±标准差)	4.9±1.2	4.9±1.1
甘油三酯/mmol·L^{-1}(中位数,四份位距)	1.3(1.0~2.0)	1.4(1.0~1.9)
高密度脂蛋白/mmol·L^{-1}(均数±标准差)	1.3±0.3	1.3±0.3
低密度脂蛋白/mmol·L^{-1}(均数±标准差)	2.7±0.9	2.7±0.9
糖尿病		
否	3 443(81.1%)	3 441(81.6%)
是	800(18.9%)	827(19.4%)
高脂血症		
否	2 652(62.5%)	2 727(63.9%)
是	1 591(37.5%)	1 541(36.1%)
心脑血管疾病		
否	3 975(93.7%)	3 996(93.6%)
是	268(6.3%)	272(6.4%)

问题 4　根据表实习 4-1 资料,本研究强化治疗组和标准治疗组可比性如何?

4 年随访完成后,研究者将强化治疗组和标准治疗组结局和不良事件发生情况整理如表实习 4-2。

表实习 4-2　强化治疗组和标准治疗组结局发生情况

	强化治疗组($n=4\,243$)		标准治疗组($n=4\,268$)		RR
	发生数	累积发病率/死亡率(‰)	发生数	累积发病率/死亡率(‰)	
脑卒中	48		71		
急性冠脉综合征	55		82		
急性失代偿性心力衰竭	3		11		
冠状动脉血运重建	22		32		
心房颤动	24		25		
心脑血管疾病死亡	18		25		
以上任一结局	147		196		

问题5 根据表实习4-2资料,请计算强化治疗组和标准治疗组各结局累积发病率、死亡率和
RR。请解释说明计算结果。

表实习4-3 强化治疗组和标准治疗组不良事件发生情况

	强化治疗组($n=4\,243$)		标准治疗组($n=4\,268$)		*RR* (95% *CI*)
	发生数	累积发病率(‰)	发生数	累积发病率(‰)	
血管性水肿	44	1.0	50	1.2	0.88(0.59~1.33)
头痛	38	0.9	40	0.9	0.96(0.61~1.49)
咳嗽	9	0.2	14	0.3	0.65(0.28~1.49)
荨麻疹	11	0.3	13	0.3	0.85(0.38~1.90)

问题6 根据表实习4-3资料,请解释说明强化治疗组和标准治疗组不良事件发生情况。

问题7 你认为本研究结果可以得出哪些结论?

问题8 请总结该研究设计的特点。

【课题二】 为评价某种鼻喷剂疫苗对新型冠状病毒的预防效果,对某一集中隔离区的未感染人
群随机发放鼻喷剂疫苗以及与疫苗相同外观的安慰剂。在同一观察期结束后,两组新冠病毒感染情
况资料整理如表实习4-4。

表实习4-4 鼻喷剂疫苗组和对照组新冠病毒感染情况

	观察人数	发病数	效果指数	保护率/%
鼻喷剂疫苗组	316	16		
安慰剂对照组	324	61		

问题9 安慰剂对照的注意事项有哪些?

问题10 请计算疫苗的效果指数和保护率。结果如何解释?

(胡耀月)

实习五
诊断试验评价

【目的】 掌握诊断试验设计及常用评价指标,了解诊断试验的意义和应用。

【学时】 3学时。

【课题一】 对5000名职工进行健康体检,发现糖尿病患者161例,在口服葡萄糖耐量试验中,以血糖≥6.16 mmol/L(110 mg/dl)为阳性,<6.16 mmol/L(110 mg/dl)为阴性进行筛查,查得真阳性154人,真阴性3791人。

问题1 请绘制诊断试验四格表,并计算灵敏度、特异度、阳性预测值、阴性预测值和一致性。

如果将上述筛查截断值定为10.08 mmol/L(180 mg/dl)时,查得真阳性90人,真阴性4837人。

问题2 请绘制诊断试验四格表,并计算灵敏度、特异度、假阳性率、假阴性率、阳性预测值、阴性预测值、一致性、似然比和约登指数。

问题3 结合表实习5-1资料,说明提高口服葡萄糖耐量血糖浓度截断值对灵敏度和特异度有什么影响。

表实习5-1 口服葡萄糖耐量血糖浓度不同截断值灵敏度与特异度

口服葡萄糖耐量血糖浓度/mmol·L⁻¹	灵敏度/%	特异度/%
3	100	2
4	98	20
5	92	50
6	87	80
7	75	87
8	60	92
9	50	95
10	40	97
11	35	99
12	30	100

问题4 如果灵敏度、特异度一定,阳性预测值和阴性预测值与患病率的关系如何?

问题5 请绘制ROC曲线,并根据ROC曲线选取最佳截断值。

【课题二】 在一项研究比较X线与超声诊断乳腺癌的诊断试验中,研究者对240例通过组织病理学确诊为乳腺癌和233例非乳腺癌研究对象进行两种方式的诊断,诊断结果如表实习5-2。

表实习5-2 X线与超声联合诊断乳腺癌结果

试验结果		乳腺癌患者	非患者
X线检查	超声检查		
+	−	34	21
−	+	48	20

| 试验结果 | | 乳腺癌患者 | 非患者 |
X 线检查	超声检查		
＋	＋	148	8
－	－	10	184
合计		240	233

问题6　请计算 X 线检查、超声检查、并联试验和串联试验的灵敏度、特异度、阳性预测值、阴性预测值。

问题7　与单一试验比较,联合试验的灵敏度和特异度有何变化?

问题8　与单一试验比较,联合试验的阳性预测值和阴性预测值有何变化?

问题9　一个好的诊断应具备哪些基本条件?

(胡耀月)

实习六
疾病暴发调查

【目的】 通过对暴发流行实例的讨论，掌握疾病暴发流行的调查分析方法。

【学时】 3 学时。

【课题】 某年 1 月 14 日某市突然发现大批症状相似的患者，病例多半起病急骤，一般先有发热、乏力，继而有纳差、厌油、恶心、呕吐、腹胀、腹泻等症状，最后 90% 患者出现尿色加深，皮肤巩膜黄染；血清丙氨酸氨基转移酶 >1 000 U/L 占 92.4%。以青壮年发病为主，未见性别差异。

该市该年常住人口为 7 159 678 人，到 3 月 18 日共收到报告病例 292 301 例。该市往年该病的发病率平均为 3.4‰。上述 292 301 例病例主要限于 12 个市区，占全市发病总数的 94.9%，各区疫情上升和流行曲线几乎一致。

对 232 301 例患者按发病日统计分析，可见 12 个区同时于 1 月 14 日发病数上升，流行顶峰在 2 月 1 日，疫情上升曲线呈锯形。由三个流行高峰构成，峰尖分别在 1 月 20 日、1 月 25 日和 2 月 1 日，日病例数各为 14 555、15 042 及 19 013 例。流行波持续 30 天，自 2 月 2 日疫情迅速下降（图实习 6-1）。

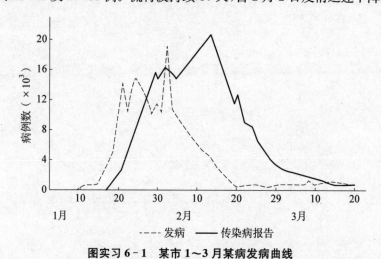

图实习 6-1 某市 1~3 月某病发病曲线

问题 1 你认为此次流行的是什么病，怎样确诊？如果派你去现场调查处理该疫情，你准备首先做什么工作？

问题 2 本次流行属于哪种类型？怎样推算可能引起该病的暴露时间？

问题 3 引起疾病大规模暴发流行应具备何种条件？根据本次流行特征能否找出某些可疑因素，并提出初步的暴发原因，下一步应重点调查哪些因素？

对供应 12 个市区的 6 家自来水厂上一年 1—12 月份的管网水和出厂水样（4 354 份）进行调查。其浊度、细菌总数、大肠杆菌及余氯量等符合国家卫生要求。不同水厂供水范围与地区罹患率无明显差别。市区居民普遍无饮生水的习惯。市区各高校的学生和各级指战员共饮上述自来水，其罹患率平均为 0.48%，与往年相仿，明显低于市区居民。

问题 4 根据上述调查，你认为此次是否可能为水型暴发流行，为什么？

问题5 你认为此次流行是否与食物有关,为什么?能引起如此大面积短时期内发病的食物应具备哪些条件?

当时该市市场供应的食品有新疆的伽师瓜,江苏的甘蔗,各饮食店供应的涮羊肉,来自各地的螺蛳、白蟹及毛蚶等水产品。除上一年12月20日、25日及该年1月1日大量供应毛蚶外。其他品种上市量不大,覆盖面积较小,上市时间也参差不齐。为了解上述食品与此次流行的关系,进行了下述调查。对1208对病例与对照进行调查,了解病例组在病前2~6周内是否进食伽师瓜与螺蛳,结果见表实习6-1、表实习6-2。

表实习6-1 进食伽师瓜与疾病的关系

对照	病例		合计
	食	未食	
食	162	125	287
未食	118	803	921
合计	280	928	1 208

表实习6-2 进食螺蛳与疾病的关系

对照	病例		合计
	食	未食	
食	87	142	229
未食	136	843	979
合计	223	985	1 208

某厂调查955人上一年12月至该年4月食毛蚶史与发病的关系,结果见表实习6-3。某区又整群抽样调查1649人,该病罹患率为57.6‰,发病高峰年龄在20~29岁组、30~39岁组及10~19岁组,三组患者占全部患者数的92.63%。其中555人有食半生毛蚶史,88人患病,罹患率为158.6‰,1094人未食半生毛蚶,7人患病,罹患率为6.4‰。整个人群食半生毛蚶的百分比为33.66%。对毛蚶的进食量及进食方法进行调查,结果见表实习6-4、表实习6-5。

表实习6-3 进食毛蚶与疾病的关系

暴露	病例	对照	合计
食	83	404	487
未食	8	460	468
合计	91	864	955

表实习6-4 食毛蚶量与疾病的关系

进食量/只	调查人数	病例数	罹患率/‰	RR	AR	$AR\%$
0	1 094	7	6.4			
1~	150	9	60.0			
10~	258	43	166.7			
30~	147	36	244.9			
合计	1 649	95	57.6			

表实习6-5　食毛蚶的不同方式与疾病的关系

方式	调查人数	病例数	罹患率/‰	*RR*	*AR*	*AR*%
不食	1 094	7	6.4			
煮食	62	4	64.5			
泡食	482	80	166.0			
腌食	11	4	363.6			
合计	1 649	95	57.6			

问题6　完成表实习6-1、表实习6-2、表实习6-3的χ^2值及危险度的计算，及表实习6-4、表实习6-5内的各项指标计算。

问题7　通过以上调查你能否确定伽师瓜、螺蛳及毛蚶与此次疾病的流行有无联系？为什么？尚需调查哪些内容以进一步证实本次暴发的原因？

上述人群中检查了470例的血清，甲型肝炎病毒（hepatitis A virus，HAV）肝炎的易感性平均为30.21%，0～9岁抗-HAV阴性率为81%，40岁以上者抗-HAV阳性率为90%以上。

问题8　上述人群的血清学检查结果与这两个年龄组发病率低的原因何在？

据调查，本次流行的毛蚶来源于某港，自上一年12月1日至该年1月3日，毛蚶捕捞量约4 000吨（1吨＝1 000千克）。某年是江苏启东县甲型肝炎流行年，其发病率为16.12‰，截至该年3月10日，该县共发病5 542例，是江苏省甲型肝炎发病率最高的县。当地居民的粪便未做无害化处理，厕所条件很差，粪便完全可能直接入水。捕捞期间，有时多达四五百只船近2 000人，同时在毛蚶产地水域作业，粪便污染严重。

问题9　根据上述资料，毛蚶在产地是否会受该病原微生物污染？

问题10　综上所述，你认为造成本次疾病流行的因素是什么？

问题11　为防止今后该市再发生类似事件，应采取哪些预防措施？

（胡耀月　侯海峰）

复习练习题

一、单选题

1. 下列哪一项研究方法**不属于**观察性研究（　　）
   A. 生态学研究　　　B. 现况研究　　　　C. 病例对照研究
   D. 临床试验　　　　E. 队列研究

2. 某研究描述了 2017 年某市 40 岁以上人群高血压的患病率。请问这属于下列哪一项研究（　　）
   A. 病例分析　　　　B. 现况研究　　　　C. 病例对照研究
   D. 队列研究　　　　E. 社区试验

3. 某研究欲对某新疫苗的保护效果进行评价，选择了 1 万名儿童，随机分成两组，一组接种此疫苗，一组作为对照，对比分析两组儿童疾病的发病率及抗体含量水平。此项研究属于（　　）
   A. 现况研究　　　　B. 病例对照研究　　C. 队列研究
   D. 现场试验　　　　E. 社区试验

4. 实验性研究区别于观察性研究最重要的特征是（　　）
   A. 样本量的大小
   B. 研究方向是回顾性还是前瞻性
   C. 研究因素是否为研究者主动施加
   D. 是否包含实验室生化指标的检测
   E. 是否有严格的质量控制措施

5. 下列指标的计算中，分子**不是**新发病例的是（　　）
   A. 发病率　　　　B. 罹患率　　　　C. 续发率　　　　D. 二代发病率　　　　E. 患病率

6. 某地区在一周内进行了糖尿病的普查，获得的数据可计算当地糖尿病的（　　）
   A. 患病率　　　　B. 罹患率　　　　C. 发病率　　　　D. 病死率　　　　E. 续发率

7. 以下说法**错误**的是（　　）
   A. 疾病的分布特征无规律可循
   B. 非传染性疾病也可出现暴发
   C. 地方病可以是某种寄生虫病
   D. 以隐性感染为主的传染病常呈散发状态
   E. 行为生活方式对疾病的影响常常缺乏特异性

8. 某地区 2016 年度的疫情资料显示，共登记狂犬病患者 100 人，且全部死亡。此资料可计算（　　）
   A. 粗死亡率　　　　B. 疾病别死亡率　　　C. 病死率　　　　D. 罹患率　　　　E. 发病率

9. 不同地区的粗死亡率不能进行直接比较，原因是（　　）
   A. 不同地区发病率不一样

B. 不同地区环境因素不一样

C. 不同地区人口年龄构成不一样

D. 不同地区医疗诊治水平不一样

E. 不同地区经济水平不一样

10. 以下哪项**不属于**病例对照研究特点（　　）

    A. 是在疾病发生后进行的

    B. 研究对象是按是否患有所研究的疾病分成病例组和对照组

    C. 所研究因素的暴露情况通常是通过研究对象的回忆获得的

    D. 该研究可通过两组间发病率的比值计算 OR 值

    E. 从因果关系的角度看，该研究属于"由果推因"的研究方法

11. 在匹配病例对照研究中，有时因为病例较难获得，为了增加研究的效率常用 1∶M 匹配。M 的取值一般**不超过**（　　）

    A. 2   B. 3   C. 4   D. 5   E. 6

12. 以医院为基础的吸烟与冠心病的病例对照研究中，**错误做法是**（　　）

    A. 可在多个医院选择病例

    B. 只在病例同一科室中选择对照

    C. 可在社区人群中选择对照

    D. 性别、年龄常起混杂作用，可作为匹配条件

    E. 对于饮酒所起的作用，可做分层分析

13. 假如某因素与某病关系的病例对照研究结果的 OR 值为 0.3（$P<0.01$），最可能的解释是（　　）

    A. 该因素与该病无关联

    B. 该因素可能是该病的保护因素

    C. 该因素可能是该病的致病因素

    D. 该因素可能是该病的致病因素，但作用不大

    E. 该因素不是该病的致病因素

14. 病例对照研究的缺点是（　　）

    A. 不适用于研究发病率低的疾病

    B. 选择合适的病例与对照困难

    C. 不能验证某因素与疾病可能的因果关系

    D. 很难避免回忆偏倚的发生

    E. 不适于对一种疾病的多种病因进行同时研究

15. 以下哪项**不属于**控制病例对照研究混杂偏倚的措施（　　）

    A. 采用匹配方式选择对照

    B. 使调查员不知道研究的假设

    C. 选择对照组时尽量使其年龄、性别的构成与病例组保持一致

    D. 分层分析法计算 OR 值

    E. 进行多因素 Logistic 回归分析

16. 一位医师选择了 100 名被诊断为新生儿黄疸的儿童和同期住院的 100 名非黄疸儿童，然后调查他们母亲的产科记录和分娩记录，以探索有关产前和围生期新生儿黄疸的危险因素。该研究属于（　　）

    A. 现况研究   B. 病例对照研究   C. 队列研究   D. 诊断试验   E. 临床试验

17～18 题选择最合适的计算式为：

    A. 20/220   B. 20/280   C. 80/120   D.（80×200）/（20×40）

    E.（80×40）/（20×200）

17. 一项胃癌发病危险因素的成组病例对照研究结果表明,在 120 例病例组中 80 例有慢性胃炎,而 220 例对照组中 20 例有慢性胃炎。请问病例组慢性胃炎的暴露率为（   ）

18. 慢性胃炎与胃癌的 *OR* 值为（   ）

19. 在队列研究中（   ）

    A. 不能计算相对危险度

    B. 不能计算特异危险度

    C. 只能计算比值比来估计相对危险度

    D. 既可计算相对危险度,又可计算特异危险度

    E. 以上都不是

20. 前瞻性队列研究和回顾性队列研究的主要区别在于（   ）

    A. 样本含量不同

    B. 观察的起止时间不同

    C. 研究目的不同

    D. 研究的疾病种类不同

    E. 以上都不对

21. 队列研究时,当研究对象多且变化较大、随访时间较长时,应采用以下哪项指标测（   ）

    A. 发病率   B. 发病密度   C. 累积发病率   D. SMR   E. 患病率

22. 下列哪种研究方法可以研究人群某疾病的自然史（   ）

    A. 现况研究   B. 实验研究   C. 队列研究   D. 病例对照研究   E. 以上都不是

23. 某研究者进行了一项关于脂肪摄入与女性乳腺癌关系的队列研究,选择高脂肪和低脂肪摄入者各 200 名,从 30 岁开始对她们随访 20 年。在随访期间,队列为固定队列,高脂肪摄入组中有 10 人、低脂肪摄入组中有 5 人被诊断患有乳腺癌。请问患乳腺癌的归因危险度百分比是（   ）

    A.5%   B.25%   C.50%   D.75%   E.80%

24. 队列研究最大的优点是（   ）

    A. 较直接地检验病因与疾病的因果关系

    B. 发生偏倚的机会多

    C. 对较多的人进行较长时间的随访

    D. 研究要设立对照组

    E. 研究的结果常能代表全人群

25. 在一次队列研究中,暴露组和非暴露组各 5000 人,暴露组 40 人发病,非暴露组 20 人发病,则相对危险度为（   ）

    A. 1.0   B. 2.0   C. 3.0   D. 4.0   E. 5.0

26. 下列哪项**不是**临床试验的特点（   ）

    A. 随机化分组

    B. 有平行的对照组

    C. 运用危险度的分析和评价

    D. 对试验组人为地施加干预措施

    E. 前瞻性研究

27. 进行预防接种效果评价试验,在选择实验现场时以下哪条是**错误的**(   )
    A. 实验地区或单位的人口相对稳定
    B. 实验研究的疾病在该地区有较高而稳定的发病率
    C. 选择近期发生过该病流行的地区
    D. 实验地区有较好的医疗卫生条件
    E. 实验地区(单位)领导重视,群众愿意接受,有较好的协作配合的条件

28. 某临床试验共选择 200 名研究对象,其中 100 名患者用甲药治疗,另 100 名患者用乙药治疗,结果发现甲药组 80% 好转,乙药组 70% 好转,对两组疗效进行比较,差异在 5% 水平上没有统计学意义,因此(   )
    A. 观察到两组间的差异可能由抽样误差引起
    B. 研究结果表明两组疗效确实有差异
    C. 证实两组间具有可比性
    D. 排除了研究者与患者的偏倚
    E. 两组疗效之间的差异可能在 1% 水平上有意义

29. 临床试验与队列研究的主要相同点是(   )
    A. 均是分析性研究   B. 均是前瞻性研究   C. 均是回顾性研究
    D. 均是实验性研究   E. 均是描述性研究

30. 评价临床试验效果的主要指标是(   )
    A. 对照组的依从性   B. 实验组的依从性   C. 现患率
    D. 有效率   E. 失访率

31. 关于特异度,以下哪个说法正确(   )
    A. 特异度高的诊断试验假阳性高
    B. 特异度高的诊断试验比特异度低的诊断试验好
    C. 特异度高的诊断试验误诊率低
    D. 特异度高的诊断试验在患病率高的人群中应用价值大
    E. 特异度高的诊断试验漏诊率低

32. 如果希望减少误诊,应选择(   )
    A. 特异度高的诊断试验
    B. 灵敏度高的诊断试验
    C. ROC 曲线下面积大的诊断试验
    D. 阳性似然比高的诊断试验
    E. 阴性似然比高的诊断试验

33. 关于 ROC 曲线,下列说法中**错误**的是(   )
    A. ROC 曲线可用于比较几种诊断试验
    B. ROC 曲线可用于帮助确定诊断截断值
    C. ROC 曲线纵坐标是敏感度
    D. ROC 曲线横坐标是漏诊率
    E. ROC 曲线下面积为 0.5 时,不具有区别患者和非患者的能力

34. 关于诊断试验证据的描述指标,下列哪项是正确的(   )
    A. 敏感度和特异度是诊断试验的固有特性,不随诊断截断值变化而变化
    B. 敏感度和特异度是诊断试验的固有特性,但会随患病率的变化而变化
    C. 似然比是诊断试验的固有特性,不随患病率变化而变化

D. 预测值是诊断试验的固有特性,不随患病率变化而变化

E. 预测值是诊断试验的固有特性,不随诊断截断值变化而变化

35. 关于敏感度,下面哪一说法是对的(　　)

    A. 敏感度高的试验比敏感度低的试验好

    B. 就诊者接受一项高敏感度试验的检查,结果阳性说明患病的可能性大

    C. 就诊者接受一项低敏感度试验的检查,结果阴性说明不患病的可能性小

    D. 敏感度高的诊断试验在患病率高的人群中应用价值大

    E. 敏感度是诊断试验的一个诊断效能指标

36. 关于联合实验,以下说法中正确的是(　　)

    A. 平行试验提高了灵敏度

    B. 串联试验提高了灵敏度

    C. 系列试验提高了灵敏度

    D. 系列试验降低了特异度

    E. 平行试验提高了特异度

37. 对于目前尚未有很好治疗方法的某疾病的可能患者,要求诊断试验有比较高的(　　)

    A. 灵敏度　　　　B. 漏诊率　　　　C. 特异度　　　　D. 假阴性率　　　　E. 验前概率

38. 青光眼患者的眼压在 22～42 mmHg 范围内,非青光眼患者的眼压在 14～26 mmHg 范围内。如果某医生将青光眼的诊断标准值定为 26 mmHg,则此时该诊断试验的灵敏度与特异度的关系为(　　)

    A. 灵敏度较差,特异度较差

    B. 灵敏度较好 ,特异度较差

    C. 灵敏度较好,误诊率较高

    D. 漏诊率较低,误诊率较高

    E. 灵敏度较差,特异度较好

39. 判断因果关系的标准中(　　)是必须的

    A. 联系的合理性　　　　B. 联系的时间顺序　　　　C. 联系的恒定性

    D. 联系的可逆转性　　　E. 结果的一致性

40. 如发现非乙肝病毒感染者不发生肝癌,则支持乙肝病毒是发生肝癌的影响因素。这一推理运用的是(　　)

    A. 求同法　　　　B. 求异法　　　　C. 共变法　　　　D. 类推法　　　　E. 排除法

41. 幽门螺杆菌结合部位在胃窦细胞,它可随胃窦细胞进入十二指肠引起炎症、削弱黏膜,使其易于遭受酸的损伤,由此支持幽门螺杆菌是十二指肠溃疡的发病原因。这一推理运用了因果判断标准中的(　　)

    A. 关联的时间顺序　　　　B. 关联的强度　　　　C. 结果的一致性

    D. 关联的合理性　　　　　E. 联系的特异性

42. 关于病因研究的方法,下列叙述**不恰当**的是(　　)

    A. 病因研究的方法有实验医学、临床医学和流行病学

    B. 流行病学主要从群体水平探讨病因

    C. 临床医学主要从个体水平探讨病因

    D. 流行病学可为临床及实验研究提供病因线索

    E. 临床医学验证病因最可靠

43. 关于因果联系,下列各项中**错误**的是(　　)
    A. 无剂量-反应关系表明不存在因果联系
    B. 联系的强度越大,存在因果联系的可能性越大
    C. 联系的一致性好,说明存在因果联系的可能性大
    D. 先因后果是判断因果联系的必要条件
    E. 联系的合理性好,表明存在因果联系的可能性大

44. 验证病因假设最可靠的方法是(　　)
    A. 病例对照研究　　B. 现患调查　　C. 动物实验
    D. 抽样调查　　E. 社区干预实验

45. 暴露与疾病由于有共同的原因而产生的关联是(　　)
    A. 偶然关联　　B. 继发关联　　C. 间接因果关联
    D. 直接因果关联　　E. 虚假关联

46. 缺乏某一因素不会引起该病,这个因素被称为(　　)
    A. 充分病因　　B. 必要病因　　C. 非必需病因
    D. 非充分病因　　E. 危险因素

47. 在病因研究的轮状模型中,强调宿主与下列哪种因素的关系(　　)
    A. 生物因素　　B. 环境因素　　C. 化学因素　　D. 物理因素　　E. 遗传因素

48. 慢性病三级预防中的二级预防又称为(　　)
    A. 病因预防
    B. 初级预防
    C. "三早"预防(早发现、早诊断、早治疗)
    D. 伤残预防
    E. 以上均不是

49. 在高危人群中定期进行食管癌的筛查,属于(　　)
    A. 病因预防　　B. 临床前期预防　　C. 疾病管理
    D. 根本预防　　E. 三级预防

50. 自病原体侵入机体到临床症状最早出现的一段时间称为(　　)
    A. 潜伏期　　B. 传染期　　C. 前驱期　　D. 发病前期　　E. 隔离期

51. 对消化道传染病起主导作用的预防措施是(　　)
    A. 隔离、治疗患者　　B. 发现、治疗带菌者　　C. 切断传播途径
    D. 疫苗预防接种　　E. 接触者预防服药

52. 根据我国传染病防治法将法定管理传染病分为甲、乙、丙三类,它们是(　　)
    A. 甲类2种,乙类23种,丙类10种
    B. 甲类2种,乙类24种,丙类9种
    C. 甲类2种,乙类22种,丙类11种
    D. 甲类2种,乙类20种,丙类13种
    E. 甲类2种,乙类28种,丙类11种

53. 下列哪一项**不是**传染病的基本特征(　　)
    A. 有特异病原体　　B. 有传染性　　C. 有感染后免疫
    D. 有流行病学特征　　E. 有感染中毒症状

54. 决定传染病患者隔离期限长短的主要依据是(　　)
    A. 潜伏期　　B. 前驱期　　C. 传染期　　D. 临床症状期　　E. 恢复期

55. 传染病检疫期限的确定是依据该病的（　　）
    A. 隔离期　　　　B. 传染期　　　　C. 最长潜伏期
    D. 最短潜伏期　E. 平均潜伏期

56. 对传染病暴发流行的时间、地区和人群分布特征进行描述的主要目的是（　　）
    A. 收集有关信息，以便为形成传染源及传播方式的假说提出依据
    B. 提供可能暴露地点的线索
    C. 证实某些人群具有较大的危险性
    D. 识别可能引起续发传播的因素
    E. 判断续发传播是否已经发生

57. 下列哪项**不是**水平传播方式（　　）
    A. 空气传播　　　B. 经水传播　　　　C. 哺乳期从母亲到子代之间的传播
    D. 经食物传播　E. 经媒介节肢动物传播

58. 为监测和统计需要，对于无明确潜伏期的感染，规定在入院（　　）后发生的感染为医院感染。
    A. 12 小时　　　　B. 24 小时　　　　C. 48 小时　　　　D. 72 小时　　　　E. 36 小时

59. 医疗机构或科室中，短时间内发生（　　）例以上同种同源感染病例的现象为医院感染暴发。
    A. 3　　　　　　　B. 5　　　　　　　C. 8　　　　　　　D. 10　　　　　　　E. 15

60. 医院感染的研究对象主要是（　　）
    A. 住院患者　　　B. 门诊患者　　　C. 患者家属　　　　D. 探视者　　　　E. 医院领导

61. 下列哪一项**不是**突发公共卫生事件预防与应急处理工作程序中的内容（　　）
    A. 突发公共卫生事件应急处理指挥部（统一指导、统一指挥）启动预案
    B. 应急协调中心（卫生行政部门）
    C. 疾病控制中心、医疗救助机构
    D. 突发公共卫生事件现场（预防、控制）、人员疏散、医学防护、隔离观察
    E. 上报国际组织

62. **不属于**突发事件主要特征的是（　　）
    A. 突发事件的发生一般是难以预测的
    B. 地点分布各异
    C. 具有绝对性
    D. 影响深远性
    E. 群体性

63. 严重突发事件的最初、最紧迫的任务是（　　）
    A. 对病员进行及时的诊断和救治
    B. 寻求合作和帮助
    C. 稳定群众情绪
    D. 搞好紧急情况下的公共卫生管理
    E. 找到相关负责人

64. 实时发布预警消息，协助群众做好应对准备属于突发事件分期中的（　　）
    A. 间期　　　　　B. 前期　　　　　C. 打击期　　　　D. 处理期　　　　E. 恢复期

65. 制订预案，建立健全各种突发事件的预防策略和措施，防止可避免的事件发生属于突发事件分期中的（　　）
    A. 间期　　　　　B. 前期　　　　　C. 打击期　　　　D. 处理期　　　　E. 恢复期

66. 下列哪项**不属于**突发公共卫生事件( )
    A. 重大传染病疫情
    B. 群体性不明原因疾病
    C. 重大食物中毒事件
    D. 重大职业中毒事件
    E. 慢性肺部疾患

67. 突发公共卫生事件预警,"橙色"表示( )
    A. Ⅳ级   B. Ⅲ级   C. Ⅱ级
    D. Ⅰ级   E. 以上都不是

68. 突发事件的反应程度通常分为( )个级别
    A.1个   B.2个   C.3个   D.4个   E.5个

69. 疾病监测的目的**不包括**( )
    A. 描述疾病分布   B. 预测疾病流行   C. 评价预防效果
    D. 制定预防策略   E. 验证病因假设

70. 对若干有代表性的地区和人群,按照统一的标准监测方案,开展连续的监测属于( )
    A. 哨点监测   B. 被动监测   C. 常规监测
    D. 症状监测   E. 常规报告

71. 下列哪项监测主要是以医院为基础的监测( )
    A. 吸烟的行为监测 B. 出生缺陷监测   C. 流感病毒监测
    D. 艾滋病哨点监测 E. 酗酒的行为监测

72. 为了预测流感的流行趋势,以中小学生缺课情况为监测指标,这种监测方法属于( )
    A. 被动监测   B. 哨点监测   C. 症状监测
    D. 常规监测   E. 主动监测

73. 我国的法定传染病监测属于( )
    A. 哨点监测   B. 被动监测   C. 症状监测
    D. 主动监测   E. 以实验室为基础的监测

74. CDC 开展的传染病漏报调查属于( )
    A. 哨点监测   B. 以实验室为基础的监测
    C. 症状监测   D. 主动监测   E. 以医院为基础的监测

75. 目前我国法定报告的传染病有( )
    A.3 类 37 种   B.3 类 38 种   C.3 类 41 种   D.3 类 26 种   E.3 类 25 种

76. 下列哪一项属于症状监测的范畴( )
    A. 法定传染病监测
    B. 出生缺陷监测
    C. 慢性非传染病监测
    D. 缺勤率监测
    E. 精神病的监测

二、判断题

1. 流行病学是关于传染病人群发生发展规律研究的学科。   ( )
2. 流行病学研究的目的是消灭一切疾病。   ( )
3. 流行病学既是应用性学科,也是指导医学科学研究的方法学。   ( )

4. 生态学研究是以群体作为观察单位进行资料收集和对比分析。 （　　）

5. 实验性研究是利用现代实验技术完成的研究。 （　　）

6. 病例报告主要是对单个或少数几个特殊病例的临床表现及其转归所做的定性描述，
不必进行数据分析和定量分析。 （　　）

7. 社区实验可以不设置对照组。 （　　）

8. 发病率用于反映人群的发病风险，而病死率用于反映人群的死亡风险。 （　　）

9. 续发率常用于评价病原体的传染力。 （　　）

10. 计算患病率时，其分子不应包括在研究期间或时点之前已经发病的病例。 （　　）

11. 年龄别发病率可以在不同地区间直接进行比较。 （　　）

12. 当某种疾病的病死率降低时，该病的患病率与发病率比值将增大。 （　　）

13. 患病率常用于反映某地某人群的疾病负担。 （　　）

14. 如果某地某疾病主要是由遗传因素造成的，则移民人群的该病发病率接近原居地居民
的发病率，高于移居国居民的发病率。 （　　）

15. 传染病和非传染病的发病率都存在季节性升高的现象。 （　　）

16. 某单位内发生的少数病例称为散发病例。 （　　）

17. 现况研究是直接收集研究对象客观存在的情况，无人为施加干预措施。 （　　）

18. 欲了解某省小学生近视眼患病情况，应采用普查。 （　　）

19. 某乡 5000 户约 2 万人口，欲抽取其 1/5 人口进行某病调查。随机抽取第一户，随后每
隔 5 户抽取 1 户，抽到的每个成员均进行调查。这种抽样方法称为整群抽样。 （　　）

20. 现况调查样本量决定因素是检验水准、发病率、允许误差、变异程度、预期现患率。 （　　）

21. 随机抽样方法中抽样误差最大的是系统抽样。 （　　）

22. 问卷通常包括说明信、填表说明、问题（与答案）。 （　　）

23. 要保证抽样调查结果能反映总体的真实情况，样本有代表性，样本量足够大，调查和
测量方法可靠。 （　　）

24. 某市为了调查老年人中多发病的分布情况，1982 年对该市 7 个区 9 个不同地段抽取
60 岁以上的老年人 6393 例进行调查，该调查可计算发病率和患病率。 （　　）

25. 病例对照研究中采用"匹配"，目的在于使匹配变量不再产生混杂干扰。 （　　）

26. 在吸烟与肺癌的病例对照研究中，如果对照组中选入过多的慢性支气管炎患者，可能
会高估 OR 值。 （　　）

27. 选择 120 例新诊断的肝癌病例与 240 例皮肤病患者进行饮酒史的比较，探讨饮酒与
肝癌的关系，这样的研究设计属队列研究。 （　　）

28. 与队列研究相比，在疾病病因研究中病例对照研究的最大缺陷是花费大，时间长。 （　　）

29. 在探索年轻女性阴道腺癌发病危险因素的配对病例对照研究中，任何时候都应将患者
母亲年龄作为匹配的条件。 （　　）

30. 病例对照研究不能计算发病率。 （　　）

31. 在病例对照研究中，计算出某研究因素的 OR 值的 95% 可信区间为 0.2~0.8，那么
该研究因素可能为危险因子。 （　　）

32. 在肺癌病因的分析性研究中，对所有新患者按年龄、性别、居住地、婚姻状况、职业和
社会阶层配以对照，可能导致匹配过头。 （　　）

33. 失访偏倚是队列研究中最常出现的偏倚。 （　　）

34. 队列研究擅长于研究一"果"多"因"。 （　　）

35. 队列研究适合于罕见病的病因研究。 （　　）

36. 队列研究的对照组可选具有某种暴露特征的人群。( )
37. 队列研究中的研究结局就是指随访观察的预期结果事件。( )
38. 以人年为单位计算的率是发病密度。( )
39. 评价某致病因素对人群危害程度使用 AR。( )
40. 历史性队列研究，其研究方向为由"果"到"因"。( )
41. 为保证队列研究两组间的可比性，往往采用随机的方式进行分组。( )
42. 队列研究与实验性研究相比，受到更多的医学伦理学的限制。( )
43. 临床试验可以评价预防措施的效果。( )
44. 临床试验中随机化分组是获得组间可比性的重要方法。( )
45. 盲法能在一定程度上帮助降低退出、失访、换组等事件在组间发生的不均衡性，减少
    参与者的主观因素带来的偏倚。( )
46. 临床试验以患者为研究对象，用于评价药物或治疗方案的效果，还可用于观察药物的
    不良反应。( )
47. Ⅱ期临床试验，患者作研究对象，以随机对照盲法试验设计评价药物的有效性、适应证
    和不良反应，推荐临床用药剂量。( )
48. 标准对照是以现行最有效或临床上最常用的药物或治疗方法作为对照。( )
49. 安慰剂对照又称阳性对照。( )
50. 正确的分组方法是保证试验组和对照组可比性的关键之一。( )
51. 试验组和对照组的样本含量相等时，检验效率最高。( )
52. 双盲不适用于危重疾病和有特殊不良反应的药物的临床试验。( )
53. 一个病因研究必须达到联系的时间顺序及关联的合理性。( )
54. 病因研究中所确定的病因必须满足病因判断标准中的 8 条标准。( )
55. 现代流行病学应放弃决定论的充分病因和必要病因概念，而对病因的充分性和必要性
    进行概率测量。( )
56. 疾病因果联结方式中的单因单果的方式对传染病来说是存在的。( )
57. 多因多果与直接/间接病因联结方式结合起来形成了病因网络。( )
58. 假设演绎法在病因研究过程中是对描述性研究和分析性研究起衔接作用的逻辑方法。( )
59. 只要严格遵循 Mill 准则，就一定能证实因果关系。( )
60. Mill 准则中，共变法可以看作求同法的特例。( )
61. 有统计学的关联需排除系统误差的干扰以及确定暴露与效应之间前因后果的关系
    之后，可认为是直接因果关联。( )
62. 潜伏期可作为传染病检疫与留验接触者的重要依据。( )
63. 在同一传染病中，入侵病原体的数量一般与潜伏期成正比。( )
64. 只有鼠疫、霍乱属于甲类法定传染病。( )
65. 提高人群免疫力起关键作用的是预防接种。( )
66. 疫源地范围的大小取决于传染源的活动范围、传染途径的特点和周围人群的免疫状况。( )
67. 使人群易感性增高的因素有免疫人口死亡。( )
68. 使人群易感性降低的因素有计划免疫。( )
69. 社会因素不会影响传染病的流行过程。( )
70. 病毒性肝炎是丙类传染病。( )
71. 疫源地是指传染源向四周传播病原体所能波及的范围。( )
72. 引起医院感染的微生物可来自他人(外源性感染)，也可来自患者自身(内源性感染)。( )

73. 使用一次性无菌医疗用品前应检查小包装有无破损、失效、不洁净等。 （ ）

74. 一患者因腿部外伤入院，5天后出现肺部感染的症状和体征，该患者是医院感染。 （ ）

75. 患者原有的慢性感染在医院急性发作不属于医院感染。 （ ）

76. 飞沫传播是指咳嗽、打喷嚏或谈话时排出病原体导致患者发生感染。播散距离一般大于1米。 （ ）

77. 短时间内发现痢疾60例，属于发生重大突发公共卫生事件。 （ ）

78. 一般突发公共卫生事件（Ⅳ）包括：一次食物中毒人数30～50人，未出现死亡病例。 （ ）

79. 突发事件应急工作应当遵循预防为主，常备不懈的方针。 （ ）

80. 在突发公共卫生事件的处理方面，领导指挥突发事件应急处理工作属于卫生行政部门的职责。 （ ）

81. 突发公共卫生事件应急报告规范由国家卫生健康委员会建立。 （ ）

82. 医疗机构发现重大食物中毒事件时，应当在2小时内向所在地县级人民政府卫生行政主管部门报告。 （ ）

83. 县级以上政府有关部门对已经发生或发现可能引起突发公共卫生事件的情形时，应当向同级卫生部门通报。 （ ）

84. 根据突发公共卫生事件的性质、危害程度、涉及范围，将突发公共卫生事件分为四个等级。 （ ）

85. 市政府是本市突发公共事件应急管理工作的最高行政领导机构。 （ ）

86. 根据《中华人民共和国突发事件应对法》的规定，可以预警的自然灾害、事故灾难和公共卫生事件的预警级别分为四级，即一级、二级、三级和四级，分别用红、橙、黄、蓝颜色标示。 （ ）

三、填空题

1. 流行病学的研究方法包括_____、_____和_____。

2. 分析性研究方法包括_____和_____。

3. 实验性研究方法包括_____、_____、_____和_____。

4. 流行病学的重要特征包括_____、_____和_____。

5. 某地有30万人口，2010—2016年伤寒年发病率维持在10/10万左右，2017年，该地发现伤寒患者20例，其流行强度属于_____。

6. 细菌性痢疾全年均可发病，但每年8—9月份多出现一个发病高峰。此现象称为疾病的_____。

7. 移民流行病学是通过比较_____、_____和_____的某病发病率或_____差别，分析该病的发生与_____和_____的关系。

8. 行为和生活方式是疾病人群分布的重要影响因素，最常见的不良行为和不健康的生活方式有_____、_____、_____、_____和_____等。

9. 常用的随机抽样方法有_____、_____、_____和_____。

10. 某厂有职工6500人，用简单随机抽样调查该厂职工白细胞水平，希望绝对误差不超过100个/ml。根据该厂以往的资料，职工白细胞总数的标准差为950个/ml，若取 $\alpha=0.05$，应调查_____人。

11. 样本含量的确定通常有_____和_____两种方法。

12. 根据设计类型，可以将调查问卷分为_____、_____和_____。

13. 病例对照研究常见的选择偏倚有：_____、_____和检出症候偏倚。
    信息偏倚有：_____、_____。

14. 病例对照研究常见的类型有：_____、_____和_____。

15. 病例对照研究样本量的影响因素主要有：_____、_____、_____和_____。

16. _____是队列研究中最常见的偏倚。

17. 队列研究可按研究对象进入队列时间及终止观察时间分为_____、_____和_____。

18. _____是基线调查后，每隔一段时间对研究对象进行观察测量、收集疾病结局资料的过程。

19. 人群中的发病或死亡归因于暴露的部分占总人群全部发病或死亡的百分比，这个指标称为_____。

20. 如果失访率达到_____以上，则要考虑研究结果的真实性。

21. 由于队列研究方向为_____，因此一般不存在回忆偏倚。

22. 临床试验随机化分组的常用方法有：_____、_____和_____。

23. 流行病学实验的主要类型有：_____、_____和_____。

24. 临床试验对照的选择方式有：_____、_____和_____。

25. 盲法可分为_____和_____。

26. 随机对照试验的原则是：_____、_____和_____。

27. 暴露与疾病有统计学关联只说明了这种关联排除了_____误差的干扰，还得排除_____偏倚、_____偏倚和_____偏倚这些系统误差的干扰，以及确定暴露因素与疾病的时间先后关系。在排除或控制了这些偏倚的干扰后，如果还有统计学关联，就说明存在真实的关联，可以用_____进行综合评价，得出有一定可信度的因果关系结论，包括判断有无因果关系或存在因果关系的可能性。

28. 目前流行病学中探讨病因所用的具有代表性的病因模型有_____、_____和_____三类。

29. 传染病流行过程必须具备的三个基本环节是：_____、_____和_____，影响传染病流行过程的因素是：_____和_____。

30. 消毒分为_____和_____两种。

31. _____、_____和_____因体内有病原体的生长、繁殖，并能排出病原体，都能作为传染源。

32. 医院感染三级管理组织应包括：(1)医院感染管理委员会；(2)医院感染管理部门；(3)_____。

33. 突发公共卫生事件的主要特征有_____、_____、_____和_____。

四、简答题

1. 简述流行病学的定义及其内涵。
2. 影响患病率的因素有哪些？
3. 疾病呈现周期性的原因有哪些？
4. 影响疾病年龄分布的原因有哪些？
5. 简述现况研究的特点和用途。
6. 简述普查和抽样调查的优缺点。
7. 简述现况研究中常见的偏倚及其控制方法。
8. 简述常用抽样方法的优缺点。
9. 简述配对病例对照研究统计推断的基本步骤。
10. 简述队列研究的基本原理。
11. 在队列研究的设计过程中，如何确定研究因素？

12. 简述队列研究的主要用途。

13. 简述临床试验的主要用途。

14. 简述实验性研究的优点及其局限性。

15. 流行病学实验的基本特点有哪些？

16. 某医生想比较一种新的诊断心肌梗死的方法（试验 B），与"金标准"A 方法比较,结果见习题表 1。请计算该新的诊断试验灵敏度、特异度、漏诊率、误诊率、阳性预测值、阴性预测值、阳性似然比、阴性似然比和一致率,并对结果加以解释。

习题表 1　心肌梗死新型诊断法比较

待评试验 B	"金标准"方法 A		合计
	患者	非患者	
阳性	215	16	231
阴性	15	114	129
合计	230	130	360

17. 诊断试验设计的基本步骤有哪些？

18. 简要回答诊断试验评价的指标。

19. 简要回答提高诊断试验效率的方法。

20. 试述充分病因和必要病因的局限性。

21. 影响慢性病发生的因素有哪些？

22. 举例说明慢性病的三级预防措施是什么？

23. 简述潜伏期的流行病学意义及用途。

24. 何谓传播途径,传染病的传播途径有哪些方式？

25. 疾病流行过程有哪些影响因素？

26. 判定疫源地消除的条件是什么？

27. 什么是医院感染？

28. 什么叫标准预防？其措施有哪些？

29. 根据病原体来源,医院感染可分为几类？各有什么特点？

30. 什么是突发公共卫生事件？

31. 突发事件的预防措施有哪些？

32. 突发公共卫生事件的特征是什么？

33. 根据突发公共卫生事件的发生过程、性质和机制,突发公共卫生事件主要分为几类？

34. 何为公共卫生监测？

35. 公共卫生监测的目的有哪些？

五、计算题

1. 2016 年,某地监测点获得当地恶性肿瘤的发生、死亡及有关数据如下:2016 年 7 月 1 日该监测点人口数 9.5 万;同年 1 月 1 日该监测点人口数 9.2 万,同日记录的恶性肿瘤病例 62 例。其中,当天报告新病例 2 例;2016 年恶性肿瘤新发病例共 180 例,同年恶性肿瘤患者死亡 120 人。请计算该监测点人群 2016 年的恶性肿瘤发病率、患病率、死亡率及病死率。

2. ① 查阅资料,得到已知病例对照研究:对照组暴露率为 10%,$OR=4.0$,设 $\alpha=0.05$（双侧）,$\beta=0.10$。求每组所需的最少样本数。

② 某口服避孕药（OC）与血栓栓塞的病例-对照研究资料如习题表 2：做 χ^2 检验，计算 OR 及其 95% CI，并做出相应结论。

习题表 2　口服避孕药与血栓栓塞病例对照研究

| | | 血栓栓塞病例 | | 合计 |
		服 OC	未服 OC	
对照	服 OC	39	24	63
	未服 OC	114	154	268
	合计	153	178	331

③ 以上题资料为例，如果考虑年龄是否对口服避孕药与血栓栓塞的混杂作用，可将研究对象的年龄分为 <40 岁和 ≥40 岁两层，资料整理如习题表 3。

习题表 3　口服避孕药与血栓栓塞病例对照研究按年龄分层整理表

| | <40 岁 | | | ≥40 岁 | | |
	服 OC	未服 OC	合计	服 OC	未服 OC	合计
病例	21	26	47	18	88	106
对照	17	59	76	7	95	102
合计	38	85	123	25	183	208

问题 1　分析在口服避孕药与血栓栓塞的联系上，年龄是不是混杂因素？为什么？

问题 2　排除年龄的影响后，口服避孕药与血栓栓塞有无关联？

3. 某研究人员采用配对病例对照研究，在医院开展吸烟与肺癌关系的调查，将已收集的 60 对资料列表如习题表 4，根据表内资料进行分析。

习题表 4　吸烟与肺癌关系病例对照调查表

对子号	年龄/岁	职业	吸烟	吸烟年限	吸烟量/支·日⁻¹	对子号	年龄/岁	职业	吸烟	吸烟年限	吸烟量/支·日⁻¹
1	67(65)	工人(工人)	+(+)	36(38)	20(20)	31	31(28)	工人(工人)	+(−)	15(0)	20(0)
2	62(66)	工人(工人)	+(+)	49(6)	36(5)	32	62(65)	职员(职员)	+(−)	40(0)	40(0)
3	59(64)	职工(职工)	+(+)	39(40)	21(20)	33	47(52)	工人(工人)	+(−)	30(0)	36(0)
4	69(67)	干部(干部)	+(+)	40(33)	40(10)	34	60(63)	工人(工人)	+(−)	29(0)	15(0)
5	64(68)	干部(干部)	+(−)	34(0)	14(0)	35	63(62)	工人(工人)	+(−)	43(0)	10(0)
6	66(68)	干部(干部)	+(−)	50(0)	20(0)	36	70(69)	工人(工人)	+(−)	45(0)	15(0)
7	47(49)	工人(工人)	−(+)	0(29)	0(25)	37	51(51)	工人(工人)	+(−)	30(0)	20(0)
8	64(66)	干部(干部)	+(+)	25(46)	20(10)	38	78(74)	工人(工人)	+(−)	58(0)	30(0)
9	62(57)	会计(后勤)	+(+)	12(25)	20(20)	39	57(60)	干部(干部)	+(−)	25(0)	16(0)
10	47(50)	工人(工人)	+(+)	29(37)	20(20)	40	50(50)	工人(工人)	+(−)	35(0)	20(0)
11	60(63)	工人(工人)	+(+)	32(37)	20(20)	41	52(56)	干部(干部)	+(−)	14(0)	20(0)
12	60(62)	工人(工人)	+(+)	35(38)	10(4)	42	55(58)	工人(工人)	+(−)	37(0)	30(0)
13	51(50)	干部(干部)	+(+)	35(35)	15(15)	43	67(70)	工人(工人)	+(−)	47(0)	38(0)
14	67(66)	职员(职员)	+(−)	45(0)	15(0)	44	58(61)	干部(干部)	+(−)	40(0)	40(0)
15	68(68)	工人(工人)	+(−)	49(0)	40(0)	45	60(65)	干部(干部)	+(−)	40(0)	38(0)
16	62(66)	工人(工人)	+(−)	42(0)	20(0)	46	65(69)	干部(干部)	+(−)	30(0)	10(0)
17	67(67)	工人(工人)	+(−)	50(0)	22(0)	47	58(58)	工人(工人)	+(−)	27(0)	20(0)
18	64(60)	干部(干部)	+(−)	35(0)	25(0)	48	62(66)	职员(职员)	+(−)	45(0)	20(0)

续　表

对子号	年龄/岁	职业	吸烟	吸烟年限	吸烟量/支·日$^{-1}$	对子号	年龄/岁	职业	吸烟	吸烟年限	吸烟量/支·日$^{-1}$
19	57(60)	干部(干部)	−(+)	0(20)	0(20)	49	74(77)	职员(职员)	−(+)	0(30)	0(6)
20	52(55)	工人(工人)	−(+)	0(42)	0(23)	50	59(59)	职员(职员)	−(−)	0(0)	0(0)
21	55(56)	工人(工人)	−(−)	0(0)	0(0)	51	63(66)	工人(工人)	−(−)	0(0)	0(0)
22	50(50)	职员(职员)	−(+)	0(42)	0(20)	52	61(62)	工人(工人)	−(−)	0(0)	0(0)
23	65(65)	工人(工人)	−(+)	0(40)	0(20)	53	62(63)	工人(工人)	−(−)	0(0)	0(0)
24	72(73)	工人(工人)	−(+)	0(52)	0(20)	54	59(58)	干部(干部)	−(−)	0(0)	0(0)
25	50(53)	工人(工人)	−(+)	0(20)	0(20)	55	61(65)	工人(工人)	−(+)	0(40)	0(15)
26	44(44)	工人(工人)	+(−)	26(0)	40(0)	56	64(67)	工人(工人)	−(+)	0(50)	0(10)
27	52(56)	工人(工人)	+(−)	31(0)	25(0)	57	62(67)	工人(工人)	−(+)	0(38)	0(20)
28	70(70)	工人(工人)	+(−)	50(0)	20(0)	58	58(62)	工人(工人)	+(−)	12(0)	20(0)
29	62(62)	工人(工人)	+(−)	40(0)	14(0)	59	60(63)	工人(工人)	+(−)	35(0)	15(0)
30	70(73)	工人(工人)	+(−)	43(0)	20(0)	60	76(73)	干部(干部)	+(−)	52(0)	25(0)

注:括号内为对照。

问题 1　根据以上资料整理出吸烟与冠心病的关系表格。

问题 2　计算 χ^2、OR 值及 OR 的 95%CI 并解释结果。

4. 一项为期 10 年的血清胆固醇与冠心病关系的队列研究中,得到以下结果(习题表 5)。若以血清胆固醇 115～194 mg/dl 为非暴露组,请计算下列指标。

习题表 5　不同血清胆固醇水平人群冠心病发病情况

血清胆固醇/mg·dl^{-1}	观察人数	病例数	RR	AR	AR%
115～	200	5			
195～	200	10			
215～	200	15			
230～	200	25			
250～	200	35			
合计	1000	87			

5. 某区对 0～7 岁的急性甲型肝炎接触者 2800 人进行丙种球蛋白被动免疫效果测定,按 3∶1 比例随机分成接种组和对照组,3 个月后随访发现接种组 3 例发生甲型肝炎,对照组 7 例发生甲型肝炎。问丙种球蛋白的保护率是多少?

六、案例分析

1. 2016 年某调查组在 A、B 两地分别对 15 岁以上居民进行高血压的现况调查。A 地通过随机抽样共调查 4912 人(其中男性 2164 人,女性 2748 人),发现高血压患者 1523 人。B 地通过随机抽样共调查 4474 人(其中男性 2162 人,女性 2312 人),发现高血压患者 1252 人。

问题 1　通过上述现况调查可以计算什么指标? 该指标能反映什么问题?

问题 2　请计算 A、B 两地在问题 1 中提出的指标。该指标能不能在两地之间直接进行比较,为什么?

问题 3　A、B 两地居民高血压的年龄和性别分布特征见习题表 6。就问题 1 中提出的指标,请在习题表 6 中的下划横线上填上相关信息。

习题表6 A、B两地居民高血压与年龄和性别的关系

性别	年龄	A 地($n=4912$)			B 地($n=4474$)		
		调查人数	病例数	率(%)	调查人数	病例数	率(%)
女性							
	15～	261	3	—	112	2	—
	25～	264	9	—	186	9	—
	35～	420	29	—	330	29	—
	45～	518	99	—	489	98	—
	55～	516	209	—	638	249	—
	65～	450	270	—	377	192	—
	≥75	319	214	—	180	111	—
合计		2748	833		2312	690	
男性							
	15～	159	5	—	143	3	—
	25～	151	11	—	212	11	—
	35～	282	38	—	366	36	—
	45～	430	101	—	461	102	—
	55～	488	183	—	571	210	—
	65～	363	180	—	269	119	—
	≥75	291	181	—	140	81	—
合计		2164	699		2162	562	

问题4 仅从习题表6中计算的相关结果(不做假设检验)可以获得什么提示？

问题5 仅从习题表7、习题表8中计算的相关结果(不做假设检验)可以获得什么提示？

习题表7 A、B两地居民高血压与体重指数的关系

体重指数(kg/m²)	A 地($n=4912$)			B 地($n=4474$)		
	调查人数	病例数	率(%)	调查人数	病例数	率(%)
<18.5	308	30	—	335	30	—
18.5～23.9	2704	614	—	2594	564	—
24.0～27.9	1523	642	—	1301	519	—
≥28.0	417	246	—	244	139	—

习题表8 A、B两地居民高血压与高盐饮食的关系

高盐饮食	A 地($n=4912$)			B 地($n=4474$)		
	调查人数	病例数	率(%)	调查人数	病例数	率(%)
是	1786	658	—	1658	563	—
否	3166	874	—	2816	689	—

注：高盐饮食指每日食盐量超过6g。

问题6 以 A 地为例，为了分析高血压和体重指数、高盐饮食的关联，你准备分别使用何种统计推断方法？

2. 阻塞性睡眠呼吸暂停/低通气综合征(obstructive sleep apnea syndrome，OSAS)是一种较为常见的睡眠呼吸障碍，我国 OSAS 全人群发病率约为 4%。由于夜间睡眠时上呼吸道反复塌陷闭合，导致患者出现数十次至数百次的低氧/再氧合事件，从而引发氧化应激反应(oxidative stress，OS)，导

致全身多脏器损伤。有报道指出,OSAS 患者中多合并 2 型糖尿病(T_2DM),但其机制尚不清楚。相关描述性研究发现 T_2DM 的出现可能与 OSAS 患者 OS 水平相关。(提示:血清 8－OHdG 水平与 OS 水平呈正相关,可用 8－OHdG 水平的高、中、低体现 OS 水平)

问题 1　为初步检验这个假设,你首先将选用何种流行病学方法来探索 T_2DM 与 OS 的关系? 请简述设计要点。

问题 2　在初步证实了 T_2DM 与 OS 水平存在关联后,为更进一步检验该假设,你是否考虑队列研究的方法呢? 请简述设计要点。

问题 3　研究者招募了一批 OSAS 患者,追踪观察了 3 年,其结果如习题表 9 所示。请计算相关指标,并对结果进行解释。

习题表 9　不同 8－OHdG 水平 OSAS 患者 T_2DM 发病情况

8－OHdG 水平	OSAS 患者人数	T_2DM 合并人数	RR	AR	$AR\%$
低	100	5			
中	100	10			
高	100	15			
合计	300	30	—	—	—

问题 4　根据以上的结果,我们可得出什么结论呢?

3. 呋喃唑酮治疗消化性溃疡的双盲对照试验　治疗消化性溃疡药物甚多,传统的抗酸剂与抗胆碱能药物的治疗效果不够满意,新一代 H_2 受体拮抗剂——甲氰米胍的近期疗效虽较好,但复发率高,因此亟须一种疗效好、不良反应少的药物以满足临床需求。本研究将对呋喃唑酮用于消化性溃疡治疗效果及安全性进行探讨。

(1) 研究对象的选择:某医院选择因上腹痛或消化道出血就诊的消化性溃疡患者 70 例,其中住院 54 例,门诊 16 例,均经胃镜证实为活动性溃疡,根据就诊次序随机分为呋喃唑酮治疗组及安慰剂组。凡有下列症状或反应者均排除:① 胃手术后吻合口溃疡;② 伴有严重肝病;③ 伴有胃癌;④ 对呋喃唑酮过敏。全部病例在治疗结束后启封药物编号封带进行统计分析。

呋喃唑酮治疗组 37 例,男 30 例,女 7 例。安慰剂组 33 例,男 26 例,女 7 例。呋喃唑酮治疗组与安慰剂组平均年龄 39 岁和 41 岁,平均病程 7 年和 8 年,平均溃疡面积为 0.66 cm×0.50 cm 和 0.63 cm×0.50 cm。治疗组中胃溃疡、十二指肠球部溃疡及复合溃疡分别为 6 例、30 例、1 例;安慰剂组分别为 4 例、27 例、2 例。在年龄、性别、病程、溃疡部位、大小、数目及胃酸高低等方面,两组无明显差别。

(2) 研究内容:54 例住院治疗,有出血者出血停止后开始治疗,16 例门诊患者治疗期间皆要求给予休息。两组均采用片剂装入相同的胶囊内,呋喃唑酮 100 mg 每天 3 次,2 周为 1 个疗程。安慰剂的用法与治疗组形同。治疗期间两组均口服维生素 B_1 及维生素 B_6,均为每次 10 mg,每日 3 次,此外未用其他药物。疗程结束后再行胃镜复查,治疗组 33 例于停药 1～3 天内复查,2 例第 4 天复查,2 例第 5、6 天复查,后 2 例皆为好转。对照组于停药后 1～3 天内复查者 27 例,第 4 天复查者 2 例(皆已愈合),第 5 天复查者 3 例(其中 1 例愈合,2 例好转),第 6 天复查者 1 例(好转)。住院患者在治疗前后做胃液分析。胃液中混有胆汁者及血液者,未做分析。

疗效判断标准:均以胃镜检查结果作为疗效判断依据。① 凡溃疡消失或仅遗留瘢痕者为愈合;② 溃疡面积缩小超过 50% 者为好转;③ 溃疡大小无明显变化,或增大增多者为无效。

问题 1　请描述本研究如何实施随机、对照原则。

问题 2　请问研究中使用安慰剂的目的是什么? 设置安慰剂时需要注意哪些问题?

问题 3　研究对象选择是否合适？

4. 从 2002 年 11 月，广东出现不明原因的肺炎病例开始，在短短的半年时间里，这种疾病在全国及全世界扩散和蔓延，给人民的生命安全和经济生活造成严重影响。截止到 2003 年 6 月 24 日，全世界累计报告严重急性呼吸综合征（SARS）临床诊断病例 8458 例，死亡 807 例，其中中国内地诊断病例 5326 例，死亡 347 例。

问题 1　2003 年暴发的 SARS 具有突发性公共卫生事件的哪些特点？

问题 2　在此次暴发调查时首先应该做什么？

问题 3　为探明暴发原因，可以用到的流行病学研究方法有哪些？

参考答案

一、单选题

1. D　2. B　3. D　4. C　5. E　6. A　7. A　8. C　9. C　10. D　11. C　12. B　13. B　14. D
15. B　16. B　17. C　18. D　19. D　20. B　21. B　22. C　23. C　24. A　25. B　26. C　27. C
28. A　29. B　30. D　31. C　32. A　33. D　34. C　35. C　36. A　37. C　38. E　39. B　40. B
41. D　42. E　43. A　44. E　45. B　46. B　47. B　48. C　49. B　50. A　51. C　52. E　53. E
54. C　55. C　56. A　57. C　58. C　59. A　60. A　61. E　62. C　63. A　64. B　65. A　66. E
67. C　68. D　69. E　70. A　71. B　72. C　73. B　74. D　75. C　76. D

二、判断题

1. ×　2. ×　3. √　4. √　5. ×　6. √　7. ×　8. ×　9. √　10. ×　11. √　12. √　13. √
14. √　15. √　16. ×　17. √　18. ×　19. ×　20. ×　21. ×　22. ×　23. √　24. ×　25. √
26. ×　27. ×　28. ×　29. ×　30. √　31. ×　32. √　33. √　34. ×　35. ×　36. ×　37. √
38. √　39. ×　40. ×　41. ×　42. ×　43. ×　44. √　45. √　46. √　47. √　48. √　49. ×
50. √　51. √　52. √　53. ×　54. √　55. √　56. √　57. √　58. √　59. ×　60. √　61. √
62. √　63. ×　64. √　65. √　66. √　67. √　68. √　69. ×　70. √　71. √　72. √　73. √
74. √　75. √　76. ×　77. √　78. √　79. √　80. √　81. √　82. √　83. √　84. √　85. √
86. √

三、填空题

1. 观察性研究　实验性研究　理论性研究
2. 病例对照研究　队列研究
3. 临床试验　现场试验　社区试验　类试验
4. 群体特征　比较的特征　概率论和数理统计学的特征
5. 散发
6. 季节性
7. 移民人群　移居地当地人群　原居住地人群　死亡率　遗传因素　环境因素
8. 吸烟　酗酒　吸毒　不洁的性行为　静坐生活方式
9. 单纯随机抽样　系统抽样　分层抽样　整群抽样
10. $n = (Z_\alpha \sigma / \delta)^2 = (2 \times 950)^2 / 100^2 = 361$
11. 经验法　样本含量估计法
12. 封闭式问卷　开放式问卷　混合式问卷
13. 入院率偏倚　现患-新发病例偏倚　回忆偏倚　调查者偏倚
14. 成组设计　频数匹配设计　个体匹配设计

15. 对照组的暴露率　OR　α　β
16. 失访偏倚
17. 前瞻性队列研究　历史性队列研究　双向性队列研究
18. 随访
19. 人群归因危险度百分比
20. 10%
21. 由"因"到"果"
22. 简单随机化分组　分层随机化分组　分段随机化分组
23. 临床试验　现场试验　社区干预项目
24. 阳性对照　自身对照　空白对照
25. 单盲　双盲
26. 随机　对照　盲法
27. 随机　选择　测量　混杂　因果判断标准
28. 三角模型　轮状模型　病因网模型
29. 传染源　传播途径　易感人群　自然因素　社会因素
30. 预防性消毒　疫源地消毒
31. 患者　病原携带者　受感染的动物
32. 临床科室的医院感染管理小组
33. 突发性　普遍性　危害的严重性　事件处理的综合性

四、简答题

1. 简述流行病学的定义及其内涵。

流行病学是研究人群中疾病和健康状态的分布及其影响因素,并研究制定和评价预防控制疾病及促进健康的策略与措施的科学。

其基本内涵包括:① 流行病学的研究对象是人群,是根据研究目的确定的具有某种特征的人群,可以是患者人群、职业人群及其他社会人群。② 流行病学的研究内容包括各种疾病、伤害和健康状态,其研究重点是疾病、伤害和健康状态的分布及其影响因素。③ 流行病学的研究目的是为预防、控制和消灭疾病及促进健康提供科学的决策依据。

2. 影响患病率的因素有哪些?

使患病率升高的因素:① 发病率升高;② 病程延长;③ 诊断水平提高;④ 未治愈者的寿命延长;⑤ 病例迁入;⑥ 非病例迁出;⑦ 报告率提高。

使患病率降低的因素:① 发病率降低;② 病程缩短;③ 病例迁出;④ 非病例迁入。

3. 疾病呈现周期性的原因有哪些?

① 足够数量的易感人群,尤其是新生儿的积累使易感者的数量增加;② 疾病的传播机制容易实现,如呼吸道传染病;③ 病后可以获得一定的免疫力;④ 病原体的变异。

4. 影响疾病年龄分布的原因有哪些?

① 接触致病因素的机会不同;② 对致病因素的暴露时间不同;③ 个体免疫水平的不同;④ 有效的预防措施改变了疾病固有的年龄分布特征。

5. 简述现况研究的特点和用途。

特点:① 属于观察性研究;② 一般不设对照组。现况研究在设计实施阶段不需要设计专门的对照组,在资料分析时可根据患病与否或暴露与否分组比较;③ 不能得出因果关系的结论;④ 不适合于病程短的疾病。现况研究是在一个短时间内完成的调查,如果疾病病程短,在调查期间可能出现患者已经治愈或死亡,不利于反应该疾病的真实情况。

用途:① 描述某特定时间疾病或健康状态在某地区人群中分布;② 提供病因线索;③ 确定高危人群;④ 用于早期发现患者;⑤ 评价疾病防制措施的效果;⑥ 用于疾病监测、衡量一个国家或地区的水平和健康状况、确定生理生化指标等的参考值范围、制定社区卫生服务规划、为卫生行政部门提供科学决策依据等。

6. 简述普查和抽样调查的优缺点。

普查的优点:① 调查对象为某特定人群的全体成员,不存在抽样误差;② 能发现特定人群中某病的全部病例,以达到早发现、早诊断、早治疗的目的;③ 能够普及医学知识,传播健康理念;④ 可同时观察多种疾病或健康状态的分布情况。

普查的缺点:① 工作量大,费用高,组织工作复杂;② 普查对象众多,难免遗漏或重复,工作人员在调查各部门环节难于做到统一标准,导致调查质量下降;③ 不适用于患病率低且无简便易行诊断方法的疾病调查。

抽样调查的优点:① 与普查相比较,节省人力、物力和财力;② 调查范围小,调查工作易做细致。

抽样调查的缺点:① 抽样调查的设计、实施与资料分析较普查复杂;② 重复和遗漏不易发现;③ 对于观察单位变异度大的研究对象和需要普查普治的疾病不适于进行抽样调查;④ 患病率太低的疾病不适合用抽样调查,因为需要很大的样本量。

7. 简述现况研究中常见的偏倚及其控制方法。

现况研究中常见的偏倚:选择偏倚、回忆偏倚、报告偏倚、调查者偏倚、测量偏倚。

偏倚控制方法:① 随机化抽样;② 提高应答率;③ 控制测量偏倚;④ 培训调查员。

8. 简述常用抽样方法的优缺点。

单纯随机抽样。优点:简单易行。缺点:当调查总体例数较多时,工作量太大难以采用,为保证较好的代表性,需要较大的样本量。

系统抽样。优点:① 可以在不知道总体单位数的情况下进行抽样;② 方法简便,节省时间,所抽样本在总体中的分布比较均匀。代表性较好,抽样误差小于单纯随机抽样。缺点:若各单位的排列具有规律性变化且抽样间隔与此规律一致时,则样本的代表性受影响。

分层抽样。优点:抽样误差小,各层可独立进行分析和相互比较。缺点:分层较多时,调查和分析较复杂。

整群抽样。优点:① 抽样和调查均比较方便,易为调查对象所接受,还可以节约人力、物力和财力,适用于大规模调查;② 群间差异越小,抽取的群越多,则精确度越高。缺点:抽样误差较大。

9. 简述配对病例对照研究统计推断的基本步骤。

(1) 资料的整理——配对四格表:如答案表 1 所示。

答案表 1 匹配资料整理表

		病例	
		+	−
对照	+	a	b
	−	c	d

注:表中的数字为对子数

(2) 统计推断:

1) χ^2 检验:用 McNemar 检验。

当 $b+c \geqslant 40$ 时:$\chi^2 = \dfrac{(b-c)^2}{b+c}$;当 $b+c < 40$ 时用校正公式:$\chi^2 = \dfrac{(|b-c|-1)^2}{b+c}$

2) OR 估计:利用不一致对子数之比

$$OR = \frac{c}{b}$$

3) 计算 OR 95% 可信区间: $\quad OR\ 95\% CI = OR^{(1\pm1.96/\sqrt{x^2})}$

10. 简述队列研究的基本原理。

队列研究是在一个特定的未出现研究结局的人群中,按是否暴露于某个待研究因素,分为暴露组与非暴露组(或按不同的暴露水平分为高、中、低暴露组与非暴露组),随访观察一段时间后,计算并比较各组结局的发生率,从而研究暴露因素与结局间是否存在因果关联及关联强度大小。

11. 在队列研究的设计过程中,如何确定研究因素?

研究因素的确定需要在前期现况研究或病例对照研究的基础上提出。一项队列研究一般只能评价一个研究因素与结局的关系,设计过程中需要考虑多方面的因素,包括研究因素的定义、评价标准、测量方法。尽量选择可以定量的研究因素;通常采用国际统一的评价标准;有精确、简便、成熟的测量方法。

12. 简述队列研究的主要用途。

① 检验病因假设;② 评价防治措施效果;③ 研究疾病的自然史;④ 监测药物不良反应;⑤ 探索影响疾病预后的因素。

13. 简述临床试验的主要用途。

疗效评价、诊断试验评价、筛检研究、预后研究、病因研究。

14. 简述实验性研究的优点及其局限性。

优点:随机分组,平行比较,能较好地控制研究中的偏倚和混杂因素;为前瞻性研究,研究因素事先设计,结局变量和测量方法事先规定,因果论证强度高;有助于了解疾病的自然史,并且可以获得一种干预与多种结局的关系。

局限性:观察时间长,失访率高;因人为施加干预措施,研究对象依从性下降,适用范围受限,研究对象代表性差;费用高;涉及伦理道德问题。

15. 流行病学实验的基本特点有哪些?

(1) 前瞻性研究 。

(2) 施加一种或多种干预措施。

(3) 随机分组。

(4) 设立平行对照。

16. 灵敏度 $=215/230\times100\%=93\%$,漏诊率 $=15/230\times100\%=7\%$,表示在患有心肌梗死的患者中使用该诊断试验 B 检查,其中结果阳性者 93%(真阳性),还有 7%(假阴性)的心肌梗死患者被漏诊。

特异度 $=114/130\times100\%=88\%$,误诊率 $=16/130\times100\%=12\%$,表示在非患者中使用该诊断试验 B 检查,其中结果阴性者 88%(真阴性),还有 12% 的非患者被误诊(假阳性)。

一致率 $=(215+114)/360\times100\%=91\%$,表示该诊断试验 B 检查的结果中有 91% 的结果与"金标准"结果相符。

阳性预测值 $=215/231\times100\%=93\%$,表示在患有心肌梗死的患者中使用该诊断试验 B 检查,结果阳性者中有 93% 的人确实患有心肌梗死病。

阴性预测值 $=114/129\times100\%=88\%$,表示在非患者中使用该诊断试验 B 检查,结果阴性者中有 88% 的人确实未患有心肌梗死病。

阳性似然比 $=(215/230)\div(16/130)=7.6$,表示使用该诊断试验 B 检查,其中心肌梗死患者结果阳性者的概率是非心肌梗死患者结果阳性概率的 7.6 倍。

阴性似然比＝(15/230)÷(114/130)＝0.07,表示使用该诊断试验 B 检查,其中心肌梗死患者结果阴性者的概率是非心梗患者结果阴性概率的 0.07 倍。

17. 诊断试验设计的基本步骤有哪些?

(1) 确定"金标准"(gold standard):又称标准诊断方法或参考标准,是医学界目前公认诊断疾病的最可靠、最权威、最有效、最佳方法。试验评价的核心思想是对比,先用"金标准"来确定患者和非患者,再使用待评价的试验检测这些对象,将其结果与"金标准"试验结果比较,来评价该试验的价值。"金标准"选择不当会造成疾病分类错误,影响试验的正确评价。

(2) 选择研究对象的原则:代表性(代表试验可能应用的目标人群)。病例组:"金标准"确诊的患研究疾病的病例。应包括患有目标疾病的各种临床类型的病例(包括典型和不典型病例;病程早、中、晚期的患者;轻、中、重度患者;有无并发症的患者;经过治疗和未经治疗的患者等 。非病例组或对照组:"金标准"确认未患所研究疾病的人(除未患目标疾病外,其他可能影响试验结果的因素及特征要与病例组可比),包括非患者或与目标疾病易产生混淆的其他疾病。正常人一般不宜纳入对照组。诊断试验的价值不是取决能否区分正常人与典型、重型病例,而是取决能否区分容易混淆的疾病或疾病的严重程度(只有病情不典型,确诊困难时才需进行诊断试验)。

(3) 确定样本量:与样本量大小有关的因素。

(4) 盲法独立同步测试:盲法指研究者不知道病例被"金标准"划分为"有病"或"无病"的情况;独立指试验的实施、结果判断不受"金标准"影响;同步是试验和"金标准"检验最好同步,间隔时间不能太长。

(5) 整理分析资料,计算诊断试验与"金标准"比较的各种评价指标。

其中质量控制如仪器、方法、试验条件、试剂的选择的等要贯穿全过程。

18. 简要回答诊断试验评价的指标。

评价诊断试验的指标主要包括以下三方面指标。

(1) 诊断试验的真实性的指标:灵敏度,漏诊率(假阴性率)、特异度、误诊率(假阳性率)、约登指数(正确指数)和符合率(粗一致率)等。

(2) 诊断试验的可靠性的指标:变异系数(用于计量资料)、符合率(用于计数资料)和 Kappa 值(用于计数资料)。

(3) 诊断试验收益的指标:预测值、似然比、验后概率及经济学效果评价指标等。

19. 简要回答提高诊断试验效率的方法。

(1) 优化试验方法:据不同临床目的,来调整诊断试验的截断值,合理选择高灵敏度与高特异度的试验。A 高灵敏度试验,若试验结果为阴性,可排除疾病(SnNout),临床上用于疾病严重又是可治疗的,漏诊会造成严重结果时(烈性传染病等);无症状患者的早期筛查(早期治疗效果好)。B 高特异度试验,若试验结果为阳性,可确诊(SpPin),临床上用于误诊会造成严重心理负担或现有诊疗方法不理想及疾病的治疗措施会对患者造成严重的肉体伤害,如恶性肿瘤等。

(2) 选择患病率高的人群应用诊断试验:例如可选专科门诊和专科医院患者,主动转诊的患者,有某些生理特征、临床表现的人,暴露于某些危险因素的人。

(3) 联合试验:平行试验(并联试验)可提高灵敏度,减少漏诊,排除疾病;系列试验(串联试验)可提高特异度,确诊疾病。

20. 试述充分病因和必要病因的局限性。

充分病因几乎是不存在的,牵强的例子导致病因和疾病成了一回事,失去了因果关系的意义。多个病因的组合也不能成为充分病因。概率论因果观抛弃的正是充分病因。所谓的必要病因一定同相应疾病的分类依据有关,即按某病因进行分类的疾病,该病因就是它的必要病因,而正因为有该病因存在才被分类为该疾病。因此,必要病因并不是一个实证问题。

21. 影响慢性病发生的因素有哪些?

(1) 环境因素,包括自然环境和社会环境。

(2) 行为生活方式,如吸烟、过量饮酒、体力活动不足、不合理的膳食。

(3) 机体状况,包括遗传因素、心理因素,以及年龄、性别等特征。

22. 举例说明慢性病的三级预防措施是什么?

(1) 一级预防:又称为病因预防,是指在人群中尚未发生疾病时针对慢性病的危险因素采取预防措施,达到从根本上预防疾病的目的。例如,通过锻炼增强机体抵抗力,戒除不良嗜好,预防接种等。

(2) 二级预防:又称临床前期预防或"三早"预防,即早发现、早诊断、早治疗。二级预防主要是在疾病的临床前期或疾病早期采取措施,能够使疾病被尽早发现和治疗,避免或减少并发症、后遗症和残疾的发生。例如,基本的早期筛检、高危人群重点项目检查。

(3) 三级预防:又称临床预防,主要针对发病后期的患者进行合理、适当的康复治疗措施,防止病情恶化,预防严重并发症,防止伤残的发生,尽量延长寿命,降低病死率。主要措施为进行积极的临床治疗和心理康复指导等。

23. 简述潜伏期的流行病学意义及用途。

① 根据潜伏期长短判断患者受感染时间,以进一步追查传染源,确定传播途径。② 根据潜伏期长短确定接触者的留验、检疫或医学观察期限。一般为平均潜伏期加 1～2 天,危害严重的传染病可按最长潜伏期予以留验或检疫。③ 根据潜伏期长短可确定免疫接种时间。④ 根据潜伏期可评价预防措施的效果。一项预防措施实施后经过一个潜伏期,如果发病数下降则认为该措施可能有效。⑤ 潜伏期的长短可影响疾病的流行特征。一般潜伏期短的传染病来势凶猛,病例成簇出现,并常形成暴发;潜伏期长的传染病流行持续时间较长。

24. 何谓传播途径,传染病的传播途径有哪些方式?

传播途径是指病原体从传染源排出后,侵入新的易感宿主前,在外界环境中所经历的全过程。主要有以下几种方式:① 经空气传播,又分为飞沫、飞沫核和尘埃三种方式,是呼吸系统传染病的主要传播方式;② 经水传播,包括经饮用水传播和接触疫水传播,一般肠道传染病经此途径传播;③ 经食物传播,是肠道传染病、某些寄生虫病、少数呼吸系统疾病的传播方式;④ 经接触传播,分为直接接触传播和间接接触传播;⑤ 经节肢动物传播,又称虫媒传播,是以节肢动物作为传播媒介而造成的感染,包括机械携带和生物性传播;⑥ 经土壤传播,是指接触被病原体污染的土壤所致的传播;⑦ 医源性传播,是指在医疗、预防工作中,由于未能严格执行规章制度和操作规程,人为造成的传染病传播;⑧ 垂直传播,分为经胎盘传播、上行性传播和分娩时传播。

25. 疾病流行过程有哪些影响因素?

传染病的流行依赖于传染源、传播途径和易感者三个环节的连接和延续,任何一个环节的变化都有可能影响传染病的流行和消长。这三个环节的连接往往受到自然因素和社会因素的影响和制约。① 自然因素:主要包括地理、气候、土壤、动植物等,它们对传染流行过程点影响作用较为复杂,其中以地理因素和气候因素的影响较显著。许多传染病,特别是自然疫源性疾病呈现出的地区分布及时间分布特点,主要与气候、地理因素对动物传染源的影响有关。② 社会因素:是指包括人类的一切活动,如人们的卫生习惯、防疫工作、医疗卫生条件、生活和营养条件、居住环境、社会制度、生产活动、职业、卫生文化水平、风俗习惯、宗教信仰、社会的安定或动荡等。

26. 判定疫源地消除的条件是什么?

传染源已被移走(住院或死亡)或不再排出病原体(治愈);通过各种措施消灭了传染源排于外环境的病原体;所有易感接触者,经过该病最长潜伏期未出现新病例或证明未受感染。

27. 什么是医院感染?

医院感染,又称医院获得性感染(hospital acquired infection),是指住院患者在医院内获得的感染,包括在住院期间发生的感染和在医院内获得出院后发生的感染,但不包括入院前已开始或入院时已经处于潜伏期的感染。

28. 什么叫标准预防? 其措施有哪些?

标准预防:针对医院所有患者和医务人员采取的一组预防感染措施。包括手卫生,根据预期可能的暴露选用手套、隔离衣、口罩、护目镜或防护面屏,以及安全注射。也包括穿戴合适的防护用品处理患者环境中污染的物品与医疗器械。标准预防基于患者的血液、体液、分泌物(不包括汗液)、非完整皮肤和黏膜均可能含有感染性因子的原则。

29. 根据病原体来源,医院感染可分为几类? 各有什么特点?

分为内源性感染和外源性感染。内源性感染又称自身医院感染,是指病原体来自患者自身体内和(或)体表的感染。由于长期使用抗生素、免疫抑制剂或激素等,使机体抵抗力降低,体内存在的正常菌群致病;或由于某些诊断或治疗手段对机体造成损伤,存在体内的致病菌引起感染,如手术后患者切口被自身皮肤的葡萄球菌引起的感染。外源性感染是指由患者机体以外的病原体引起的感染。包括:① 交叉感染,即患者之间、患者与医护人员以及患者与陪护者和探视者之间通过直接或间接接触而引起的感染;② 医源性感染,由于诊治过程中所用医疗器械、药物、制剂、卫生材料等污染或诊疗场所消毒不彻底或医护人员操作不规范等原因造成的患者感染;③ 带入传染,患者入院时处于某种传染病的潜伏期,住院后发病而导致其他住院患者或医院工作人员感染该种传染病。

30. 什么是突发公共卫生事件?

突发公共卫生事件是指突然发生,造成或可能造成社会公众健康严重损害的重大传染病疫情、群体性不明原因疾病,重大食物和职业中毒以及其他严重影响公众健康的事件。

31. 突发事件的预防措施有哪些?

(1) 做好对突发公共卫生事件的科学检测。

(2) 拟订突发公共卫生事件应急反应计划。

(3) 制订突发公共卫生事件应急预案。

(4) 及时对突发公共卫生事件进行科学预警。

(5) 公共卫生突发事件应急处理专业队伍的建设和培训。

32. 突发公共卫生事件的特征是什么?

突发性和意外性;群体性;对社会危害的严重性;处理的复杂性;影响的深远性。

33. 根据突发公共卫生事件的发生过程、性质和机制,突发公共卫生事件主要分为几类?

自然灾害;事故灾害;公共卫生事件;社会安全事件。

34. 何为公共卫生监测?

公共卫生监测是指长期、连续、系统地收集有关健康事件、卫生问题的动态分布及其影响因素的资料,经过科学分析后获得有价值的、重要的公共卫生信息,及时反馈给需要这些信息的人员或机构,用以指导制定、实施和评价疾病和公共卫生事件干预措施和策略的过程。最早的监测活动主要是针对疾病的发生与死亡进行的,尤其是传染性疾病,因此多用"疾病监测"这一概念。随着人们对健康需求的不断增加及公共卫生事业的不断发展,监测内容逐渐从单纯的传染病监测扩展到慢性非传染性疾病、伤害、行为危险因素、出生缺陷、环境和职业危害、营养与食品安全及突发公共卫生事件等公共卫生各领域的监测,其内涵更加丰富,所以当今的监测不仅仅是传染病的问题,而是整个公共卫生问题,故又称公共卫生监测。

35. 公共卫生监测的目的有哪些?

(1) 揭示健康相关事件的分布特征和变化趋势:通过连续系统的监测,可以全面了解某些地区或某些人群中健康相关事件的分布特征以及变化趋势,有助于解决以下问题:

1）定量评估公共卫生问题的严重性，确定主要的公共卫生问题。

2）发现健康相关事件分布中的异常情况，及时调查原因并采取措施，有效遏制不良健康事件的发展与蔓延。

3）预测健康相关事件发展趋势，正确估计卫生服务需求，为合理分配卫生资源，采取有效的预防控制疾病措施提供科学依据。

4）研究疾病的影响因素，确定高危人群。

（2）评价公共卫生干预策略及措施的效果：监测是连续系统的观察，能够提供疾病和相关事件的动态变化趋势，通过比较采取干预措施前后的情况，来判断疾病或病原体的传播是否已被阻断，用来评价干预策略及措施的效果。

五、计算题

1. 2016 年恶性肿瘤发病率＝180/9.5 万＝189/10 万

2016 年恶性肿瘤患病率＝[180＋(62－2)]/9.5 万＝253/10 万

2016 年恶性肿瘤死亡率＝120/9.5 万＝126/10 万

2016 年恶性肿瘤病死率＝[120/(180＋62－2)]×100％＝50％

2. （1）对照组暴露率 p_0 为 10％，$OR＝4.0$，设 $\alpha＝0.05$（双侧），$\beta＝0.10$。病例对照人数相等，则每组所需的样本数计算过程如下。

先计算病例组的暴露率 p_1 和平均暴露率 $\bar{p}$：

$$p_1＝OR \times p_0/(1－p_0＋OR \times p_0)＝(4 \times 0.1)/(1－0.1＋4 \times 0.1)＝0.308$$

$$\bar{p}＝(p_1＋p_0)/2＝(0.1＋0.308)/2＝0.204$$

$$\bar{q}＝1－\bar{p}＝1－0.204＝0.796$$

$$n＝\frac{2\bar{p}\,\bar{q}(Z_\alpha＋Z_\beta)^2}{(P_1－P_0)^2}＝23 \times 0.204 \times 0.796(1.96＋1.282)^2/(0.308－0.1)^2＝79$$

即每组需要调查 79 人。

（2）作 χ^2 检验，计算 OR 及其 $95\%CI$，并做出相应结论。

1）χ^2（卡方）检验：

$$\chi^2＝(ad－bc)^2\,n/[(a＋b)(c＋d)(a＋c)(b＋d)]$$
$$＝(39 \times 154－24 \times 114)^2 \times 331/(153 \times 178 \times 63 \times 268)＝7.70$$

$\chi^2_{0.01(1)}＝6.63$，本例 $\chi^2＝7.70＞6.63$，则 $P＜0.01$，拒绝 H_0，接受 H_1，两组暴露率差异有统计学意义。

2）计算暴露与疾病的联系强度 OR。$OR＝ad/bc＝(39 \times 154)/(24 \times 114)＝2.20$

3）OR 的可信区间（$95\%CI$）

$$OR95\% CI＝OR^{(1\pm1.96/\sqrt{\chi^2})}＝2.2^{(1\pm1.96/\sqrt{7.7})}＝1.26 \sim 3.84$$

由于 $95\%CI$ 中不包括 1.0，即可认为该 OR 值在 0.05 水平上有统计学意义。

（3）问题 1：在口服避孕药与血栓栓塞的联系上，年龄是不是混杂因素？为什么？

1）计算各层的 OR

$$OR_1＝(26 \times 76)/(59 \times 47)＝2.80$$

$$OR_2＝(18 \times 95)/(7 \times 88)＝2.78$$

两层的 OR_i 均较不分层时 OR 大。

2）进一步分析在非暴露组年龄与 MI 的关联，见答案表 2。

答案表 2　年龄与 MI 的关联

	<40 岁	≥40 岁
MI	26	88
对照	59	95

$OR=0.48, \chi^2=7.27$，说明年龄与 MI 有联系（小年龄有保护）。

3）再分析对照组中年龄与口服避孕药的关联，见答案表 3。

答案表 3　年龄与 OC 的关联

	<40 岁	≥40 岁
OC	17	7
对照	59	95

$OR=3.91, \chi^2=8.89$，说明年龄与口服避孕药也有联系。

因为年龄也不是 OC 与 MI 联系的中间环节，故可以认为年龄是研究 OC 与 MI 关系时的混杂因素。这种情况下可以用分层分析方法控制年龄的混杂作用。

（4）问题 2：排除年龄的影响后，口服避孕药与血栓栓塞有无关联？

1）计算总的卡方值，亦用 Mantel-Haenszel 提出的公式：

$$\chi^2_{MH}=[\sum a_i - \sum E(a_i)]^2 / \sum V(a_i)=11.79$$

自由度 $\nu=$ 处理组 $-1=4-1=3$，查 χ^2 界值表，$P<0.01$。

2）计算总的 OR 值，用 Mantel-Haenszel 提出的公式：

$$OR_{MH}=\sum(a_i d_i / t_i) / \sum(b_i c_i / t_i)=2.79$$

3）估计总 OR 值 95% 的可信区间：

$$OR_U, OR_L = OR_{MH}^{\sqrt{1\pm1.96/\chi^2_{MH}}}=(1.55, 5.01)$$

即 $OR_{MH}95\%CI$ 的下限为 1.55，上限为 5.01。可信区间中不包括 1.0，即可认为该 OR 值在 0.05 或 0.01 水平上有显著性。

由以上分析可以看出，分层后的 OR_{MH} 为 2.79，如不分层分析，则 OR 值为 2.20，说明由于混杂因素年龄的作用，使得到的暴露因素避孕药与心肌梗死的关联趋向于 1。

3. 某研究人员采用配对病例对照研究进行吸烟与肺癌关系的病例对照调查，将已收集的 60 对资料列表如下。根据答案表 4 资料回答问题。

问题 1：整理资料并列表如下。

答案表 4　肺癌与吸烟配对病例对照研究资料归纳表

		肺癌 +	肺癌 −	合计
对照	+	10	11	21
	−	33	6	39
	合计	43	17	60

问题 2:将整理好的资料数据进行处理分析,并做出结论。

$$\chi^2 = (b-c)^2 / (b+c) = 11$$

$\chi^2_{0.01(1)} = 6.63$,本例 $\chi^2 = 11 > 6.63$,则 $P < 0.01$。

$$OR = c/b = 33/11 = 3$$

结论:说明吸烟与肺癌有关联;$OR = 3$,说明吸烟可能是肺癌的危险因素,吸烟者患肺癌的危险性是不吸烟者的 3 倍。

4. 列表

答案表 5　不同血清胆固醇水平人群冠心病发病情况

血清胆固醇/mg · dl^{-1}	观察人数	病例数	RR	AR	AR%
115~	200	5	1	—	—
195~	200	10	2	2.5%	50%
215~	200	15	3	5%	66.7%
230~	200	25	5	10%	80%
250~	200	35	7	15%	85.7%
合计	1000	87	—	—	—

注:血清胆固醇浓度单位换算,1 mg/dl = 0.028 6 mmol/L。

5. 接种组发病率 = 3/2100 = 1.43‰

　　对照组发病率 = 7/700 = 10.0‰

　　保护率 = (10 − 1.43)/10 = 85.7%

六、案例分析

1. 问题 1:通过上述现况调查可以计算什么指标?该指标能反映什么问题?

答:可以计算患病率。该指标可以用于反映高血压的患病现状及疾病负担。

问题 2:请计算 A、B 两地在问题 1 中提出的指标。该指标能不能在两地之间直接进行比较,为什么?

答:A 地居民高血压的患病率为 30.93%(1532/4912),B 地居民高血压的患病率为 27.98%(1252/4474)。

不一定能直接进行比较,因为两地居民的年龄结构可能存在较大差别从而不具备可比性。

问题 3:A、B 两地居民高血压的年龄和性别分布特征见答案表 6。就问题 1 中提出的指标,请在答案表 6 中的下划横线上填上相关信息。

答:

答案表 6　A、B 两地居民高血压与年龄和性别的关系

性别	年龄/岁	A 地(n=4912)			B 地(n=4474)		
		调查人数/个	病例数/个	患病率/%	调查人数/个	病例数/个	患病率/%
女性							
	15~	261	3	1.1	112	2	1.8
	25~	264	9	3.4	186	9	4.8
	35~	420	29	6.9	330	29	8.8
	45~	518	99	19.1	489	98	20.0
	55~	516	209	40.5	638	249	39.0
	65~	450	270	60.0	377	192	50.9
	≥75	319	214	67.1	180	111	61.7
合计		2748	833	30.2	2312	690	29.8

性别	年龄/岁	A 地($n=4912$)			B 地($n=4474$)		
		调查人数/个	病例数/个	患病率/%	调查人数/个	病例数/个	患病率/%
男性							
	15～	159	5	3.1	143	3	2.1
	25～	151	11	7.3	212	11	5.2
	35～	282	38	13.5	366	36	9.8
	45～	430	101	23.5	461	102	22.1
	55～	488	183	37.5	571	210	36.8
	65～	363	180	49.6	269	119	44.2
	≥75	291	181	62.2	140	81	57.9
合计		2164	699	32.3	2162	562	26.0

问题 4：仅从答案表 6 中计算的相关结果（不做假设检验）可以获得什么提示？

答：从答案表 6 结果可以发现，无论 A 地或 B 地，无论男性或女性，高血压的患病率均随年龄的增加而增加；A 地男性或女性高血压的患病率均高于 B 地；A 地男性高血压的患病率高于女性，B 地女性高血压的患病率高于男性。

问题 5：仅从答案表 7、答案表 8 中计算的相关结果（不做假设检验）可以获得什么提示？

答案表 7　A、B 两地居民高血压与体重指数的关系

体重指数/kg·m⁻²	A 地($n=4912$)			B 地($n=4474$)		
	调查人数/个	病例数/个	患病率/%	调查人数/个	病例数/个	患病率/%
＜18.5	308	30	9.7	335	30	9.0
18.5～23.9	2704	614	22.7	2594	564	21.7
24.0～27.9	1523	642	42.2	1301	519	39.9
≥28.0	417	246	59.0	244	139	57.0

答案表 8　A、B 两地居民高血压与高盐饮食的关系

高盐饮食	A 地($n=4912$)			B 地($n=4474$)		
	调查人数/个	病例数/个	患病率/%	调查人数/个	病例数/个	患病率/%
是	1786	658	36.8	1658	563	34.0
否	3166	874	27.6	2816	689	24.5

注：高盐饮食指每日食盐量超过 6g。

答：从答案表 7 的结果可以发现，无论 A 地或 B 地，高血压的患病率均随体重指数的增加而增加。从答案表 8 的结果可以发现，无论 A 地或 B 地，高盐饮食者的高血压患病率均高于非高盐饮食者。

问题 6：以 A 地为例，为了分析高血压和体重指数、高盐饮食的关联，你准备分别使用何种统计推断方法？

答：分析高血压和体重指数的关联，可以使用趋势卡方检验，以判断体重指数和高血压是否存在线性趋势（即体重指数越大者，高血压的患病率越高）；分析高血压和高盐饮食的关联，可以使用一般的卡方检验，以判断高盐饮食者是否高血压的患病率更高。

2. 问题 1：为初步检验这个假设，你首先将选用何种流行病学方法来探索 T_2DM 与 OS 的关系？请简述设计要点。

首先采用病例对照研究来检验 T_2DM 与 OS 关联性。可选择 100 名 OSAS 合并 T_2DM 患者为病例组，100 名具有可比性的未出现胰岛素抵抗及 T_2DM 的 OSAS 患者作为对照组。收集两组研究对

象的血清,并进行 8 - OHdG 水平的检测。比较两组间 8 - OHdG 水平是否存在统计学差异,以及 8 - OHdG 水平的高、中、低与 T_2DM 的关联强度。

问题 2:在初步证实了 T_2DM 与 OS 水平存在关联后,为更进一步检验该假设,你是否考虑队列研究的方法呢? 请简述设计要点。

在病例对照研究的基础上可确定研究因素为 8 - OHdG 水平, T_2DM 为研究结局。招募 100 名未出现胰岛素抵抗及 T_2DM 的 OSAS 患者为研究对象,根据 8 - OHdG 水平将研究对象分为高剂量暴露组、中剂量暴露组和低剂量暴露组,随访观察一定时间,收集、计算不同组别 T_2DM 等相关事件的发生率。比较不同暴露剂量组 T_2DM 的出现频率,计算关联强度指标,如 RR、AR、$AR\%$。

问题 3:研究者招募了一批 OSAS 患者,追踪观察了 3 年,其结果如答案表 9 所示。请计算相关指标,并对结果进行解释。

答案表 9　不同 8 - OHdG 水平 OSAS 患者 T_2DM 发病情况

8 - OHdG 水平	OSAS 人数/个	T_2DM 合并人数/个	RR	AR	$AR\%$
低	100	5	1	—	—
中	100	10	2	5%	50%
高	100	15	3	10%	66.7%
合计	300	30	—	—	—

注:RR、AR、AR% 的解释请参考教科书。

问题 4:根据以上的结果,我们可得出什么结论呢?

研究检验了 OS 与 T_2DM 在 OSAS 人群中的关联。提示 OSAS 患者需要定期随访,有可能的话,应采取抗氧化措施,预防 T_2DM 的出现。

3. 问题 1:请描述本研究如何实施随机、对照原则?

答:采用随机分组,"根据就诊次序随机分为呋喃唑酮治疗组及安慰剂组",但没有具体描述用何种随机化方法。另外,"全部病例在治疗结束后启封药物编号封带进行统计分析"表示研究使用了随机化隐匿。对照选择安慰剂对照。

问题 2:请问研究中使用安慰剂的目的是什么? 设置安慰剂时需要注意哪些问题?

使用安慰剂作为对照的主要目的是为了消除研究非试验因素对研究结果的影响,提供一个与试验组可比的对照。临床上由于多数疾病的自然病程尚不能准确预料,因此没有设立对照组会夸大或减小药物的治疗效果。另外,设立对照还有助于确定治疗的副作用或疾病的并发症。

安慰剂常用没有任何药理作用的淀粉、乳糖、生理盐水等制成,要求在剂型和外观上尽量与试验药物相同,对人体无害。此外,要掌握安慰剂的使用指征,由于安慰剂对照组患者没有得到治疗,因此研究限于目前尚无有效药物治疗方法的疾病,或者安慰剂使用期间,对病情和预后基本没有影响。

问题 3:研究对象选择是否合适?

研究对象选择经胃镜证实为活动性溃疡的患者,且有严格的纳入和排除标准。随机化分组后,两组患者的全部临床情况(年龄、性别、病程、溃疡部位、大小、数目及胃酸高低等方面)均衡可比,并以相同的方法诊断和判断疗效。同时,研究中参与药物组和安慰剂组的 70 例病例服药 2 周,无一人退出,依从性较好。

4. 问题 1:2003 年暴发的 SARS 具有突发性公共卫生事件的哪些特点?

答:突发性和意外性;群体性;危害的严重性和处理的复杂性;影响的深远性。

问题 2:在此次暴发调查时首先应该做什么?

答:核实诊断。

问题 3:为探明暴发原因,可以用到的流行病学研究方法有哪些?

答:描述流行病学、分析流行病学、实验流行病学和理论流行病学。

(李海玲)